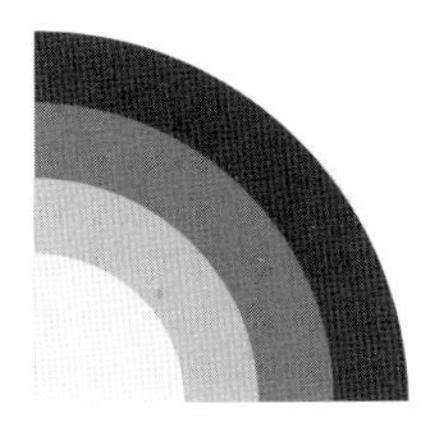

Manual

Neurodermitisschulung

Teilnehmer des Modellvorhabens "Neurodermitis-schulung" des Bundesministeriums für Gesundheit und der Gesetzlichen Krankenkassen

Klinik für Pädiatrie mit Schwerpunkt Pneumologie und Immunologie, Charité, Campus, Virchow-Klinikum, **Berlin**	Christine Lehmann Ursula v. Rüden Sylke Oberwöhrmann Doris Staab Marion Trentmann Ulrich Wahn
Dermatologische Universitätsklinik, Fried-rich- Alexander-Universität, **Erlangen**	Armin Bender Manigé Fartasch Heidrun Kling Rosi Landleiter Sabine Rehm
Zentrum für Psychosomatische Dermato-logie, Justus-Liebig-Universität, **Gießen**	Isabel Fell Uwe Gieler Lars Hennighausen Jörg Kupfer Volker Niemeier
Klinik für Dermatologie und Abteilung Psychosomatik und Psychotherapie der Medizinischen Hochschule Hannover, **Hannover**	Kristine Breuer Anja Constien Karin Frahm Annice Heratizadeh Gerhard Schmid-Ott Thomas Werfel
Institut für Klinische Sozialmedizin, Universität Heidelberg, **Heidelberg**	Thomas Bruckner Thomas Diepgen Reginald Scheidt Elisabeth Zimmermann
FAAK Köln, Kinderkrankenhaus der Stadt Köln, **Köln**	Monika Aichele-Hoff Reiner Ciesla Eckhard Korsch Marita Wittenmeier Petra Wolf
Klinik und Poliklinik für Dermatologie und Allergologie, TU München, **München**	Knut Brockow Claudia Kugler Johannes Ring Christina Schnopp
Kinderhospital Osnabrück, **Osnabrück**	Bärbel Bockstiegel Maria Schon Rüdiger Szczepanski Andrea Werning
Fachklinik Sylt, **Westerland (Sylt)**	Peter Keins Sibylle Scheewe Kathrin Wilke Elke Stachelscheid Rainer Stachow

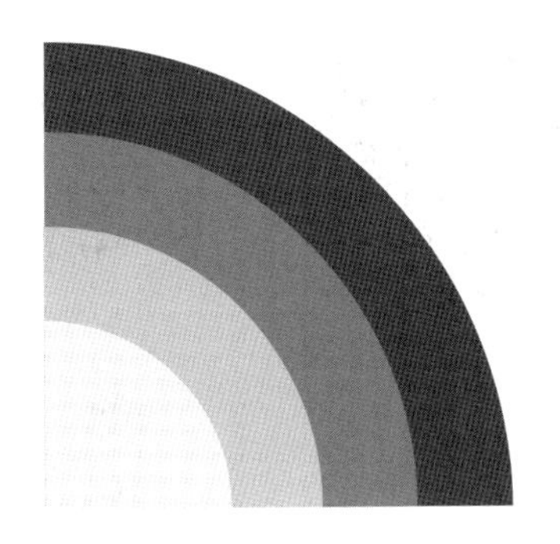

Manual Neurodermitis-schulung

Herausgegeben von
Thomas Werfel, Claudia Lotte,
Sibylle Scheewe und
Doris Staab

mit den Studienzentren des
Modellvorhaben zur besseren
Versorgung von Kindern und
Jugendlichen mit Neurodermitis

Dustri-Verlag Dr. Karl Feistle
München – Orlando

Prof. Dr. med. Thomas **Werfel**
Klinik und Poliklinik für Dermatologie und Venerologie
Medizinische Hochschule Hannover
Ricklinger Straße 5, 30449 Hannover

Claudia **Lotte**
Kinderhospital Osnabrück
Iburger Straße 187, 49082 Osnabrück

Dr. Sibylle **Scheewe**
Fachklinik Sylt
Steinmannstr. 52-54, 25980 Westerland

PD Dr Doris **Staab**
Abteilung Pädiatrische Pneumologie und Immunologie
Charité – Universitätsmedizin Berlin
Augustenburger Platz 1, 13353 Berlin

Soweit in diesem Buch eine Dosierung oder eine Applikation angegeben wird, haben Autoren, Herausgeber und Verlag größtmögliche Sorgfalt beachtet. Jeder Leser ist aufgefordert, die Beipackzettel und Zutatenlisten der verwendeten Präparate zu prüfen.

In diesem Buch sind Stichwörter, die zugleich eingetragene Warenzeichen sind, als solche nicht immer besonders kenntlich gemacht. Es kann aus der Bezeichnung der Ware mit dem dafür eingetragenen Warenzeichen nicht geschlossen werden, dass die Bezeichnung ein freier Warenname ist.

Satz: Dustri-Verlag Dr. Karl Feistle
Druck: Buch Bücher DD AG, Birkach
Printed in Germany
ISBN 978-3-87185-373-9

Inhalt

Eltern 4

Eltern 5

Eltern 6

Anhang

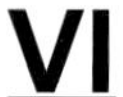

Neurodermitisschulung für Kinder

Kinder 1

Kinder 2

Kinder 3

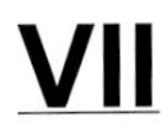

Kinder 4

Kinder 5

Kinder 6

Neurodermitisschulung Jugendliche

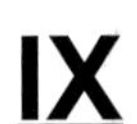

Jugend 5

Jugend 6

Manual Neurodermitisschulung für Eltern

Vorwort "Eltern"

Nach einer Ausschreibung des Bundesministeriums für Gesundheit im Deutschen Ärzteblatt 1996 mit dem Thema "Modellvorhaben zur besseren Vorsorge und Versorgung von Kindern und Jugendlichen mit atopischen Ekzem (Neurodermitis)" wurden neun Zentren von über 50 Antragstellern zur Entwicklung von Rehabilitationsmodellen im Sinne des § 43 SGB V ausgewählt.

Die Teams der Antragsteller bestehen aus Kinderärzten und/oder Dermatologen, Fachärzten für Psychotherapeutische Medizin, Psychologen bzw. Pädagogen und Diätassistentinnen bzw. Ökotrophologen sowie spezialisierten Pfleger und haben es sich zur Aufgabe gemacht, strukturierte Kinder- und Elternschulungen zu entwickeln, durchzuführen und diese im Sinne des Modellvorhabens auf ihre Effektivität zu überprüfen. Dazu bedurfte es einer Konsensfindung über Inhalte und Durchführung der Patientenschulung, die zu dem hier vorliegenden Manual für Neurodermitisschulungen für Eltern sowie zu zwei weiteren Manualen führte und für alle Schulungen in diesem Bereich Qualitätsmaßstäbe setzt. Tabelle 1 fasst die Zentren zusammen, die sich nach Abschluss der Konsensusfindung am Modellvorhaben ab 1. Juni 2000 beteiligt haben.

Mit Hilfe eines manualisierten Schulungsprogramms von 6 x 2 Stunden, ergänzt durch ein Einführungsgespräch und eine Nachbesprechung, sollen die multifaktoriellen Einflussfaktoren auf die Neurodermitis kennengelernt und individuelle Therapiestrategien entwickelt werden.

Medizinische und psychologische Ziele ergänzen sich hierbei in einem interdisziplinären Therapieansatz, der aus fünf Säulen besteht:

- Steigerung der Therapiemotivation,
- Stärkung der Selbstwirksamkeit,
- adäquate Bewältigung,
- frühzeitige Betonung eigener Ressourcen,
- Vermittlung handlungsrelevanten Wissens.

So kann beispielsweise die individuell adaptierte Lokalbehandlung mit der richtigen Fett/Feuchtigkeitsmischung nur erfolgreich sein, wenn eine möglicherweise bestehende Abwehrhaltung gegen das "ewige Eincremen" in der Schulung abgebaut wird.

Sekundär präventive Maßnahmen in der Neurodermitisbehandlung zielen auf eine umfassende Versorgung von Neurodermitis-Patienten und ihren Eltern, wobei strukturierte Schulungsprogramme helfen sollen, das Leben mit der Erkrankung zu erleichtern. Juckreizbewältigungsstrategien, die richtige Basispflege, eine krankheitsangemessene und bedarfsgerechte Ernährung, Entspannungstraining, Stressbewältigung und der Umgang mit psychosozialen Konflikten werden in differenzierten Schulungssettings geübt. So genannte unkonventionelle Behandlungsmethoden sollen vom Patienten und dessen Eltern in ihrer Bedeutung für den Heilungsverlauf besser eingeschätzt werden. Der

Tabelle 1

- Klinik für Pädiatrie mit Schwerpunkt Pneumologie und Immunologie, Charité, Campus Virchow-Klinikum, **Berlin**
- Dermatologische Universitätsklinik, Friedrich-Alexander-Universität, **Erlangen**
- Zentrum für Psychosomatische Dermatologie, Justus-Liebig-Universität, **Gießen**
- Klinik für Dermatologie und Abteilung Psychosomatik und Psychotherapie der MHH, **Hannover**
- FAAK Köln, Kinderkrankenhaus der Stadt Köln, **Köln**
- Klinik und Poliklinik für Dermatologie und Allergologie, TU München, **München**
- Kinderhospital Osnabrück, **Osnabrück**
- Fachklinik Sylt, **Westerland (Sylt)**

behandelnde Arzt kann für sich selbst – sowohl als Schulungsteam-Mitglied als auch in seiner täglichen Praxis – einen zufriedenstellenderen Zugang zu seinen chronisch kranken Hautpatienten und deren Familie finden und ihnen unterstützend zur Seite stehen. Patientenschulung soll die ambulante und stationäre Therapie im Sinne der Rehabilitation (§43.3 SGB V) ergänzen und eine effiziente Versorgung gewährleisten.

Lerntheoretische Überlegungen bevorzugen das Modell des verteilten Lernens. Das Modellvorhaben stützt sich im ambulanten Bereich deshalb auf 6-mal 2 Doppelstunden plus Eingangs- und Abschlussgespräch außerhalb der Gruppenschulung. Im stationären Rahmen, beispielsweise in der Rehaklinik, können diese Stunden als Einzelstunden auch 2-mal pro Woche stattfinden. Das interdisziplinäre Team muss mindestens aus 3 Berufsgruppen (Dermatologe oder Pädiater, Arzt für psychotherapeutische Medizin bzw. Psychologe oder Dipl.-Pädagoge mit Zusatzausbildung und Diätassistent oder Ökotrophologe) bestehen. Kinder von 0–7 Jahre werden im Modellvorhaben nicht geschult, es finden nur fakultativ praktische Übungen zum verbesserten Eincremen bzw. Kratz-Kontrollübungen mit Kleinkindern statt. Der Schwerpunkt liegt hier bei der Elternschulung. In der Gruppe der 8- bis 12-Jährigen werden parallel Eltern und Kinder geschult. Begleitend zur Jugendschulung (13–18 Jahre) finden fakultativ Elternseminare statt. Die Kinderschulung sollte möglichst von einer schulenden Person durchgängig gestaltet werden, die auch als Bezugsperson fungiert.

Das vorliegende Manual stützt sich im Wesentlichen auf das Expertenwissen der beteiligten Zentren, das im Laufe der Konsensfindung publiziert wurde (Prävention und Rehabilitation, Band 10, 1998). Das Schulungsmodell wurde evaluiert und erwies sich in einer prospektiven Multicenterstudie in verschiedener Hinsicht als wirksam [Staab et al. BMJ 2006]. Nach erfolgreichem Abschluss des Modellvorhabens zur Neurodermitis-Schulung und entsprechender Publikation empfahlen die Spitzenverbände der gesetzlichen Krankenkassen (GKV) ihren Mitgliedskrankenkassen eine Finanzierung der ambulanten Neurodermitis-Schulung. Dieses schlug sich bereits in einem 1. Rahmenvertrag zwischen der BKK Niedersachsen/Bremen und dem Landesverband der AGNES nieder, der unter www.neurodermitis-schulung.de abrufbar ist.

Neben diesem Expertenwissen, das in das vorliegende Manual eingeflossen ist, sind es folgende publizierte Werke zur Neurodermitisschulung, die bei der Erstellung dieses Manuals herangezogen werden konnten:

- Kehrt R, von Rüden U, Staab D, Wahn U: Neurodermitis – Elternschulung. Fa. Mead Johnson 1998.
- Ring J: Neurodermitis: Expertise des BMG. Ecomed, Landsberg/Lech 1998.
- Scheewe S, Warschburger P, Clausen K, Skusa-Freeman B, Petermann F: Neurodermitis-verhaltenstrainings für Kinder, Jugendliche und ihre Eltern. MMV-Quintessenz, München 1997.
- Scheewe S, Wilke-Clausen K: Pingu Piekfein – ein Neurodermitis-Schulungsprogramm für Kinder. Urban & Vogel, München 1999.
- Stangier U, Gieler U, Ehlers A: Neurodermitis bewältigen. Erwachsenenschulung. Springer, Berlin 1996.
- Szczepanski R, Schon M, Lob-Corzilius T: Das juckt uns nicht. Trias, Stuttgart 1994.

Das vorliegende Manual für die Zielgruppe "Eltern" wurden in einer mehr als zweijährigen intensiven Zusammenarbeit der AG Methodik und Didaktik (R. Ciesla, G. Brockmann, B. Köhnlein, C. Lotte, U. von Rüden, N. Schnopp, M. Schon, D. Staab, K. Wenninger, K. Wilke, P. Wolf, T. Werfel) sowie die AG Diätetik (I. Ehlers, C. Binder, A. Constien, S. Jeß, S. Plank-Habibi, F. Schocker, C. Schwandt, A. Werning) erstellt.

Die Koordination des vorliegenden Manuals "Elternschulung" übernahm Thomas Werfel, Hannover, die Überarbeitung Thomas Werfel, Annice Heratizadeh (Hannover), Sibylle Scheewe (Sylt), Claudia Lotte (Osnabrück) und Andrea Werning (Osnabrück).

Die im Elternmanual vorhandenen Tafelbilder sind so zu verstehen, dass sie sowohl als direkte Vorlage (z.B. als Folie oder auf einer Flippchart) verwendet bzw. entwickelt oder auf andere Weise vermittelt werden können.

Multizentrisches Projekt im BMG-Vorhaben Neurodermitisschulung und Arbeitsgemeinschaft Neurodermitisschulung e.V. 2006.

Vorbemerkungen zur Durchführung der Eltern-Schulung

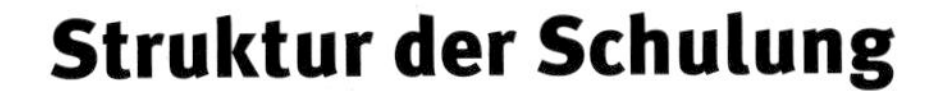

Struktur der Schulung

Das Schulungsprogramm umfasst sechs wöchentliche Treffen von je zwei Stunden Dauer. Die Gruppengröße wurde auf 6 – 12 Personen festgelegt, wobei im Idealfall beide Elternteile (ggf. auch andere Hauptpflegepersonen) eines betroffenen Kindes an der Schulung teilnehmen. Die Eltern erhalten eine Schulungsmappe, in der sie die im Laufe der Schulung ausgeteilten Elterninformationsblätter sammeln können.

Qualifikation der Trainer

Der Kurs wird interdisziplinär von einem Arzt, einem Psychologen/Pädagogen/Arzt für psychotherapeutische Medizin, einer Pflegekraft und einer Ernährungsfachkraft durchgeführt. Das erste und das letzte Treffen sollen von einem ärztlich und einem psychologisch ausgebildeten Kursleiter gemeinsam durchgeführt werden. Treffen 2 wird von einem Psychologen, Arzt für psychotherapeutische Medizin oder Pädagogen, Treffen 3 von einer Pflegekraft, Treffen 4 von einer Ernährungsfachkraft geleitet, Treffen 5 sollte von einem Arzt geleitet werden. Treffen 6 wird wiederum von dem ärztlich und dem psychologisch ausgebildeten Kursleiter durchgeführt.

Kursleiterverhalten

In jedem Treffen werden festgelegte Themenschwerpunkte behandelt. Aufgrund der zeitlichen und thematischen Begrenzung der Schulung ist es notwendig, dass die Kursleiter strukturiert und themenzentriert vorgehen, wobei sie sich an den Schulungszielen orientieren. Informationsvermittlung findet jedoch nicht in reiner Vortragsform der Kursleiter statt. Vielmehr sollen die Erfahrungen und Vorstellungen der Teilnehmer einbezogen werden und auch genügend Raum für Rückfragen gelassen werden. In Diskussionsrunden und Verhaltensübungen soll die neue Information auf den Alltag der Eltern und Patienten bezogen werden, wobei insbesondere der Austausch zwischen den Eltern gefördert werden soll. Besonders wichtig ist dabei, dass die individuellen Erfahrungen der Eltern respektiert werden, auch wenn sie z.B. wissenschaftlichen Erkenntnissen über die Sachlage widersprechen.

Bei der Durchführung des Schulungskurses ist es wichtig, eine Balance zwischen individuellen Bedürfnissen der Teilnehmer und dem Gruppeninteresse zu finden. Im Interesse der Gesamtgruppe können individuelle Probleme nur begrenzt bearbeitet werden. Gegebenenfalls wird auf weiterführende Beratungsangebote verwiesen.

Teamsitzungen zur Mitte und am Ende des Kurses mit allen Trainern werden ausdrücklich empfohlen.

Struktur der einzelnen Sitzungen

Der folgende Überblick beschreibt den Gesamtablauf jedes der sechs Treffen:

- Gelegenheit zur Klärung von Fragen bezüglich des vorherigen Treffens oder der Informationsblätter und ggf. Besprechung der Hausaufgaben,
- Vorstellen des Themas und der Ziele des heutigen Treffens sowie Überblick über den geplanten Ablauf,
- Sitzungsablauf entsprechend der Darstellung zu den einzelnen Treffen im Manual,
- Hausaufgaben,
- Austeilen der Informationsmaterialien.

Elternschulung (für Eltern von Kindern von 0 – 7 Jahren)

1. Treffen

- Durchführung: Arzt und Psych./Päd.
- Kennenlernen
- Erwartungen abklären
- Klinisches Bild
- Juckreiz-Kratz-Zirkel
- Diagnostik bei Neurodermitis
- Hausaufgaben, Wochenbogen

2. Treffen

- Durchführung: Psych./Päd.
- Auswertung der Hausaufgaben
- Kratzreduktion und Kratzalternativen
- Belastungen und Schlafdefizite
- Krankheitsverständnis des Kindes
- Stressbewältigung und Entspannung (progressive Muskelentspannung)
- Ressourcen/positive Aspekte des Kindes deutlich machen
- Hausaufgabe

3. Treffen

- Durchführung: Pflegekraft
- Auswertung der Hausaufgaben
- Hautbild bei Neurodermitis
- Umgang mit dem neurodermitiskranken Kind bei Juckreiz
- Kleidung bei Neurodermitis
- Körperreinigung
- Anlegen von Verbänden
- Eincremen
- Vorstellung von Externa und Badezusätzen
- Hausaufgabe

4. Treffen

- Durchführung Ernährungsfachkraft
- Stundeneinleitung
- Erfahrungsaustausch
- Gesunde und kindgerechte Ernährung bei Neurodermitis
- Alternative Ernährungsformen
- Nahrungsmittelunverträglichkeiten bei Neurodermitis
- Aussuchen und Anwendung verschiedener Diätformen
- Hausaufgabe

5. Treffen

- Durchführung: Arzt
- Auswertung der Hausaufgaben
- Allgemeine Gesichtspunkte in der Therapie der Neurodermitis
- Behandlungsstufenplan
- Kortikoide/topische Calcineurininhibitoren/ Immuntherapie/systemische Behandlung
- Komplikationen der Neurodermitis
- Unkonventionelle Heilmethoden und diagnostische Methoden
- Hausaufgabe

6. Treffen

- Durchführung: Arzt und Psych./Päd.
- Auswertung der Hausaufgaben
- Sind die Erwartungen erfüllt worden?
- Wissensdemonstration und Auswertung
- Rollenspiel
- Eltern schreiben einen Brief an sich selbst
- Jeder Teilnehmer wird gebeten, einen Abschlusssatz in die Runde zu geben

Für das gesamte Eltermanuale gilt: Die im Elternmanual vorhandenen Tafelbilder sind so zu verstehen, dass sie sowohl als direkte Vorlage (z.B. als Folie oder auf einer Flipchart) verwendet bzw. entwickelt oder auf andere Weise vermittelt werden können.

Die Reihenfolge der Einheiten kann bei Bedarf ggf. geändert werden, z.B. könnte die Einheit Psychologie von der 2. Einheit auf die vorletzte Einheit verschoben werden. Allerdings hat sich das hier vorgelegte Konzept im Modellvorhaben des BMG bewährt.

Das zunächst beschriebene Programm bezieht sich auf die Schulung von Eltern mit Kindern im Alter von 0 – 7 Jahren. Die Elternschulung für Eltern mit Kindern im Alter von 8 – 12 Jahren unterscheidet sich nur in einigen Teilen im 1. und 6. Treffen, an dem die Kinder zeitweilig teilnehmen sollen. Diese modifizierten Sitzungen werden im Anschluss dargestellt.

Einstieg

Kennenlernen der Teilnehmer

1
E1

Eltern 1 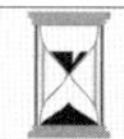 10 – 15 Minuten

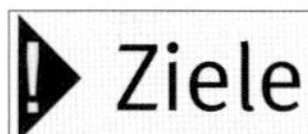

Förderung einer vertrauten, offenen Gesprächsatmosphäre, Förderung eines Gruppengefühls.

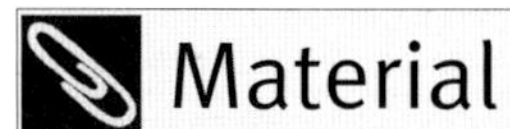

- Flipchart
- Karten
- Stifte

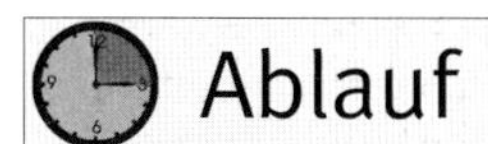

❶ Begrüßen der Teilnehmer.
❷ Kurze Vorstellungsrunde (Stifte und Karten an die Teilnehmer verteilen).
❸ Einer der Durchführenden malt eine Figur und seinen Namen an die Flipchart und stellt sich damit vor.
❹ Der zweite Durchführende malt eine Figur und seinen Namen auf die Karte und stellt sich damit vor. Die Teilnehmer malen je eine Figur für sich und die wichtigsten Familienmitglieder und die Namen auf die vorher verteilten Karten (auch die Geschwisterkinder bzw. Großeltern, wenn sie mit im Haushalt leben).
❺ Anschließend stellen die einzelnen Elternteile ihre Familien vor (eine Variante kann sein, dass der Vorstellende zu jedem Familienmitglied eine charakteristische Eigenschaft nennt).

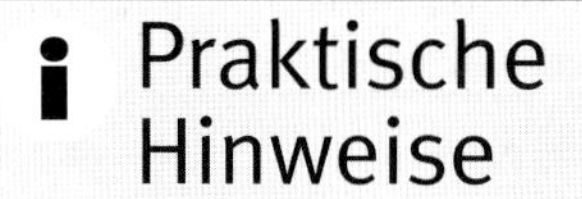

Für die Durchführung ist es günstig, erst diese Einheit durchzuführen, bevor man nach den Erwartungen der Eltern an das Seminar fragt, ansonsten besteht die Gefahr, dass sie sich sofort auf diese Frage konzentrieren.

Einstieg

Erwartungen der Teilnehmer abklären

2
E1

Eltern 1 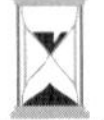 30 Minuten

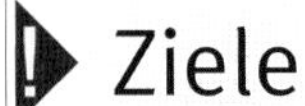

Die Teilnehmer sollen zu Beginn der Schulung die Möglichkeit erhalten, ihre Erwartungen und Anforderungen an die Schulung zu formulieren. Die Trainer können so die speziellen Themen des Kurses berücksichtigen und in die Planung miteinbeziehen. Am Ende des Kurses kann anhand der Karten überprüft werden, ob die Themen bearbeitet worden sind.

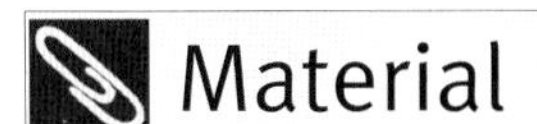

- Karteikarten in 3 unterschiedlichen Farben
- dicke Stifte
- Flipchart oder Pinwand
- Befestigungsmaterialien

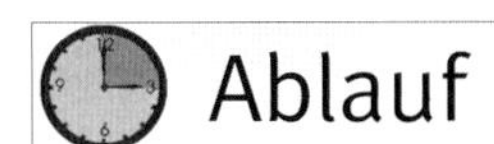

1. Karteikarten mit 3 unterschiedlichen Farben und eine ausreichende Anzahl Stifte werden ausgelegt.
2. Jeder Farbe wird ein Themenbereich zugeordnet, z.B. blau für Medizin, grün für Ernährung und gelb für Psychologie/Pädagogik.
3. Die Teilnehmer erhalten ca. 10 Minuten Zeit, um ihre Fragen und Erwartungen an die Schulung und die einzelnen Themenbereiche aufzuschreiben. Auf jede Karte wird eine Frage oder Erwartung notiert.
4. Die Trainer sammeln die Karten ein.
5. Die Karten werden nach Themen gesammelt und auf einem Flipchart für alle sichtbar befestigt.
6. Die Trainer lesen die Karten vor.
7. Die Eltern werden befragt, ob Wichtiges vergessen wurde. Evtl. können auch die Trainer Themenschwerpunkte ergänzen.
8. Am Ende des Kurses (6. Sitzung) wird anhand der Karten überprüft, ob die Erwartungen erfüllt und die Themenschwerpunkte behandelt wurden.

Praktische Hinweise

Die Trainer erhalten Informationen über die Erwartungen und Fragen der Eltern. Die Trainer, die nicht anwesend sind, erhalten Informationen zur Vorbereitung ihrer Einheit. Für Eltern und Trainer ist eine Reflexionsmöglichkeit am Ende gegeben. Evtl. noch ausstehende Themen können kurz noch einmal angesprochen werden.

Medizinische Grundlagen
Klinisches Bild, Was ist Neurodermitis?

3
E1

Eltern 1 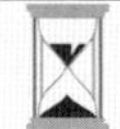 max. 20 Minuten

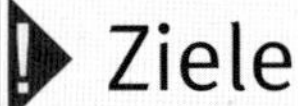

Vermittlung von Hintergrundinformationen, insbesondere auch zu Begriffen, mit denen die Eltern beim Arzt und bei der Informationssuche (Presse etc.) konfrontiert werden.

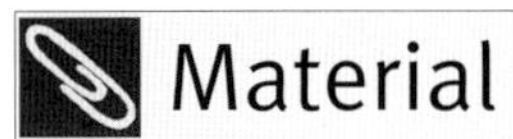

- Tafelbilder 1T1 – 1T5* (*siehe auch: prakt. Hinweise !)
- Fotos zu unterschiedlichen klinischen Bildern

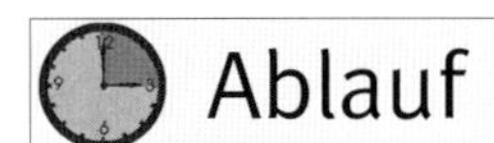

1. Vorstellen der Themen zum Kapitel "Medizinische Informationen" (Tafelbild 1T1). Der Ablauf entspricht etwa der von der AG Medizinische Inhalte vorgeschlagenen Themenliste [Prävention und Rehabilitation 10,188-193 (1998), vergleiche Seite 189:Klinisches Bild/ Physiologie und Pathophysiologie der Haut/ Diagnostik].
2. Verteilung von Kugelschreibern und Papier für Notizen.
3. Was ist Neurodermitis? Trainer fragt nach anderen Namen für die Neurodermitis, mit denen die Eltern bislang konfrontiert wurden und stellt Tafelbild zusammen (Tafelbild 1T2).
4. Trainer fragt nach den Begriffen der Atopie und Allergie bzw. erklärt sie (Tafelbild 1T3-4).
5. Trainer geht vom Atopiebegriff über zur Neurodermitis (Tafelbild 1T5).
6. Trainer fragt, ob Interesse an folgenden Themen besteht (optionale Module): Symptomvarianz, Verlauf. Bei Bedarf können klinische Bilder gezeigt werden (z. B. Milchschorf, typische Gesichts- und streckseitige Ekzeme im Säuglings- und Kleinkindalter, nummuläre Varianten im Säuglings- und Kleinkindalter, typische Beugenekzeme im Kindes- und Jugendlichenalter, pruriginöse Form im Jugendlichen- und Erwachsenenalter).

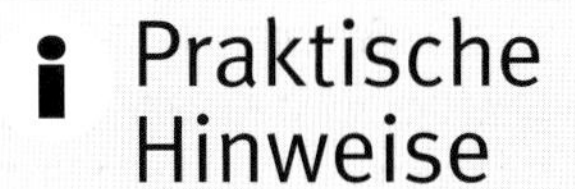

Die Eltern haben je nach Gruppenzusammensetzung ein sehr unterschiedliches Informationsbedürfnis, auf das der Trainer durch möglichst viele Rückfragen angemessen eingehen sollte.

Medizinische Grundlagen
Juckreiz-Kratz-Zirkel

4
E1

Eltern 1 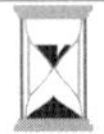 max. 10 Minuten

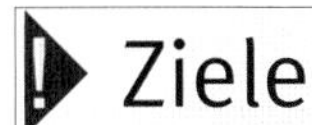

Vermittlung von Hintergrundinformationen.

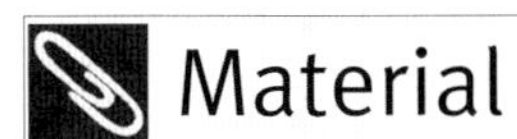

- Tafelbilder 1T6 – 1T7.
- optional: Bild vom Aufbau der gesunden Haut.

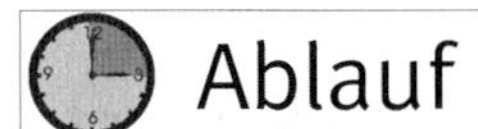

1. Die wichtigsten Veränderungen in ekzematöser Haut werden anhand des Tafelbildes 1T6 dargestellt.
2. Der Juckreiz-Kratz-Zirkel wird am Tafelbild 1T7 entwickelt.
3. Ein zweiter Teufelskreis (vermehrte Zuwendung beim Kratzen – elterliche Erschöpfung – keine Zuwendung beim Nichtkratzen – vermehrtes Kratzen) wird im Gespräch entwickelt.
4. In zwei Untergruppen machen sich Eltern gegenseitig Vorschläge zur Unterbrechung des Teufelskreises, die vom Trainer dann in der Gesamtgruppe als therapeutische Maßnahmen gewürdigt werden.

i Praktische Hinweise

Auch wenn mit Ausnahme des Juckreiz-Kratz-Zirkels hier kaum handlungsrelevantes Wissen vermittelt wird, besteht erfahrungsgemäß ein relativ großes Interesse bei vielen Eltern, mehr über die Entzündungsvorgänge bei Neurodermitis zu erfahren. Die Eltern erweitern ihre eigenen Ressourcen im Gespräch in der Gruppe.

Medizinische Grundlagen
Diagnostik bei Neurodermitis

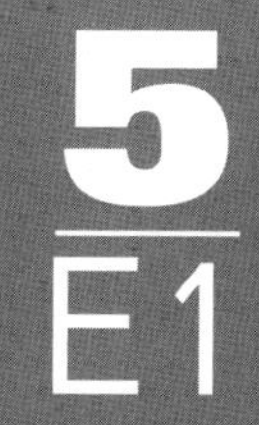

Eltern 1 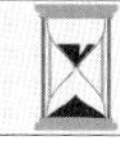 30 Minuten

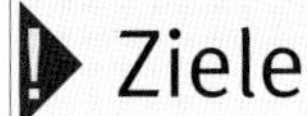

Vermittlung handlungsrelevanten Wissens über sinnvolle diagnostische Verfahren und deren Limitationen sowie über ungesicherte Tests.

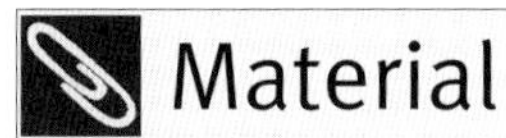

- Tafelbilder 1T8 – 1T9.
- optional 1T4, 1T10 – 1T15.

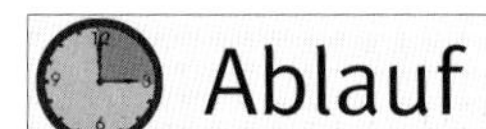

Das Thema soll möglichst in freier Diskussion anhand der Erfahrungen der Teilnehmer bearbeitet werden. Die Tafelbilder 1T8-9 brauchen somit nicht in chronologischer Reihenfolge entwickelt zu werden. Die Inhalte der Tafelbilder 1T10-15 sind hier optional. Zunächst fragt der Trainer nach Erfahrungen in der Diagnostik bei den betroffenen Kindern. Hierbei werden wahrscheinlich die Begriffe Allergie (1T4), Hautteste (1T8), Blutteste bzw. IgE oder RAST (1T9), Nahrungsmittelallergie (1T10), verschiedene Auslöser (1T11) oder "ungesicherte" Verfahren, genannt werden. Da die Tests oft nicht losgelöst von relevanten Auslösefaktoren dargestellt werden können, können die Tafelbilder 1T12-15 bei Bedarf optional gezeigt oder sinngemäß erklärt werden (wobei hier eine gewünschte Überlappung zur 5. Einheit besteht).

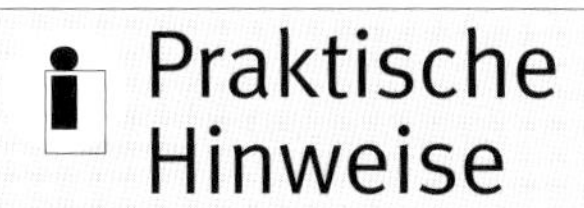

In diesem Teil kann es zu lebhaften Interaktionen zwischen den Teilnehmern kommen, die in der Regel schon über praktische Erfahrungen mit Verfahren in der allergologischen Diagnostik verfügen.

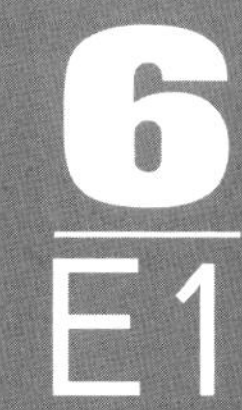

Hausaufgaben der ersten Stundeneinheit, Wochenbogen + 1 Kratzalternative

Eltern 1 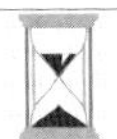 10 Minuten

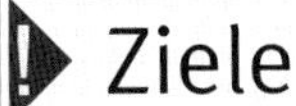

Ziele

❶ Kontrolle der Kratzmechanismen und der Kratzhäufigkeit, der Kratzsituationen der Kinder.
❷ Einsatz von möglichen Kratzalternativen, Übertragung der Schulungsinhalte in die Alltagssituation.
❸ Förderung und Bewusstmachung von Aktivitäten zur Steigerung des persönlichen Wohlbefindens von Kindern und Elternteil im Alltag.
❹ Verbesserung der Interaktion zwischen Familie und Patient.

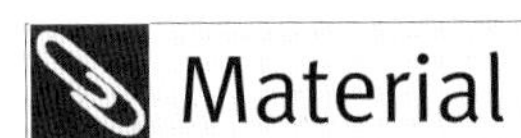

Material

- Wochenbogen für jeden Kursteilnehmer.

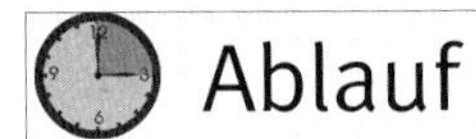

Ablauf

❶ Bogen vorstellen: Zielstellung formulieren, Sinn und Nutzen der Übung für die Eltern und den Patienten deutlich herausstellen, am Beispiel Bearbeitung und Vorgehensweise erläutern, Zeitraum der Bearbeitung festlegen (wohin zählt der Zeitraum Nacht?), Zeitpunkt der Bearbeitung festlegen (morgens vor dem Frühstück, abends vor dem Schlafengehen der Kinder o.ä.).
Zukünftige Arbeit mit dem Bogen besprechen, Auswertung. Hier können z.B. auch "banale Dinge" wie Spielen mit dem Kind, allergenfrei Kochen/Backen etc. stehen.
Ein Tag, nämlich der Vortag, wird in der Gruppe gemeinsam ausgefüllt.
❷ Eine Kratzalternative erklären.

Praktische Hinweise

- Oftmals wird der Zeitrahmen unterschritten, Schwierigkeiten können gleich beim gemeinsamen Ausfüllen des ersten Wochenbogentages geklärt werden.
- Das Team spricht sich zuvor ab, welche Kratzalternative erklärt wird.

Tab. 1. Mein Wochenbogen

Tag und Datum	1. Tag	2. Tag	3. Tag	4. Tag	5. Tag	6. Tag	7. Tag
1) Wie war mein Tag heute?	☺ 😐 ☹	☺ 😐 ☹	☺ 😐 ☹	☺ 😐 ☹	☺ 😐 ☹	☺ 😐 ☹	☺ 😐 ☹
2) Was habe ich mir heute Gutes getan?							
3) War heute etwas besonderes (z.B. Feier, Prüfung, Streit...)?							
4) Wie war der Tag meines Kindes heute?	☺ 😐 ☹	☺ 😐 ☹	☺ 😐 ☹	☺ 😐 ☹	☺ 😐 ☹	☺ 😐 ☹	☺ 😐 ☹
5) Wie sieht die Haut meines Kindes heute aus?	sehr gut O O O O sehr schlecht O	sehr gut O O O O sehr schlecht O	sehr gut O O O O sehr schlecht O	sehr gut O O O O sehr schlecht O	sehr gut O O O O sehr schlecht O	sehr gut O O O O sehr schlecht O	sehr gut O O O O sehr schlecht O
6) Wie oft hat sich mein Kind heute gekratzt?	nie O O O O sehr oft O	nie O O O O sehr oft O	nie O O O O sehr oft O	nie O O O O sehr oft O	nie O O O O sehr oft O	nie O O O O sehr oft O	nie O O O O sehr oft O
7) Was habe ich gemacht, als mein Kind sich gekratzt hat?							
8) Was habe ich vorbeugend gegen den Juckreiz bei meinem Kind unternommen?							
9) Womit habe ich mein Kind oder hat sich mein Kind selbst heute eingecremt?	Morgens Zwischendurch Abends	Morgens Zwischendurch Abends	Morgens Zwischendurch Abends	Morgens Zwischendurch Abends	Morgens Zwischendurch Abends	Morgens Zwischendurch Abends	Morgens Zwischendurch Abends
10) Hat mein Kind heute zusätzliche Medikamente genommen?							

Tafelbilder 1T1 – 1T6

Themenübersicht Medizinischer Grundlagen

- Was ist Neurodermitis?
- Aufbau und Funktion gesunder und kranker Haut
- Untersuchungsmethoden bei Neurodermitis

1T1

Viele Begriffe für eine Krankheit

Neurodermitis

= atopische Dermatitis

= atopisches Ekzem

= endogenes Ekzem

= ....

1T2

Atopie

= keine Krankheit

= Anlagebereitschaft, an folgenden Krankheiten zu leiden:

- Neurodermitis
- allergischer Heuschnupfen
- allergisches Asthma bronchiale
- Nahrungsmittelallergie

Jeder Dritte ist "Atopiker"!

1T3

Was ist eine Allergie?

Allergie ist eine Überempfindlichkeit gegen

- normalerweise harmlose Stoffe der Umgebung (Allergene),
- auf die das Immunsystem mit einer unverhältnismäßig starken Abwehrantwort (allergischen Reaktionen) reagiert

„Atopiker" leiden häufig unter Allergien

1T4

Neurodermitis

= meist anlagebedingt (Atopie)

= entzündliche, nicht ansteckende Hautkrankheit

= wird von verschiedenen Auslösern beeinflusst

1T5

Veränderungen in der Haut bei Neurodermitis

- Störung der Schutzfunktionen (trockene Haut)
- Eindringen von Entzündungszellen und Antikörpern („IgE") in die Haut
  - ⇒ Verdickung der Haut, Bläschenbildung, Nässen, Juckreiz
- Besiedlung der Haut mit bestimmten Keimen (oft Staphylokokken)

1T6

Tafelbilder 1T7 – 1T11

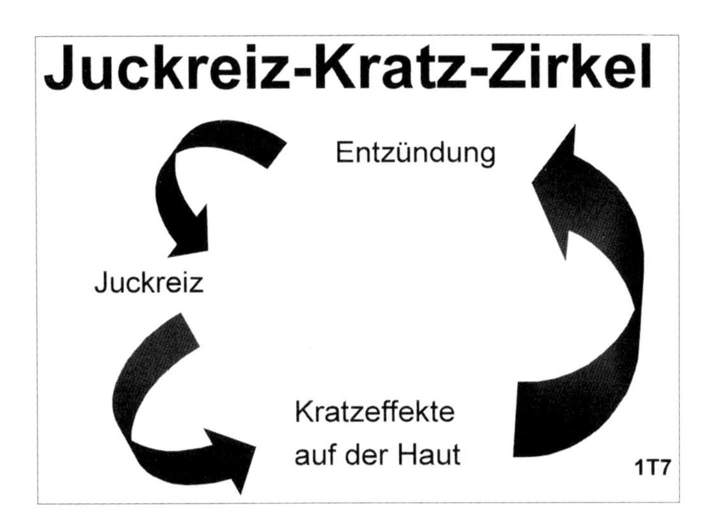

Wie kann man eine Allergie feststellen?

Hauttests

- Pricktest
- Epikutantest zum Nachweis einer zusätzlichen Kontaktallergie (selten bei Kindern)
- Atopie-Patchtest (Aussagekraft?)

1T8

Wie kann man eine Allergie feststellen?

- sogenannter RAST (Radio-Allergo-Sorbent-Test)
  = Bluttest; Nachweis von IgE-Antikörpern gegen Allergene
- Wichtig: positiver RAST heißt nicht automatisch Allergie !!

1T9

Nahrungsmittelallergie und Neurodermitis

- Bei Kindern mit Neurodermitis können zusätzlich Nahrungsmittelallergien vorkommen
- die Allergie muss individuell ermittelt werden
- es gibt keine generellen Neurodermitisdiäten
- Vertiefung des Themas in Sitzung 4!

1T10

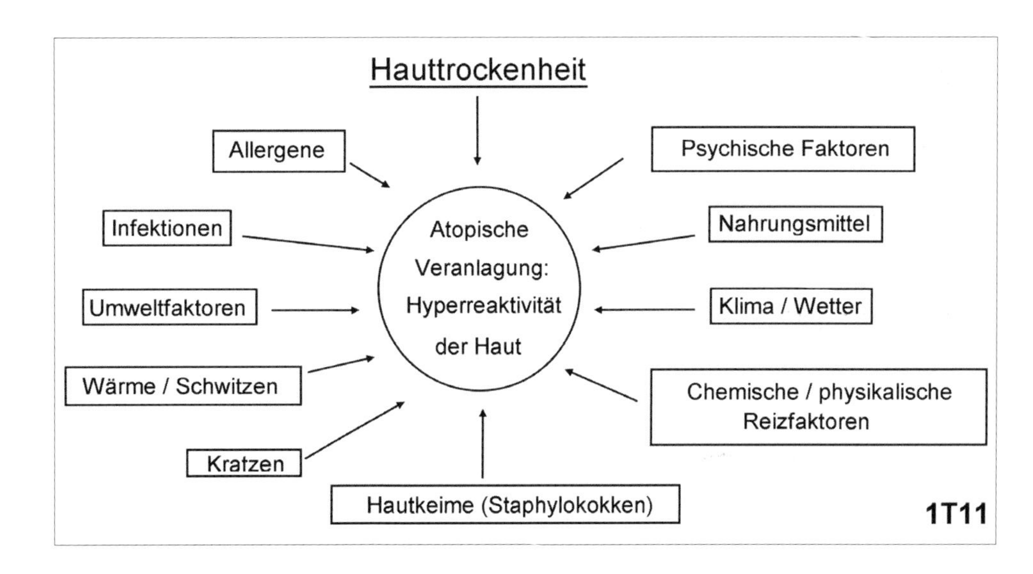

Tafelbilder 1T12 – 1T15

Welche Substanzengruppen lösen häufig Allergien bei Kindern mit Neurodermitis aus:
(nach Häufigkeit geordnet)

1. Nahrungsmittel
2. Hausstaubmilben
3. Haustiere
4. Pollen

(diagnostische Tests: Prick, RAST, evtl. Atopie-Patch-Test)

1T12

Welche Substanzengruppen lösen häufig Allergien bei Jugendlichen/ Erwachsenen mit Neurodermitis aus:
(nach Häufigkeit geordnet)

1. Hausstaubmilben
2. Pollen
3. Haustiere
4. Nahrungsmittel
5. Latexproteine (nach Operationen/Berufsallergen)

(diagnostische Tests: Prick, RAST, evtl. Atopie-Patch-Test)

1T13

Welche Stoffgruppen lösen häufig zusätzlich zur Neurodermitis allergische Kontaktekzeme aus? (meist Jugendliche/ Erwachsene)

1.) Inhaltsstoffe von Cremes und Salben
2.) Metalle (Nickel/Kobalt in Modeschmuck, Chrom in Leder)
3.) Berufsstoffe

1T14

Welche Auslöser können für die Neurodermitis relevant sein?

- Allergien (Milbe, Haustiere, Pollen, Nahrungsmittel)
- Hautreizende Substanzen (auch Kleidung!)
- (Passives) Rauchen
- Kratzen
- Infekte
- Stress, Müdigkeit

1T15

Stundeneinleitung und Hausaufgaben besprechen

Eltern 2 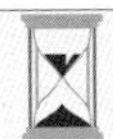 10 – 12 Minuten

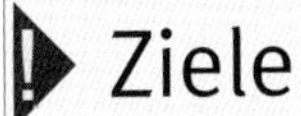

Ziele

Anknüpfung an die letzte Einheit und Einführung ins Thema, Motivation zu Gespräch und Austausch der Gruppe über die Umsetzung der Schulungsinhalte im Alltag.
Trainer gewinnt einen Einblick in die Aktivitäten der Teilnehmer außerhalb der Einheiten zum Thema Neurodermitis.
Lernkontrolle.

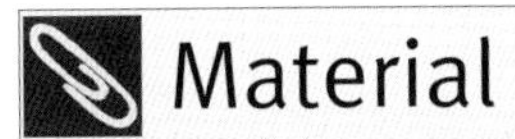

Material

- Wochenbögen der Teilnehmer.
- Aufzeichnungen der letzten Einheit (Mitschriften, Flipchart u.s.w.).

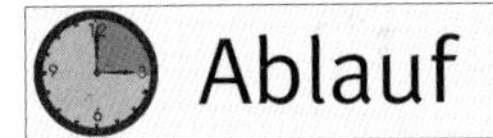

Ablauf

Begrüßung, kleiner Austausch über Befindlichkeit in ein bis zwei Sätzen, Trainer beginnt mit eigener Person.
Fragen zur letzten Einheit von der Gruppe?
Wie sind Sie in der Zeit dazwischen zurecht gekommen?
Wochenbogen, umlaufend tragen die Teilnehmer ihre Eindrücke und Erfahrungen zu den einzelnen Fragen zusammen, gleich den Austausch untereinander anregen.

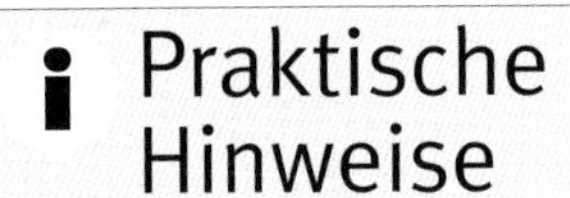

Praktische Hinweise

Gruppe kennt sich kaum und auch Trainer nicht, beim ersten Austausch nicht zu viel erwarten; bei der ersten Auswertung des Wochenbogens müssen oftmals noch einmal Fragen zum Umgang mit der Aufgabe geklärt werden, viel Lob für Mitarbeit; Trainer muss sich gut mit Verlauf der vorherigen Einheiten vertraut machen, wenn dieser in der Schulungseinheit wechselt.

Psychologische Inhalte
Kratzreduktion und Kratzalternativen

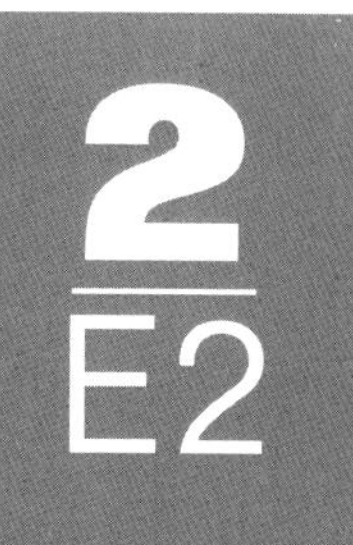

Eltern 2 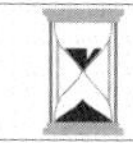 20 Minuten

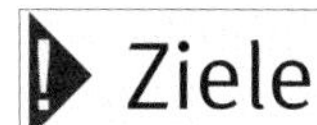

Sensibilisierung für die Bedeutung von Stress im Juckreiz-Kratz-Zirkel. Erarbeiten von Kratzalternativen im Austausch mit den anderen Eltern.

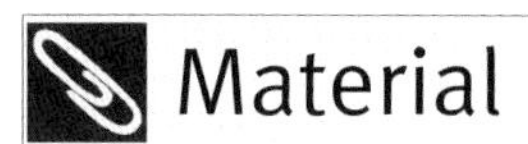

- Tafelbild 1T7 ("Juckreiz-Kratz-Zirkel")
- Tafelbild 2T1 (Umgang mit Juckreiz und Kratzen)

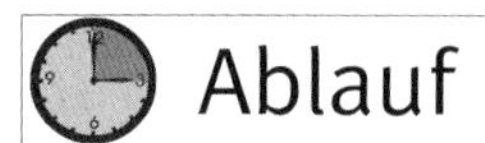

❶ Anhand des Tafelbildes 1T7 wird kurz erläutert, wie Juckreiz und Kratzen sich gegenseitig aufschaukeln können. Stress kann diesen Teufelskreislauf verstärken, indem er die Juckreizschwelle senkt und außerdem zu unkontrollierten Kratztechniken führt. Kratzen führt zwar zur kurzfristigen Erleichterung, durch die Beschädigung der Haut kommt es jedoch zu einer Entzündungsreaktion. So verursacht das Kratzen häufig Schuldgefühle und andere negative Emotionen (bei Eltern und Kind!), die wiederum eine Quelle für verstärkten Stress darstellen können.

❷ Der Trainer fragt in die Runde, welche Maßnahmen die Eltern bei starkem Kratzen ihres Kindes ergreifen. Nach Möglichkeit sollen alle Teilnehmer ihre Erfahrungen in die Diskussion einbringen. Die Strategien der Eltern werden kritisch diskutiert und gegebenenfalls anhand des Tafelbildes 2T1 ergänzt. Es wird herausgestellt, dass Prävention durch Hautpflege die wichtigste Säule für die Bewältigung des Kratzproblems darstellt. Bezüglich des instrumentalisierten Kratzens wird verdeutlicht, dass "Zuwendung" (der Aufmerksamkeit) – hierzu zählt auch das Schimpfen – im Sinne einer Konditionierung das Kratzen verstärken kann. Die Eltern lernen die Kratzalternativen kennen, die auch in der Kinderschulung geübt werden: Kühlen, Cremen, Ablenken, Alternative Hautstimulation und Entspannung, Diese Maßnahmen können aktiv ausprobiert werden. Die Eltern der parallel geschulten 8- bis 12-jährigen Kinder werden gebeten, ihre Kinder zu Hause beim Einüben der Kratzalternativen zu unterstützen.

i Praktische Hinweise

Es sollte darauf geachtet werden, dass die elterlichen Reaktionsweisen auf das Kratzen des Kindes nicht zu stark bewertet werden, da dies Unsicherheit und Schuldgefühle hervorrufen kann.
Hintergrundinformationen: Mechanismen klassischer und operanter Konditionierung.
Elterninformationsblätter: Tafelbilder 1T7 und 2T1.

Psychologische Inhalte

Belastungen und Schlafdefizite

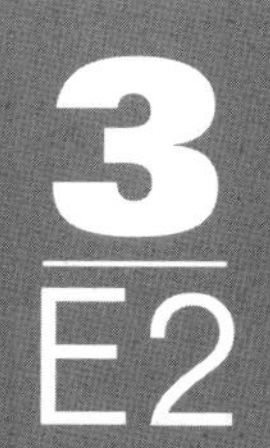

Eltern 2

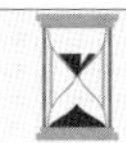 15 Minuten

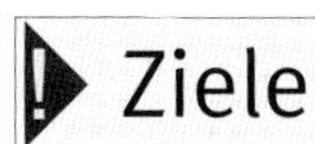

Sensibilisierung für die Bedeutung von Schlafproblemen des Kindes, die sowohl als Stressquelle als auch als deren Resultante bedeutsam sein können.
Erarbeiten von Praktiken zur Regulierung von Einschlaf- und Durchschlafmechanismen.

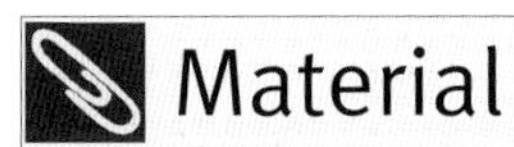

Tafelbild 2T2 ("Was tun bei Schlafproblemen des Kindes?")

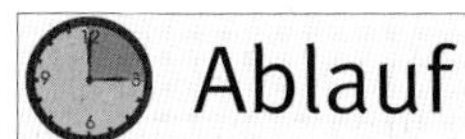

Der Trainer fragt in die Runde, ob und welche Probleme bezüglich des Ein- und Durchschlafens des Kindes bei den teilnehmenden Familien bestehen. Da es innerhalb des Schulungsprogramms nicht möglich ist, mit den Eltern individuelle Schlaftrainings zu entwickeln, kann an dieser Stelle auf den Ratgeber "Jedes Kind kann schlafen lernen" von A. Kast und H. Morgenroth (ISBN 9783774274099) verwiesen werden. In diesem Buch werden zahlreiche praxisorientierte Tipps zur Vorbeugung und Behandlung von Schlafproblemen bei Kindern aller Altersklassen gegeben sowie ein Behandlungsplan vorgestellt, der individuell umsetzbar ist. Als allgemein wichtige Voraussetzungen für einen regelmäßigen Schlaf können die auf der Folie vermerkten Empfehlungen gegeben werden.

i Praktische Hinweise

Vielen Eltern ist der erwähnte Schlafratgeber bekannt. Die Erfahrungen sind stark unterschiedlich. Einige halten das Programm für zu rigide, während es für andere die Schlafprobleme dauerhaft gelöst hat. Hier sollten schlechte Erfahrungen respektiert werden und darauf verwiesen werden, dass es sich bei diesem Ansatz um nicht mehr aber auch nicht um weniger als einen lohnenswerten Versuch handelt.

Hintergrundinformationen: Schlafratgeber "Jedes Kind kann schlafen lernen" von A. Kast und H. Morgenroth, Verlag Oberstebrink und Partner.

Elterninformationsblätter: Tafelbild 2T2 (was tun bei Schlafproblemen des Kindes?).

Psychologische Inhalte

Krankheitsverständnis des Kindes

4 E2

Eltern 2 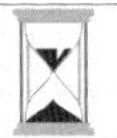 5 Minuten

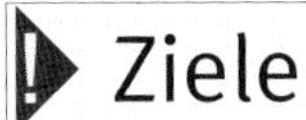

Ziele

Sensibilisierung der Eltern dafür, was von Kindern in bestimmten Altersbereichen bezüglich Krankheitsverständnis und Umgang mit der Erkrankung zu erwarten bzw. noch nicht zu erwarten ist.

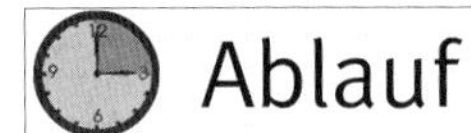

Ablauf

Es wird darauf verwiesen, dass Kinder keine "kleinen Erwachsenen" sind und das Verständnis für sich selbst und ihre Umgebung sich erst allmählich ausprägt. Inhaltlich wird dieses Thema nicht verfolgt, sondern es wird die Lektüre des Elterninformationsmaterials empfohlen. Hierin werden einige Erkenntnisse der Entwicklungspsychologie zusammengefasst, die es den Eltern erleichtern können, verschiedene Reaktions- (bzw. Nicht-Reaktions-)formen ihres Kindes besser zu verstehen und ihre Erwartungshaltung gegenüber dem Kind zu regulieren.

Praktische Hinweise

Hintergrundinformationen: Grobe Kenntnis des Entwicklungsansatzes nach Piaget.

Elterninformationsblätter: Entwicklungstheorie nach Piaget.

Psychologische Inhalte
Stressbewältigung und Entspannung

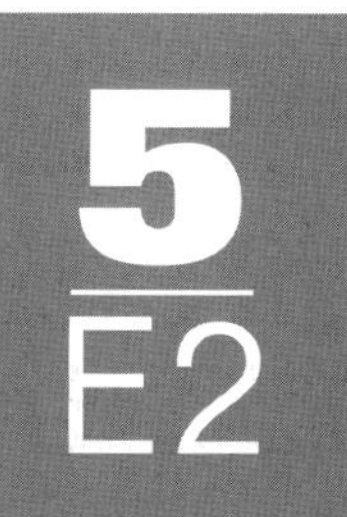

Eltern 2 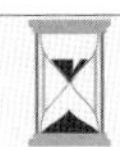 50 Minuten

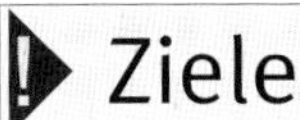

Sensibilisierung für Stressfaktoren (bei Eltern und Kind), die den Verlauf der Neurodermitis beeinflussen können, Diskussion von Möglichkeiten der Stressprävention und -reduktion für Eltern und Kind.
Einführung der progressiven Muskelentspannung als Bewältigungsstrategie im Umgang mit Alltags- und Krankheitsbelastungen.

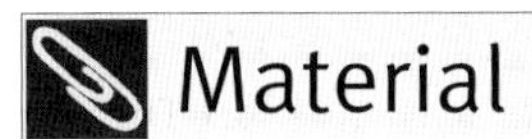

- Tafelbild 2T3 (Stressprävention und -bewältigung für die Eltern)
- Tafelbild 2T4 (Stressprävention und -bewältigung für das Kind)
- Flipchart und Stifte

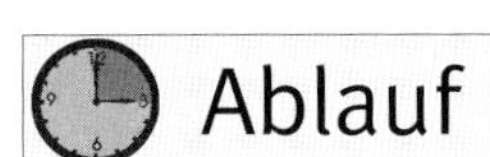

❶ Die Eltern werden gefragt, welche Faktoren im Zusammenhang mit der Erkrankung des Kindes sie als stressreich erleben. Außerdem sollen Stressfaktoren für das Kind genannt werden. Der Trainer (oder auch ein Teilnehmer) kann diese Punkte am Flipchart deutlich lesbar für alle mitschreiben. Es wird versucht, die Eltern dafür zu sensibilisieren, dass zwischen Stressor und Stressreaktion zu unterscheiden ist. Die jeweilige Stressreaktion verläuft auf der körperlichen, der gedanklich/gefühlsmäßigen und auf der verhaltensorientierten Ebene. Bei einer guten Gruppenatmosphäre kann exemplarisch eine kurze Stresssituation gespielt werden und nach den Regeln für Rollenspiele ausgewertet werden. Im Rahmen einer Diskussion können nun Strategien zur Lösung eines repräsentativen Problems (z.B. Kratzen oder Schlafdefizite) entwickelt werden. Hierbei empfiehlt es sich, folgendermaßen strukturiert vorzugehen:
a) Die Gruppe definiert gemeinsam, welches das zu lösende Problem ist.
b) Brainstorming: ohne vorzeitige Bewertung werden so viele Lösungsideen wie möglich gesammelt.
c) Die Vor- und Nachteile sowie die wahrscheinlichen Konsequenzen jedes Lösungsvorschlags werden besprochen.
d) Die Gruppe einigt sich auf eine Lösung und spricht genau ab, welche Verhaltensänderung jeder Betroffene probieren will.
e) Die Lösung wird ausprobiert und besprochen.
Ergänzend hierzu können die Folien zur Stressbewältigung für Eltern und Kind gezeigt werden.

❷ Der Trainer fragt in die Runde, welche Erfahrungen die Teilnehmer bereits mit Entspannungsübungen haben. Es wird den Eltern eine Vorstellung davon gegeben, was auf sie zukommt. Mit dem Hinweis, dass sich durch diese Übung spürbare Entspannung möglicherweise erst nach häufigerem Training einstellt, soll Leistungsdruck und hohen Erwartungen vorgebeugt werden. Außerdem wird betont, dass die Anspannung nicht zu stark und verkrampft ausgeführt werden soll, aber deutlich spürbar sein sollte. Nach der Übung wird den Teilnehmern die Möglichkeit gegeben, sich über ihre ersten Eindrücke auszutauschen.

i Praktische Hinweise

Die Progressive Muskelentspannung kann im Sitzen durchgeführt werden. Wenn es die räumliche und gruppendynamische Atmosphäre erlaubt, kann sie aber auch sehr gut liegend geübt werden.

Hintergrundinformationen:
Kenntnisse in der Anleitung zur Progressiven Muskelentspannung.

Elterninformationsblätter:
Tafelbilder 2T3 und 2T4
Entspannungsanleitung

Ressourcen/Positive Aspekte des Kindes deutlich machen

Eltern 2 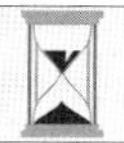 10 Minuten

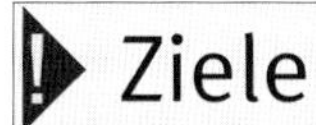

Ziele

Die Eltern erhalten die Möglichkeit, von den problematischen Situationen Abstand zu gewinnen und für sich herauszufinden, was sie an ihrem Kind mögen und was in der Familie gut funktioniert.

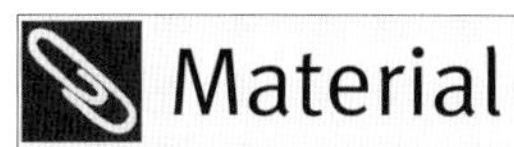

Material

Stuhlkreis

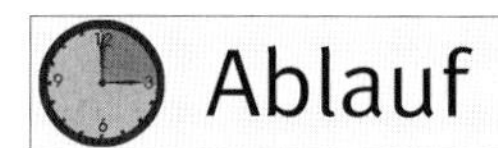

Ablauf

❶ Der Trainer fragt die Eltern in der Stuhlkreisrunde, was sie Positives von ihrem Kind oder Familienalltag berichten können.

❷ Jedes Elternpaar beantwortet die Frage in der großen Runde. Väter und Mütter antworten einzeln.

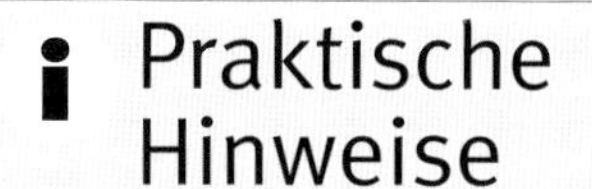

Praktische Hinweise

Die Eltern lenken ihren Blickwinkel von Schwierigkeiten zu dem, was gut funktioniert. Viele Eltern sind erstaunt darüber, wie viel sie dazu sagen können. Anderen fällt hierzu kaum etwas ein, bzw. oft nur leistungsorientierte Dinge wie gute Leistungen in der Schule. Die Trainer können so Informationen über Familiensysteme erhalten und diese vorsichtig ansprechen. Die Eltern berichten, dass sie zuhause ihr Kind nicht mehr so stark unter problematischen Aspekten gesehen haben und der Umgang sich geändert habe.

Hausaufgaben zur dritten Einheit, Wochenbogen fortlaufend

Eltern 2 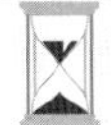 3 Minuten

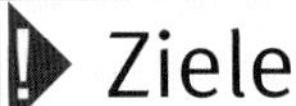

Ziele

Mitbringen der Hautpflegeprodukte für das Kind, Shampoo, Salben, Duschbäder etc.
Foto des Kindes, welches betroffen ist, mitbringen + 1 Kratzalternative.

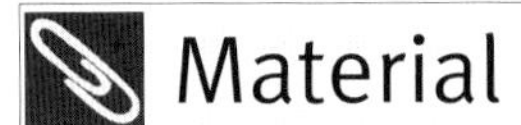

Material

- Wochenbogen: Einsatz von möglichen Kratzalternativen, Übertragung der Schulungsinhalte in die Alltagssituation.
- Förderung und Fokussierung von Aktivitäten zur Steigerung des persönlichen Wohlbefindens von Kindern und Elternteil im Alltag.
- Positive Beeinflussung für die Interaktion zwischen Familie und Patient.
- Wissenserwerb und -erweiterung über eine sinnvolle und hautschonende Körperreinigung an praktischen Beispielen.

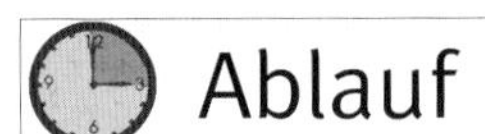

Ablauf

siehe Hausaufgaben-Beschreibung 1. Einheit .
Kurze Erläuterung, welche Hautpflegeprodukte mitgebracht werden sollen, klare Begrenzung der Aufgabe und knappe Zielerklärung.

Praktische Hinweise

Unproblematisch, eventuell noch ein paar Erläuterungen über die Fortführung des Wochenbogens.

Tafelbilder 2T1 – 2T4

Umgang mit Juckreiz und Kratzen

- Prävention durch Hautpflege
- Kühlen, gekühlte Salben verwenden
- Wärmestaus durch Kleidung oder Bettzeug vermeiden
- Beschäftigung der Hände
- Abreagieren durch körperliche Aktivitäten
- Nichtschädigende Stimulation der Haut (Drücken, Kneifen, Reiben, Bürsten, Streicheln)
- Kurz- und Sauberhalten der Fingernägel (Ecken rund feilen)
- Neurodermitis-Overall bei nächtlichem Juckreiz
- Entspannungsverfahren (Kassetten, Geschichten, Training)

Der Versuch, Kratzen strikt zu vermeiden, führt häufig zu Frustration und Konflikten zwischen Eltern und Kind. Ziel ist es, den Juckreiz zu minimieren, um den Teufelskreislauf zu unterbrechen. **2T1**

Was tun bei Schlafproblemen des Kindes?

- Den Tag ruhig ausklingen lassen
- Das Kind zu geregelten Zeiten ins Bett bringen
- Nächtliche Mahlzeiten abgewöhnen
- Feste Einschlafrituale einhalten (Geschichten vorlesen oder erzählen)
- Über die wichtigsten Ereignisse des Tages reden
- Über Angstträume reden
- Das Kind möglichst im eigenen Bett schlafen lassen **2 T2**

Stressbewältigung für die Eltern

- Tagesstrukturierung und Arbeitsteilung prüfen
- Schlafdefizite ausgleichen
- Stressfördernde Einstellungen wie z. B. Perfektionismus identifizieren und korrigieren
- Persönliche "Energietankstellen" finden (Zeit für sich allein, Freizeit und Sport)
- Wahrnehmung der eigenen Gefühle und Bedürfnisse schulen
- Das Kind abgeben lernen, sich zeitweise Distanz erlauben
- Entspannungsverfahren
- Inanspruchnahme sozialer Unterstützung
- Erfahrungsaustausch mit Betroffenen **2 T3**

Stressbewältigung für das Kind

- Regelmäßiger Tagesablauf
- Schlafdefizite ausgleichen
- Abreagieren durch körperliche Aktivitäten wie Toben und Sport
- Entspannungsverfahren, Geschichten erzählen
- Gefühle verarbeiten, indem man über sie spricht
- Vorhersehbare Stresssituationen mit dem Kind besprechen oder üben
- Kreative Umsetzung durch Malen oder Spielen

Stresserleben gehört zur normalen Entwicklung des Kindes. Stress soll nicht vermieden werden, der Umgang jedoch kann gelernt werden!

2T4

Elterninformationsblätter /-materialien, 2. Treffen

Entwicklungsstand des Kindes und Förderung eines positiven Umgangs mit der Neurodermitis

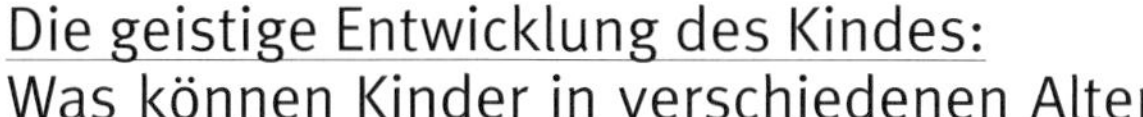

Die geistige Entwicklung des Kindes:
Was können Kinder in verschiedenen Altersstufen verstehen, und was können sie schon tun?

Entwicklung des Krankheitsverständnisses:
Was verstehen Kinder in verschiedenen Altersstufen unter Krankheit und speziell unter Neurodermitis?

Was können Eltern tun:
Wie können Eltern, je nach Entwicklungsstand ihres Kindes, einen möglichst positiven Umgang mit der Erkrankung und ein positives Selbstbild beim Kind fördern? Hier wird bei einzelnen Altersstufen beispielhaft darauf eingegangen, wie sie mit Therapieverweigerung umgehen können, oder wie sie die Selbständigkeit Ihres Kindes unterstützen können.

Anmerkung zur Beschreibung dieser geistigen Entwicklungsphasen:
Im Allgemeinen durchläuft ein Kind die beschriebenen Entwicklungsstufen in der nachfolgenden Reihenfolge. Die Altersangaben sind jedoch nur als ungefähre Richtwerte zu verstehen, da das Entwicklungstempo individuell sehr unterschiedlich und auch mal sprunghaft sein kann.

Entwicklungsphase I:
ca. 0. – 2. Lebensjahr
"Koordination von Wahrnehmung und Bewegung"

Entwicklungsstand

Bereits bei der Geburt verfügt das Baby über Saug-, Greif- und Schluckreflexe. Schon nach wenigen Wochen gelingen einfache Handlungen, wie etwa das Greifen nach einer Rassel. Sind diese Handlungen mit einem angenehmen Ergebnis verbunden, werden sie wiederholt und dadurch präzisiert. Das Kind erobert sich dadurch einen immer größeren Aktionsradius. In dieser ersten Phase der Entwicklung wird ein wichtiger Grundstein für das weitere Denken gelegt: Innerhalb der ersten zwei Jahre lernt das Kind allmählich, zwischen sich selbst und der Außenwelt zu unterscheiden und zu verstehen, dass Gegenstände der Außenwelt auch dann weiter existieren, wenn sie aus seinem unmittelbaren Blickfeld verschwunden sind. So fängt es z.B. an, nach einem Gegenstand, den die Mutter oder der Vater spielerisch erst zeigt und dann hinter dem Rücken versteckt, zu suchen. Das Kind lernt, sich einfache Handlungen und deren Konsequenzen innerlich vorzustellen.

Krankheitsverständnis

Das Kleinkind hat noch keine Vorstellung davon, was es bedeutet, krank zu sein. Es kann, auch aufgrund des fehlenden Sprachverständnisses, verbale Erklärungen noch nicht begreifen.

Was können Eltern tun?

Möglichkeiten, Ihr Kind zu trösten oder zu beruhigen, wenn es unter unangenehmen Empfindungen infolge der Neurodermitis leidet, sind

- Zuwendung, beruhigender Tonfall
- Ablenkung durch Spielen
- Vermitteln angenehmer Körperempfindungen, z.B. Schaukeln, Streicheln, Massage, Cremen, Kühlen (Umschläge)

Entwicklungsphase II: ca. 2. – 7. Lebensjahr "Anschauliches Denken"

Entwicklungsstand

In dieser Entwicklungsstufe befasst sich das Kind gedanklich hauptsächlich mit dem, was es in seiner jeweiligen Situation direkt beobachten kann bzw. erlebt. Zusammenhänge mit zurückliegenden oder zukünftigen Ereignissen stellt es noch nicht her. Das logische Denken ist noch nicht ausgebildet, da mehrere Aspekte eines Sachverhalts nicht gleichzeitig berücksichtigt werden können und Ursache-Wirkungsprinzipien häufig noch nicht erkannt werden. Besonders charakteristisch für diese Altersgruppe ist:

- dass allem, was sich bewegt, Bewusstsein und Absicht, also Leben, zugeschrieben wird.
- dass das Kind aus einer egozentrischen Weltsicht heraus nicht in der Lage ist, einen Sachverhalt aus einem anderen als dem eigenen Blickwinkel wahrzunehmen.
- dass das Kind davon ausgeht, dass beobachtete Abläufe nicht wieder rückgängig gemacht werden können bzw. nicht umkehrbar sind.

Krankheitsverständnis

Wissen über Körperbestandteile und deren Funktion: Da die inneren Bestandteile des Körpers nicht unmittelbar sichtbar sind, haben Kinder dieser Altersgruppe keine Vorstellung von ihnen. Frühestens mit 5 – 6 Jahren können sie einige Organe benennen (z.B. werden Knochen, Herz oder Blut genannt). Beziehungen zwischen Organen stellen sie nicht her. Vorstellungen über die Funktion von Körperbestandteilen orientieren sich an dem, was sie erleben und fühlen können (z.B. antworten die Kinder, das Herz sei zum Klopfen oder die Haut zum Streicheln da).

Krankheitsursache: Kinder diesen Alters sehen die Ursache einer Krankheit oder eines Symptoms häufig in Phänomenen, die zur gleichen Zeit auftraten. So kann etwa der Mond für das Auftreten einer Erkrankung verantwortlich gemacht werden, wenn er zum Zeitpunkt der ersten Symptome sichtbar war. Oder Personen und Gegenstände, die in der Nähe des Kindes waren, werden als Ursache angesehen. Außerdem wurde die Tendenz beobachtet, dass Kinder dieser Altersgruppe ihr eigenes, vielleicht "regelwidriges" Verhalten als Krankheitsursache annehmen, auch wenn es nichts mit der Krankheit zu tun hat (z.B. nicht gehorcht haben). Die Krankheit wird dann als gerechte Strafe angesehen, was zu Schuldgefühlen führen kann.

Vorstellungen über krankheitsvermeidendes/gesundheitsförderndes Verhalten: Da Ursache-Wirkungsprinzipien häufig noch nicht erkannt werden, ist es für die Kinder schwierig zu begreifen, dass manche Nahrungsmittel (bei entsprechender Nahrungsmittelallergie) für sie unverträglicher sind als andere, oder dass das regelmäßige pflegerische Eincremen vorbeugend hilft. Die Tatsache, dass viele Kinder schon wissen, dass Zähneputzen notwendig ist, zeigt jedoch, dass solches Wissen über gesundheitsförderndes Verhalten vermittelbar ist.

Was können Eltern tun?

Es wurde beobachtet, dass Kinder, die mit einer chronischen Krankheit aufwachsen, in ihrem Wissen über ihre spezifische Krankheit ihrem Alter häufig voraus sind. Trotzdem können sie viele Zusammenhänge im Krankheitsgeschehen noch nicht verstehen. Deshalb sollten Informationen an sein Entwicklungsniveau angepasst sein, um eine Überforderung zu vermeiden. Besonders wichtig ist es, dass Eltern ihr Kind nicht als "unwillig" missverstehen, wenn es sich aus Sicht eines Erwachsenen "unvernünftig" in Bezug auf seine Krankheit verhält.

Obwohl die Kinder in diesem Alter vieles noch nicht verstehen, können sie mit Hilfe ihrer Eltern lernen, mit ihrer Krankheit umzugehen.

- Einfache Regeln (z.B. “wenn ich Nüsse esse, juckt es hinterher”) sachlich erklären
- Rituale einführen: Therapie ist leichter durchzuführen, wenn das Kind sie als festen Bestandteil seines Tagesablaufs ansieht (z.B. feste Zeitpunkte zum eincremen, wie vor dem Frühstück, vor dem Mittagsschlaf, nach dem Baden)
- Lernen an Vorbildern: Kinder lernen vom Verhalten ihrer Eltern

Trotzphasen stehen häufig in Zusammenhang mit Schüben in der Selbständigkeitsentwicklung des Kindes. Das Kind drückt aus, dass es einen “eigenen Willen” hat und “selber machen” will.

- Motivation zum Selbstmachen fördern und integrieren (z.B. ab 3 Jahren beim Eincremen “helfen”, Puppe oder Elternteil stellvertretend eincremen; zeigen, wo es juckt; ab 5 Jahren Cremen einzelner Körperteile übernehmen, Salbe holen, selbst aus- und anziehen vor und nach dem Cremen; selbst Nein sagen zu unverträglichen Nahrungsmitteln)
- Schaffen von Wahlmöglichkeiten: selbst bestimmen lassen (z.B. wo zuerst cremen, ob Puppe zuerst oder hinterher cremen)
- spielerische Gestaltung der Therapie, Spielzeuge einbeziehen
- kreative Ersatzmöglichkeiten für “verbotene” Nahrungsmittel finden
- das Kind für erwünschtes Verhalten belohnen (z.B. Lob, Zuwendung, ein Spiel mit dem Kind spielen, ihm etwas besonderes erlauben, ein Lieblingsgericht, ein kleines Geschenk etc.)
- unerwünschtes Verhalten (z.B. Brüllen, sich steif machen) nicht bestrafen, sondern möglichst ignorieren oder das Kind ablenken
- gelassen reagieren, die Therapie muss nicht immer perfekt durchgeführt werden (Motto: “Die Therapie darf nicht schlimmer sein als die Krankheit selbst”; “Therapie soll nicht als Strafe empfunden werden”)
- bei festgefahrenen Machtkonflikten eine andere Bezugsperson einbeziehen

Entwicklungsphase III: ca. 7. – 11. Lebensjahr “Konkretes, am Handeln orientiertes Denken”

Entwicklungsstand

In dieser Entwicklungsstufe wird das Denken des Kindes deutlich flexibler. Eine Handlung kann nun gedanklich rückgängig gemacht werden, es können mehrere Aspekte eines Sachverhalts gleichzeitig berücksichtigt werden, und Zusammenhänge wie Ursache-Wirkungsprinzipien werden erkannt. Es besteht nun auch die Fähigkeit, Sachverhalte aus einer anderen Perspektive als der eigenen zu betrachten. Denkvorgänge beziehen sich jedoch noch ausschließlich auf Handlungen, die man zumindest in der Vorstellung ausführen kann. Abstraktes Denken ist noch nicht entwickelt.

Krankheitsverständnis

Da die Zusammenhänge von Ursache und Wirkung von Kindern dieser Altersgruppe zunehmend verstanden werden, werden ihre Erklärungen für die Symptome der Neurodermitis realistischer. Sie können lernen, Auslöser selbst zu erkennen. Einfache körperliche Vorgänge können sie verstehen, wenn sie mit ihren Erfahrungen übereinstimmen (z.B. “Wenn man die Kruste abkratzt ist die Haut wieder kaputt und muss von vorne anfangen zu heilen.”). Die Kinder können nun auch unterscheiden, dass man gleichzeitig zum Teil gesund und zum Teil krank sein kann (nur die Haut ist krank) und dass Krankheitsabläufe umkehrbar sind (Besserung ist vorstellbar). Bezüge zwischen verschiedenen Krankheitsstadien können dabei hergestellt werden (z.B. Kruste auf der Haut bedeutet Heilungsprozess). Abstrakte Begriffe, wie das “Warum” der Krankheit (z.B. erbliche Anlage, die die Haut anfällig macht), sind noch zu schwierig.

Was können Eltern tun?

“Neurodermitis ist, wenn ich bestimmte Sachen nicht essen darf und immer die Haut eincremen muss” wäre eine mögliche Antwort eines Kindes dieser Altersgruppe auf die Frage, was Neurodermitis ist. Eltern können auf diesem handlungsorientierten Verständnis ihres Kindes aufbauen:

- konkrete Verhaltensweisen wie etwa Kratzalternativen einüben
- Entspannungsverfahren lernen
- sachliche Erklärungen zum Verhalten und seiner Wirkung geben (z.B. Kratzen lindert kurzzeitig das Jucken. Aber es verletzt auch Hautschichten, und verletzte Haut juckt dann wieder mehr.)
- Selbständigkeit fördern. Kinder dieser Altersgruppe können ihre eigenen Auslöser erkennen und vermeiden lernen (z.B. was tun nach starkem Schwitzen; Katze der Freundin vermeiden). Sie können auch lernen, selbst ihre verschiedenen Medikamente zu kennen (z.B. zu unterscheiden zwischen pflegender und wirkstoffhaltiger Salbe/Creme)
- Fehler und Misserfolge beim Selbständigwerden kommen zwangsläufig vor und sollten erlaubt sein. Fehler ermöglichen Lernen (Prinzip: Lernen durch Ausprobieren).

Entwicklungsstufe IV: ca. ab dem 11./12. Lebensjahr "Formales Denken"

Entwicklungsstand

Die Fähigkeit zu abstraktem Denken nimmt zu. Unabhängig von den bisherigen tatsächlich erlebten Erfahrungen können verschiedene Abläufe in Gedanken durchgespielt werden. Die Kinder können nun abstrakte Begriffe wie Zufall oder Wahrscheinlichkeit sowie die Regeln der Logik verstehen. Das Denken wird zunehmend komplexer, wobei das Zusammenspiel vieler Einflussfaktoren auf einen Sachverhalt verstanden werden kann.

Krankheitsverständnis

Da die Denkabläufe ab diesem Alter immer mehr denen der Erwachsenen gleichen, sind auch die Voraussetzungen für ein Verständnis von Krankheit, Krankheitsursachen, zugrunde liegenden körperlichen Prozessen und gesundheitsförderndem Verhalten gegeben.

Was können Eltern tun?

Ihr Kind ist aufgrund seines Entwicklungszustandes in der Lage, Informationen über Neurodermitis und Begründungen für Verhaltensregeln bzw. therapeutische Vorgehensweisen zu verstehen. Berücksichtigt werden muss jedoch, dass die Fähigkeit, solche Informationen zu verarbeiten und umzusetzen, nicht nur vom geistigen Entwicklungsstand abhängt, sondern auch von anderen Faktoren. So können Gefühlszustände wie Angst, Hilflosigkeit oder Ärger dem Verständnis und der "vernünftigen" Umsetzung von Informationen entgegenstehen. Insbesondere die Pubertät stellt eine schwierige Zeit dar, die häufig mit Gefühlsschwankungen und Verunsicherung über die eigene Rolle einhergeht. Die Heranwachsenden orientieren sich dabei zunehmend an sozialen Kontakten außerhalb der Familie. Sorgen über eine Beeinträchtigung der körperlichen Erscheinung und Attraktivität durch die Hautsymptome sowie Ängste vor Ablehnung durch Gleichaltrige können an Bedeutung gewinnen.

- Eigenverantwortung für Krankheitsmanagement (Cremen, Ernährung, Umgang mit Juckreiz) schrittweise dem Kind überlassen.
- Autonomiebestrebungen des Kindes unterstützen. Engagement in Freundschaftsbeziehungen außerhalb der Familie unterstützen; das Zimmer des Kindes als persönlichen Freiraum anerkennen; eigene Meinungsbildung fördern; Aktivitäten außerhalb des Hauses ermöglichen. Zu starke Behütung und Kontrolle behindern einen altersgemäßen Ablöseprozess.
- Hobbys unterstützen; sie können eine wichtige Rolle spielen für Erfolgserlebnisse und für die Anerkennung durch Gleichaltrige.
- Selbstwert des Kindes fördern; das Kind mit seinen Schwächen annehmen; Kompetenzen und Erfolgserlebnisse anerkennen. Hierbei sollte die Betonung nicht auf Leistung liegen, sondern auf Kreativität, Ausdauer, Geschicklichkeit usw..
- Vorbereitung auf angstauslösende soziale Situationen: In manchen Situationen kann es wichtig für ihr Kind sein, selbstsicher aufzutreten und sich zur Wehr zu setzen. Sie können Ihr Kind dabei unterstützen, indem Sie vorher zusammen überlegen, wie es z.B. auf kränkende Bemerkungen reagieren möchte, oder wie es Gleichaltrigen die Neurodermitis erklären könnte. Solche Situationen können zu Hause durchgespielt werden. Hierbei ist es wichtig,

dass das Kind eigene Worte findet und nicht die Sprache des Erwachsenen übernimmt.

Anleitung zur Progressiven Muskelentspannung nach Jakobson

Bei diesem Entspannungstraining soll über die abwechselnde Anspannung und Entspannung der Muskeln auch die Entspannung von Kreislauf und Nerven erreicht werden. Durch intensives Anspannen und darauf folgendes Lockern bestimmter Muskelpartien können augenblicklich intensive Entspannungsempfindungen wie Schwere- oder Leichtigkeit, Wärme, Ruhe und Gelassenheit hervorgerufen werden.

Setzen Sie sich möglichst bequem hin, die Beine leicht angewinkelt, die Füße haben vollen Bodenkontakt. Legen sie die Hände auf die Oberschenkel. Finden sie eine bequeme Haltung für den Kopf. Schließen sie die Augen. — (Pause)

Konzentrieren Sie sich nun auf ihren Atem. Verfolgen sie das Ein- und Ausströmen der Luft. Versuchen sie nicht die Atmung zu beeinflussen. Achten Sie einfach nur darauf, wie die Luft ein und ausströmt. — (Pause)

Spreizen Sie die Finger ihrer rechten Hand auseinander und halten Sie diese Spannung. — (Pause) Lassen Sie nun die Hand wieder locker. Ganz locker. Achten Sie auf den Übergang von der Anspannung zur Entspannung. Achten Sie darauf, wie sich ihre Hand entspannt. — (Pause)

Ballen Sie jetzt ihre rechte Hand zur Faust und spannen sie die gesamte Armmuskulatur bis zu den Oberarmmuskeln an. — (Pause) Und lassen Sie wieder locker. Lassen Sie den ganzen Arm, die Hand und auch die Finger ganz locker. Achten Sie wieder auf den Übergang von der Anspannung zur Entspannung. Spüren Sie der Entspannung nach, die sich in ihrem gesamten Arm ausbreitet. — (Pause)

Konzentrieren Sie sich nun wieder auf ihren Atem. Atmen Sie ruhig und gleichmäßig. Verfolgen Sie das Ein- und Ausströmen der Luft. Sprechen Sie innerlich mit, wie Sie ein- und ausatmen. — (Pause) Ein — (Pause) und aus. — (Pause)

Spreizen Sie jetzt die Finger ihrer linken Hand auseinander und halten Sie diese Spannung. — (Pause) Lassen Sie nun die Hand wieder locker. Ganz locker. Achten Sie auf den Übergang von der Anspannung zur Entspannung. Achten Sie darauf, wie sich ihre Hand entspannt. — (Pause)

Ballen Sie jetzt ihre linke Hand zur Faust und spannen sie die gesamte Armmuskulatur bis zu den Oberarmmuskeln an. — (Pause) Und lassen Sie wieder locker. Lassen Sie den ganzen Arm, die Hand und auch die Finger ganz locker. Achten Sie wieder auf den Übergang von der Anspannung zur Entspannung. Spüren Sie der Entspannung nach, die sich in ihrem gesamten Arm ausbreitet. — (Pause)

Konzentrieren Sie sich nun wieder auf ihren Atem. Atmen Sie ruhig und gleichmäßig. Verfolgen Sie das Ein- und Ausströmen der Luft. Sprechen Sie innerlich mit, wie Sie ein- und ausatmen. — (Pause) Ein — (Pause) und aus. — (Pause)

Ziehen Sie jetzt die Schultern hoch und halten Sie einen Augenblick die Spannung. — (Pause) Lassen Sie jetzt die Schultern wieder locker hängen. Spüren Sie der Entspannung nach, die sich in Ihren Schultern ausbreitet. Schultern, Arme, Hände und Finger sind ganz locker. — (Pause)

Ziehen Sie jetzt die Augenbrauen hoch, so dass sich die Stirnfalten bilden und halten sie diese Spannung einen Augenblick. — (Pause) Nun lassen Sie wieder locker. Lassen Sie die Stirn wieder glatt und gelöst werden und spüren Sie, wie sich die Entspannung von der Stirn über die gesamte Kopfhaut ausbreitet. — (Pause)

Konzentrieren Sie sich nun wieder auf ihren Atem. Atmen Sie ruhig und gleichmäßig. Verfolgen Sie das Ein- und Ausströmen der Luft. Sprechen Sie innerlich mit, wie Sie ein- und ausatmen. — (Pause) Ein — (Pause) und aus. — (Pause)

Spannen Sie jetzt die Muskeln Ihres rechten Beines an. Pressen Sie die Ferse gegen den Boden, die Zehen zeigen nach oben. Spannen Sie alle Beinmuskeln bis zum Gesäß hin an. — (Pause) Und wieder locker lassen. Achten Sie wieder auf den Übergang von der Anspannung zur Entspannung. Spüren Sie der Entspannung nach, die sich in Ihrem gesamten Bein ausbreitet. — (Pause)

Spannen Sie jetzt die Muskeln ihres linken Beines an. Pressen Sie auch hier die Ferse gegen den Boden, die Zehen zeigen nach oben. Spannen Sie alle Beinmuskeln bis zum Gesäß hin an. —(Pause) Und wieder locker lassen. Achten Sie wieder auf den Übergang von der Anspannung zur Entspannung. Spüren Sie der Entspannung nach, die sich in Ihrem gesamten Bein ausbreitet. —(Pause)

Atmen Sie ruhig und gleichmäßig und versuchen Sie dabei, sich immer tiefer zu entspannen. Verfolgen Sie das Ein- und Ausströmen der Luft. Sprechen Sie innerlich mit, wie Sie ein- und ausatmen. —(Pause) Ein —(Pause) und aus.

Begeben Sie sich nun in ihren Gedanken in eine Situation, die für Sie völlige Entspannung bedeutet. Versuchen Sie dabei alle Ihre Sinne einzubeziehen, zu hören, Farben wahrzunehmen, die Luft zu spüren und etwas zu befühlen. – (ca. 3 Minuten Pause)

Und nun kommen Sie langsam – jeder in seinem Tempo – wieder zurück. Sie bewegen und räkeln sich und öffnen allmählich die Augen.

Stundeneinleitung und Hausaufgaben besprechen

Eröffnung der Einheit, Alltagstransfer und Umsetzung der Schulungsinhalte, Kratzkontrolle und Einsatz von Alternativen

1
E3

Eltern 3  15 Minuten

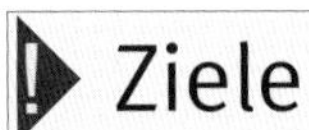

- Anknüpfung an die letzte Einheit und Einführung ins Thema.
- Verhaltenserweiterung in Bezug auf die Kratzkontrolle, Schaffung von Ruhemomenten im Alltag.
- Trainer gewinnt einen Einblick in die Aktivitäten der Teilnehmer außerhalb der Einheiten zum Thema Neurodermitis.
- Lernkontrolle.

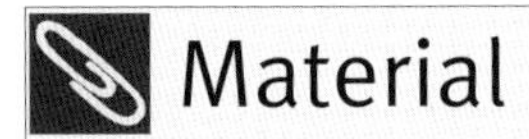

- Wochenbögen der Teilnehmer
- Aufzeichnungen der letzten Einheit (Mitschriften, Flippchart usw.)
- mitgebrachte Hautpflegeartikel
- Flipchart

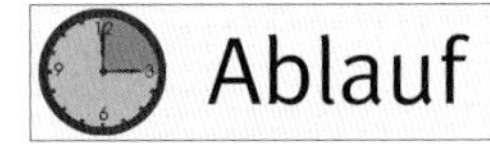

1. Begrüßung, kleiner Austausch über Befindlichkeit in ein bis zwei Sätzen, Trainer beginnt mit eigener Person.
2. Hinweis auf die Beachtung der Pflegeartikel im weiteren Verlauf der Einheit.
3. Fragen zur letzten Einheit von der Gruppe?
4. Wie sind sie in der Zeit dazwischen zurecht gekommen?
5. Wochenbogen, umlaufend tragen die Teilnehmer ihre Erfahrungen und Ergebnisse zu den einzelnen Fragen zusammen, gleich den Austausch untereinander anregen.
6. Vorschläge für andere Lösungen oder Verbesserungen bei Problemen aus der Gruppe fördern.
7. Zusammenarbeit und Unterstützung der Familien untereinander anregen, wenn es Thema werden sollte.

i Praktische Hinweise

Trainer muss sich gut mit Verlauf der vorherigen Einheiten und den Ergebnissen des ersten Wochenbogens vertraut machen, wenn dieser in der Schulungseinheit wechselt, viel Lob für Mitarbeit.

Pflege

Hautbild bei Neurodermitis

2
E3

Eltern 3 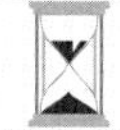 5 – 10 Minuten

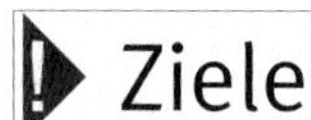

Wissenserweiterung der Eltern zu den drei Schweregraden der Neurodermitis, um darauf aufbauend eine angemessene Pflege durchführen zu können.

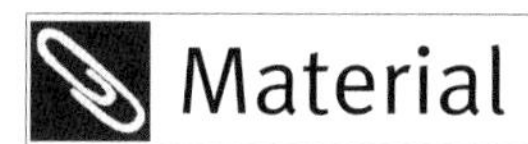

- Stuhlkreis, großer Tisch
- Poster mit klinischem Bild der drei Schweregrade der Neurodermitis (SCORAD)
- Stufenplan mit den Hautpflege- und weiteren Therapieinhalten, farbig unterteilt
- blanko Stufenpläne

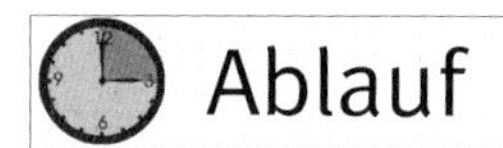

❶ Teilnehmer und Trainer sitzen gemeinsam an einem großen Tisch.
❷ Vorstellung der Trainer und Begrüßung der Teilnehmer.
❸ Anbringen des SCORAD Posters in gut sichtbarer Position für alle.
❹ Vorstellung der drei Schweregrade der Neurodermitis anhand der Bilder auf dem Poster, ggf. auch Fotos, die in die Mitte gelegt werden.
❺ Kurze Vorstellung des Stufenplans.
❻ Verteilen von blanko Stufenplänen an die Teilnehmer, damit sie sich zu Hause aus den Inhalten der Stunde ihre individuelle Pflege/Therapie für die drei Behandlungsstufen zusammenstellen können.

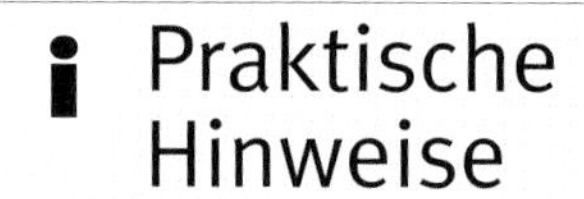

Wichtig ist, den Teilnehmern deutlich zu machen, dass alle Schweregrade der Neurodermitis an einem Körper vorhanden sein können. Die Hautstufen sind nicht klar voneinander abgrenzbar; es gibt fließende Übergänge.

Mein Stufenplan

Wenn es meiner Haut sehr schlecht geht (Hautbefund: stärkere Rötung mit Kratzspuren, starker Juckreiz) kommt dazu:

Hautpflege (Creme- und Wasserbehandlung)

- Heilcremes aus Stufe 3, wässrige Lösungen
- Bad aus Stufe 3, z. B. gerbendes Bad
- Auf Hygiene achten
- Haut bei Bedarf verbinden

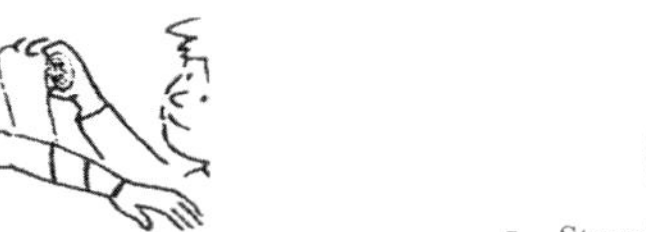

- Umschläge anlegen

Weiteres

- Sport soweit wie möglich, nicht schwimmen gehen
- Auslöser meiden
- Evtl. juckreizhemmende Medikamente u. Antibiotika einnehmen
- Evtl. zum Arzt gehen

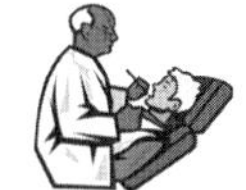

- Stressbewältigung, Entspannung

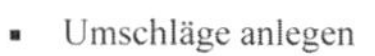

Wenn es meiner Haut schlechter geht (Hautbefund: Juckreiz mit Rötung, Kratzspuren, Knötchen), kommt dazu:

Hautpflege (Creme- und Wasserbehandlung)

- Cremes aus Stufe 2, regelmäßig eincremen

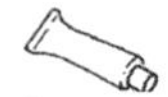

- Bad aus Stufe 2, z. B. Ölbäder, Haut nach dem Bad trocken tupfen (Cremereste nicht abrubbeln)
- Feuchte Umschläge mit Wasser, Kochsalz- bzw. Teeumschläge

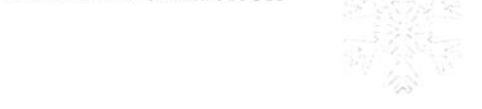

Weiteres

- Bei Juckreiz Kratzalternativen einsetzen, nachts Handschuhe anziehen
- Auslöser meiden
- Evtl. juckreizhemmende Medikamente einnehmen
- Stressbewältigung, Entspannung

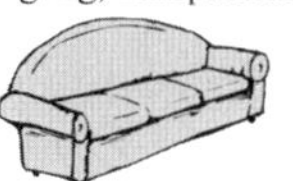

- Wut nicht herunter schlucken

Wenn es meiner Haut gut geht (Hautbefund: Symptomfreiheit, leichte Trockenheit, minimale Rötung):

Hautpflege (Creme- und Wasserbehandlung)

- Cremes aus Stufe 1, bei trockener Haut zur Vorbeugung von Verschlechterung 2x tgl. eincremen
- Bad aus Stufe 1, z. B. Ölbäder, medizinisches Bad nach Beipackzettel dosieren, nicht wärmer als 35°C, Badedauer 10 Minuten, evtl. vorher dünn eincremen

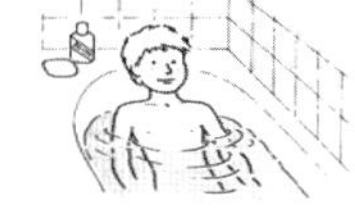

- Keine Seifen zur Körperreinigung benutzen

Weiteres

- Nach Sport und Schwitzen waschen oder duschen – hinterher eincremen

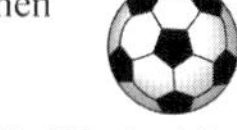

- Evtl. Saunagänge, regelmäßig Wechselduschen
- Auslöser meiden

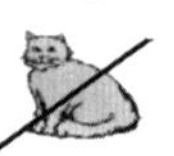

- Zeit für Entspannung in den Tag einplanen
- Jeden Tag etwas Schönes machen, worauf man sich freuen kann

Mein Stufenplan (zum Ausmalen, Stufe 1: grün, Stufe 2: gelb, Stufe 3: rot).
Eine farbige Version dieses Stufenplans kann unter www.neurodermitisschulung.de heruntergeladen werden.

Mein Stufenplan

Wenn es meiner Haut sehr schlecht geht (Hautbefund: stärkere Rötung mit Kratzspuren, starker Juckreiz) kommt dazu:

Hautpflege (Creme- und Wasserbehandlung)	Weiteres

Wenn es meiner Haut schlechter geht (Hautbefund: Juckreiz mit Rötung, Kratzspuren, Knötchen), kommt dazu:

Hautpflege (Creme- und Wasserbehandlung)	Weiteres

Wenn es meiner Haut gut geht (Hautbefund: Symptomfreiheit, leichte Trockenheit, minimale Rötung):

Hautpflege (Creme- und Wasserbehandlung)	Weiteres

Pflege

Umgang mit dem neurodermitiskranken Kind

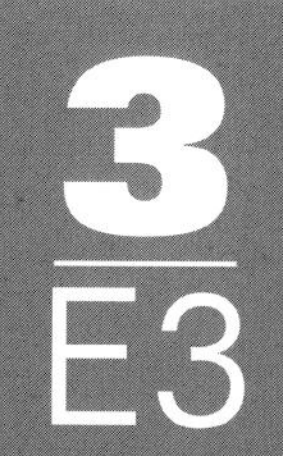

Eltern 3 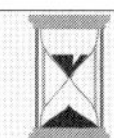 15 Minuten

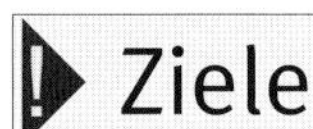

Steigerung der Handlungskompetenz der Teilnehmer bei Juckreiz und Kratzen des Kindes.

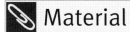

- Coldpack
- NaCl 0,9%- Lösung, Baumwollkompressen, Nierenschale
- Arbeitsblatt 1: "Juckreizlindernde Maßnahmen bei Neurodermitis"

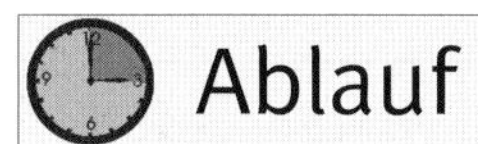

1. Besprechen von juckreizlindernden Maßnahmen bei Juckreiz.
2. Zeigen und Herumgeben eines Coldpacks.
3. Besprechen von Kochsalz- bzw. Teeumschlägen (Arbeitsblatt Nr. 1).
4. Praktische Durchführung von Kochsalzumschlägen.
5. Herumgeben von einer Nierenschale, in der sich in Kochsalzlösung getränkte Kompressen befinden.
6. Jeder Teilnehmer nimmt sich eine Kompresse und legt sie auf seinen Unterarm.
7. Teilnehmer werden aufgefordert zu spüren, wie sich der Umschlag anfühlt und wie lange die kühlende Wirkung anhält.
8. Die Teilnehmer werden aufgefordert, mit der freien Hand ca. 1/2 cm über der Kompresse zu spüren, wie die Wärme der Haut durch die Verdunstung der Kochsalzlösung aufsteigt.
9. Kompresse verweilt 10 – 15 Minuten auf dem Unterarm der Teilnehmer, während mit der Seminarstunde fortgefahren wird.
10. Teilnehmer nehmen die Kompresse von Unterarm.
11. Teilnehmer werden aufgefordert noch einmal zu spüren, wie lange die kühlende Wirkung der Kochsalzlösung bestehen bleibt.
12. Verteilen von Arbeitsblatt 1 an die Teilnehmer.

Pflege

Kleidung bei Neurodermitis

4

E3

Eltern 3 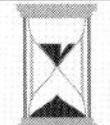 5 – 10 Minuten

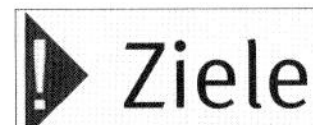

Steigerung des Wissens und der Handlungskompetenz der Teilnehmer in Bezug auf die Wahl der Kleidung und der Bettwäsche des Kindes.

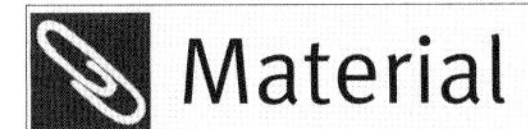

- Arbeitsblatt Nr.2: "Hilfreiche Gedanken zur Kleidung"
- Neurodermitisanzug

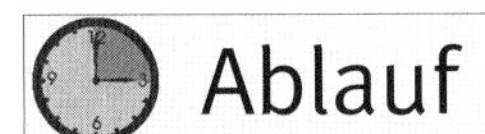

1. Besprechen von Arbeitsblatt Nr. 2: "Hilfreiche Gedanken zur Kleidung".
2. Zeigen und Herumgeben verschiedener Neurodermitisanzüge.
3. Teilnehmern zum Neurodermitisanzug den Hinweis geben, eventuell zur Nacht die Hand- und Fußgelenke mit Pflasterstreifen zu verstärken, da viele Kinder nachts ihre Arme und Beine aus den Ärmeln ziehen und sich so am ganzen Körper kratzen können.
4. Verteilen von Arbeitsblatt Nr. 2: "Hilfreiche Gedanken zur Kleidung" an die Teilnehmer.

Pflege

Körperreinigung

5
E3

Eltern 3 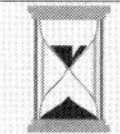 5 Minuten

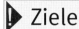

Ziele

Steigerung des Wissens und der Handlungskompetenz der Teilnehmer n Bezug auf die Körperreinigung des neurodermitiskranken Kindes.

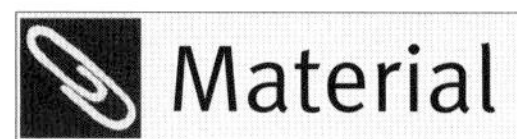

Material

Arbeitsblatt Nr. 3: “Hinweise zur Körperreinigung”

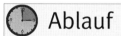

Ablauf

❶ Besprechen von Arbeitsblatt Nr.3: “Hinweise zur Körperreinigung”.
❷ Verteilen von Arbeitsblatt Nr.3: “Hinweise zur Körperreinigung”.

Pflege

Anlegen von Verbänden

6 / E3

Eltern 3 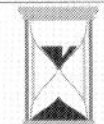 30 Minuten

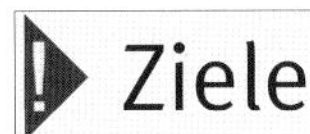

Ziele

Handlungsorientiertes Einüben neuer Behandlungsstrategien.

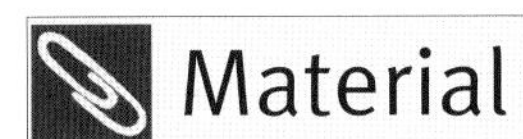

Material

Salben aus Stufe 1, Spatel, Gaze, Baumwollkompressen oder Baumwolltupfer, Mullbinden, Elastomull haft oder Tubifast Schlauchverbände, Pflasterstreifen, Scheren, Nierenschalen, bei offenen oder nässenden Stellen neutrale Verbandgaze (mit Vaseline imprägniert, z.B. Oleo Tuell).

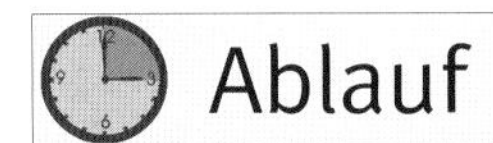

Ablauf

❶ Situationen besprechen, in denen Verbände sinnvoll sind.

❷ Vorstellen von Verbandsmaterialien: Salben aus Stufe 1 Gaze, Kompressen, Mullbinden, Elastomull haft, Tubifast; Gaze-Materialien.

❸ Trainer geht kurz auf Vor- und Nachteile beim Verwenden von Mullbinden bzw. Elastomull haft, Tubifast ein: Mullbinden sind mehrfach verwendbar. Die Verbände jedoch verrutschen schneller. Elastomull haft oder Tubifast ist Einmalmaterial und teuerer als Mullbinden. Schlauchverbände halten relativ gut und sind waschbar. Die Verbände halten meistens länger, da das Material selbsthaftend ist. Fett-feuchte Verbände als Alternative zu konventionellen Verbänden.

❹ Trainer macht am Unterarm oder an der Hand eines Teilnehmers vor, wie Verbände angelegt werden:
Betroffene Stelle dick eincremen, Tupfer auseinander gefaltet darauf legen oder Kompressen verwenden. Verbände von distal nach proximal anlegen. Bei Gelenken großflächiger verbinden, um ein Verrutschen zu verhindern.
Zum Vergleich der Verbandsmaterialien macht er einen Verband mit einer Mullbinde, den anderen mit Elastomull haft oder Tubifast.

❺ Beim Anlegen der Verbände gibt der Trainer praktische Tipps und geht auf hygienische Aspekte ein.

❻ Verteilen von Verbandsmaterialien an die Teilnehmer. Teilnehmer legen sich untereinander Verbände mit Mullbinden und Elastomull haft oder Tubifast an.

❼ Teilnehmer werden aufgefordert zu spüren, wie sich die Verbände anfühlen.

❽ Trainer geht von Teilnehmer zu Teilnehmer und gibt gegebenenfalls Hilfestellung.

❾ Teilnehmer werden aufgefordert, ihre Wahrnehmungen beim Anlegen der Verbände zu reflektieren.

Pflege

Eincremen

7

E3

Eltern 3 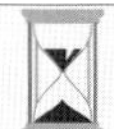 5 Minuten

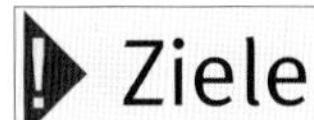

Wissens- und Kompetenzerweiterung der Teilnehmer in Bezug auf praktische und hygienische Aspekte des Eincremens.

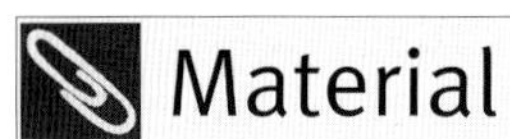

Arbeitsblatt Nr. 4: “Praktische Hilfen beim Eincremen”

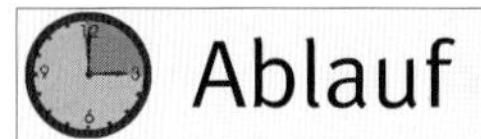

❶ Besprechen von praktischen und hygienischen Aspekten des Eincremens (Arbeitsblatt Nr. 4).
❷ Verteilen des Arbeitsblattes Nr. 4 an die Teilnehmer.
❸ Eincremen gemeinsam üben.

Arbeitsblatt Nr.1. Juckreizlindernde Maßnahmen bei Neurodermitis

Kühlen mit trockener Kälte		z.B. mit Coldpacks, die in ein feuchtes Baumwolltuch eingeschlagen sind
Kühlen mit feuchter Kälte		juckende Hautstellen unter fließend kaltes Wasser halten, ein feuchtes, kaltes Baumwolltuch aus glattem Material auf die juckende Hautstelle legen, Kochsalz- bzw. Teeumschläge durchführen
Kochsalzumschläge	Anwendung:	bei Juckreiz, bei entzündeter, leicht nässender Haut
	Wirkung:	juckreizlindernd, kühlend, desinfizierend, heilend
	Vorbereitung:	Kompressen oder saubere, dünne Baumwolllappen, z.B. Stofftaschentücher oder Geschirrhandtücher, Kochsalzlösung (NaCl 0,9%) aus der Apotheke oder selbstgemachte Kochsalzlösung (1 l abgekochtes Wasser und 9 g Kochsalz – ca. 1 Teelöffel – auflösen. Diese Lösung abkühlen lassen. Sie ist im Kühlschrank 2 Tage haltbar). Alternativ zu Kochsalzlösung kann auch einfach Wasser ausprobiert werden.
	Durchführung:	Leicht nässende Hautstellen eventuell dünn eincremen, da es möglich ist, dass die Kochsalzlösung auf der Haut brennt. Kompressen oder Baumwolllappen mit der Kochsalzlösung tränken. Hierzu von der kühlschrankkalten Lösung vorher etwas Lösung in eine Schüssel geben und auf Zimmertemperatur anwärmen lassen. Getränkten Lappen auf die juckende bzw. entzündete Hautstelle geben. Der Kochsalzumschlag sollte ca. 10 – 15 Minuten auf der Haut liegen bleiben. Nach Beendigung des Umschlages die Haut erneut eincremen.
Teeumschläge		Da Kochsalzumschläge auf stark nässender Haut brennen, sind Teeumschläge in diesem Fall eine gute Alternative
	Anwendung:	bei Juckreiz, bei entzündeter, stark nässender Haut
	Wirkung:	kühlend, heilend, austrocknend/gerbend
	Vorbereitung:	Kompressen oder dünne Baumwolllappen, 1 l starker schwarzer Tee, der abgekühlt ist, doppelt so stark dosieren und doppelt so lang ziehen lassen.
	Durchführung:	Kompressen oder Baumwolllappen mit schwarzem Tee tränken. Getränkten Lappen auf die juckende bzw. entzündete Hautstelle legen. Der Teeumschlag sollte ca. 10 – 15 Minuten auf der Haut liegen bleiben. Nach Beendigung des Umschlages die Haut eincremen.

Arbeitsblatt Nr.2
Hilfreiche Tipps zur Kleidung

- Unterwäsche auf links anziehen, um eventuelles Scheuern der Nähte auf der empfindlichen Haut zu vermeiden
- Schilder aus der Kleidung entfernen
- Baumwoll-, Leinen-, oder luftdurchlässige Synthetikkleidung tragen. Wolle vermeiden, denn sie kann die Haut reizen. Bei kleinen Kindern, die noch getragen werden, gilt das auch für die Kleidung der Eltern
- Kinder sollten nicht zu warme Kleidung tragen, sondern leichte, luftdurchlässige Kleidung. Möglichst keine Polyesterstrumpfhosen anziehen. Besser sind lange Unterhosen und Socken
- Weichspüler sind umstritten. Neue Waschmittel vorsichtig testen
- Bettwäsche sollte aus Leinen oder Baumwolle bestehen. Biber- oder Frotteewäsche ist ungünstig, da sie durch Reibung zusätzlich reizen kann
- Die Raumtemperatur sollte tagsüber nicht über 20 °C liegen
- Die Schlaftemperatur sollte kühl sein (unter 16 °C)
- Als Kuscheltiere bieten sich besonders hausstaubmilbenfreie Kuscheltiere aus Encasingmaterial an
- Als Schlafanzug ist ein Neurodermitisanzug vorteilhaft

Arbeitsblatt Nr.3 Grundsätzliches zur Körperreinigung

- Seifen sollten gemieden werden, da sie die Hautaustrocknung fördern. Besser eignen sich pH-neutrale Waschemulsionen
- das Baden sollte sowohl dem Spaß und der Entspannung als auch der Reinigung dienen
- offene Hautstellen, die im Wasser brennen könnten, vor dem Bad dünn eincremen
- nach dem Baden bzw. Duschen grundsätzlich kurz etwas kühler abduschen, besser noch ist Wechselduschen durchzuführen. Wechselduschen regen Talg- und Schweißdrüsen an, und der Aufbau eines natürlichen Säureschutzmantels wird gefördert
- eine Vorstufe zu Wechselduschen können Spiele im Wasser sein, wie z.B. Becher oder Gießkanne mit kaltem Wasser füllen und damit einzelne Körperteile begießen
- nach dem Baden bzw. Duschen die Haut möglichst nur trocken klopfen, nicht abrubbeln
- nach dem Baden bzw. Duschen die Haut eincremen

Beim medizinischen Bad ist zu beachten:

- empfehlenswert ist ein medizinisches Bad 2- bis 3-mal wöchentlich
- Dosierung des Badezusatzes nach Beipackzettel
- Badedauer nicht länger als 10 Minuten, da die Haut sonst zu stark aufweicht
- Wassertemperatur sollte 35 °C nicht überschreiten, da wärmeres Wasser eine starke Hauterwärmung fördert und somit Juckreiz auftreten kann
- Bei Verwendung eines Ölbades den Badezusatz erst nach der Körperreinigung ins Badewasser geben

Arbeitsblatt Nr. 4 Praktische Hilfen beim Eincremen

Das Eincremen ist eine sehr nahe und intensive Kommunikation zwischen Eltern und Kind. Deshalb ist es wichtig, darauf zu achten, wie man eincremt.

Hilfreich beim Eincremen ist es:

- sich zu fragen, wie man selbst bei einer gereizten empfindlichen Haut eingecremt werden möchte
- bei gereizter, kaputter Haut die Salben eher einzuklopfen anstatt sie einzustreichen
- für eine ruhige Atmosphäre zu sorgen
- wenn der Zustand der Haut es zulässt, pflegende und angenehm riechende sowie leicht einziehende Salben zu verwenden
- wenn es der Hautzustand zulässt, Cremen und Massieren evtl. miteinander zu verbinden
- wenn irgend möglich, das Eincremen als eine angenehme, lustbetonte Aktivität zu gestalten

Aus unserer Erfahrung sollte man besonders beachten:

- vor dem Cremen die Hände gründlich zu waschen
- einen Holzspatel oder sauberen Löffel zum Entnehmen der Salbe aus den Salbentöpfen zu benutzen. Bei jeder neuen Entnahme einen neuen Spatel bzw. Löffel nehmen. Dies ist besonders bei infizierter Haut zwingend erforderlich
- Creme- und Salbenreste am Deckel und Gewinde zu entfernen
- "von oben nach unten" einzucremen (Gesicht, Hals, Arme, Bauch, Rücken, Füße, Beine, Gesäß zum Schluss)
- gesamte Haut dünn eincremen und gut einmassieren. Gerötete oder besonders trockene Hautstellen etwas dicker eincremen
- falls das Kind sich in der Eincremsituation stark kratzt, ihm vorher Handschuhe anzuziehen und erst nur den Oberkörper ausziehen, ihn eincremen oder Verbände neu anlegen, den Oberkörper anschließend wieder anziehen und erste dann den Unterkörper ausziehen und versorgen
- auf kurze Fingernägel achten, evtl. die Fingernägel feilen
- nach dem Eincremen von infizierter Haut oder nach dem Cremen von Cortisonsalben sowie topischen Calcineurininhibitoren unbedingt die Hände waschen
- Vorsicht beim Gebrauch von Gummihandschuhen (Allergiegefahr!), eventuell Einmalplastikhandschuhe benutzen

Pflege

Vorstellung von Externa und Badezusätzen

8

E3

Eltern 3 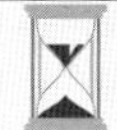 60 Minuten

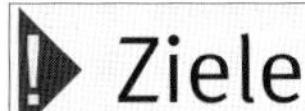

Steigerung des Wissens der Teilnehmer in Bezug auf Salben und Bäder und deren Wirkung auf die Haut.

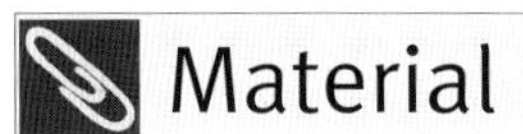

- aktuelle Photos, Externa und Bäder der Kinder
- Grundlagen: wässrige Lösungen, Lotionen, Cremes, Salben, Pasten, Spatel, Baumwollkompressen, Nierenschalen, Watteträger, Stoffwindeln
- Badezusätze: Ölbäder, gerbende Bäder, desinfizierende Bäder
- Liste der Externa, Kugelschreiber
- Rote, grüne und gelbe Klebepunkte

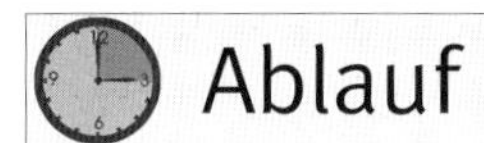

1. Vorstellen und Besprechen der Photos der betroffenen Kinder.
2. Vorstellen der Externa der Kinder durch die Teilnehmer. Die Externa werden dabei (unter Mithilfe des Trainers) auf beschriftete Kreise aus Papier gelegt, auf denen die Zuordnungen "pflegend, desinfizierend, antientzündlich ohne Kortison/ohne topische Calcineurininhibitoren, kortisonhaltig/topische Calcineurininhibitoren" stehen.
3. Verteilen von Kugelschreibern, Salben- und Bäderliste an die Teilnehmer, damit sie sich zu den Produkten Notizen machen können.
4. Vorstellung von Externa: es wird kurz auf Externa für alle drei Schweregrade nach dem Stufenplan eingegangen. Schwerpunkt ist hier jedoch die Stufe 1. Daher soll mindestens ein konkretes Beispiel für jede der o.a. Grundlagen vorgestellt werden.
5. Trainer nennt Namen des Externums und erklärt dessen Inhaltsstoffe und Wirkstoffe und klassifiziert das jeweilige Externum in drei Stufen grün, gelb, rot. Dabei wird auf die 5. Einheit verwiesen.
6. Verteilen einer Probe jedes Pflegeproduktes auf einer Baumwollkompresse an die Teilnehmer. So haben die Teilnehmer die Möglichkeit, jedes Externum auf die eigene Haut zu cremen, um deren Konsistenz und Geruch festzustellen.
7. Vorstellung von verschiedenen Bädern für die drei Schweregrade der Neurodermitis.
8. Trainer nennt Namen der Bäder und erklärt deren Inhaltsstoffe und Wirkstoffe.

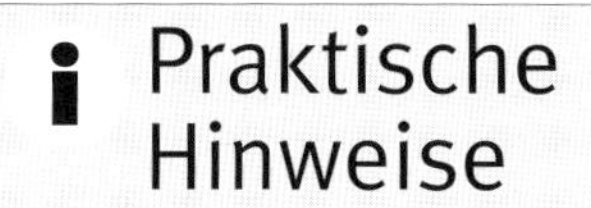

Die Teilnehmer sind für diese Einheit besonders dankbar, da sie z.T. neue Externa kennen lernen.

Hausaufgaben der dritten Einheit, Wochenbogen, fortlaufend + 1 Kratzalternative

Eltern 3 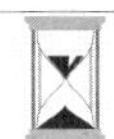 3 Minuten

Eltern erhalten zwei Karteikarten: eine grüne und einige rote Karteikarten. Auf die roten Karten soll jeweils ein Lebensmittel, das gemieden wird, notiert werden. Auf die grüne Karte sollen Lebensmittel, die ehemals gemieden wurden, jetzt aber wieder verträglich sind, notiert werden.

Ziele

- Einsatz von möglichen Kratzalternativen, Übertragung der Schulungsinhalte in die Alltagssituation.
- Förderung und Fokussierung von Aktivitäten zur Steigerung des persönlichen Wohlbefindens von Kindern und Elternteil im Alltag.
- Positive Beeinflussung für die Interaktion zwischen Familie und Patient.
- Förderung des Austauschs der betroffenen Eltern.
- Information des Schulenden über Erfahrungen der Familien und eventuell auch deren Ernährungspraktiken, um an konkreten Beispielen zu arbeiten.
- Eingrenzung der Thematik auf die akute Problemstellung.

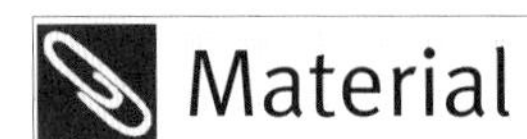

Material

rote und grüne Karteikarten zum Mitgeben, ggf. ein Beispiel

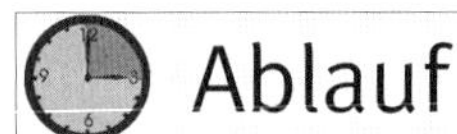

Ablauf

Erläuterung der Aufgabenstellung:

1. Ausgabe der Karteikarten, zwei Farben (rot für unverträglich: bitte jedes Lebensmittel auf eine eigene Karte; grün für erlaubt).
   Hilfreich ist es hier, kurz die Grundsätze einer Kartentechnik an einer Beispielkarte zu erklären (dicker Stift + groß schreiben!).
2. Zielstellung formulieren, Sinn und Nutzen der Übung für die Eltern und den Patienten deutlich herausstellen: Wir wollen den Austausch fördern, Zusammenhänge zwischen Ernährung und Krankheitsbild erläutern, Anwendung verschiedener Diätformen besprechen und dabei anhand der Karten auf die konkreten Problematiken in der Gruppe eingehen.

Ernährung

Eröffnung, Alltagstransfer und Umsetzung der Schulungsinhalte, Kratzkontrolle und Einsatz von Alternativen

1
E4

Eltern 4 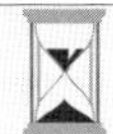 10 – 12 Minuten

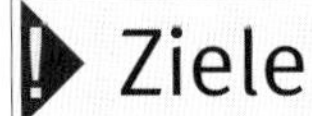

Ziele

- Kurze Anknüpfung an die letzte Einheit und Einführung ins Thema.
- Motivation zu Gespräch und Austausch der Gruppe über die Umsetzung der Übungen und Inhalte der Schulung.
- Weiterentwicklung der Annäherung der einzelnen Gruppenteilnehmer.
- Austausch zu den Aktivitäten der Teilnehmer außerhalb der Einheiten zum Thema Neurodermitis.
- Lernkontrolle.

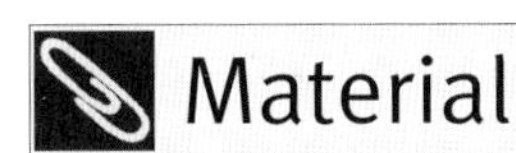

Material

- Wochenbögen der Teilnehmer
- ggf. Aufzeichnungen der letzten Einheit (Mitschriften, Flipchart u.s.w.)

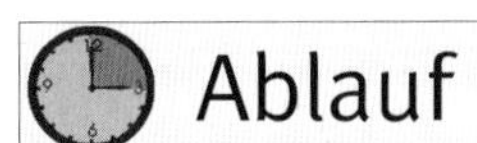

Ablauf

1. Begrüßung, kleiner Austausch über Befindlichkeit in ein bis zwei Sätzen, Trainer beginnt mit Vorstellung der eigenen Person.
2. Fragen zur 3. Stunde auf dem Flipchart notieren, soweit sie nicht von der Ernährungsfachkraft beantwortet werden können. Diese Fragen werden dann zu Beginn der 5. Stunde mitbeantwortet.
3. Wie sind Sie in der Zeit dazwischen zurecht gekommen?
4. Wochenbogen, umlaufend tragen die Teilnehmer ihre Erfahrungen und Ergebnisse zu den einzelnen Fragen zusammen, gleich den Austausch untereinander anregen.
5. Vorschläge für andere Lösungen oder Verbesserungen bei Problemen aus der Gruppe fördern.
6. Erkennen der eigenen Genussfähigkeit und Entspanntheit als Kraftressource für die Alltagsbewältigung, besondere Wertung bei Nennung von Aktivitäten zur Steigerung des eigenen Wohlbefindens besonders in Interaktion mit der Familie.

Praktische Hinweise

Bei der Nennung von möglichen Wohlfühlaktivitäten ist auch das Genießen einer Tasse Kaffee in Ruhe nicht banal! Keine Wertung, insbesondere Abwertung zulassen.
Trainer muss sich gut mit Verlauf der vorherigen Einheiten und den Ergebnissen des letzten Wochenbogens vertraut machen, wenn dieser von Einheit zu Schulungseinheit wechselt, viel Lob für Mitarbeit.

Ernährung

Erfahrungsaustausch im Hinblick auf Ernährung

2
E4

Eltern 4 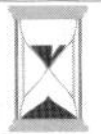 20 Minuten

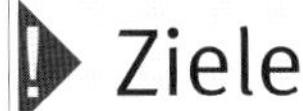

Ziele

Die Teilnehmer erhalten die Möglichkeit, kurz die Ernährungssituation bzw. -probleme bei ihrem Kind und ggf. ein besonderes Interesse bzgl. der Stunde zu nennen. Der Trainer kann sich ein Bild über die Gruppe, über das bereits vorliegende Wissen und die Erfahrung der Eltern und über mögliche Probleme im Hinblick auf die Ernährungssituation einzelner Kinder machen.

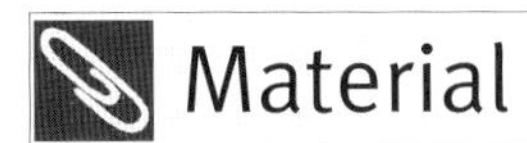

Material

- von den Eltern mitgebrachte beschriebene Karteikarten (grün und rote)
- Flipchart oder Pinwand, Folie 4T1
- Karteikarten aus 1. Einheit zum Thema Ernährung
- Wochenbogen

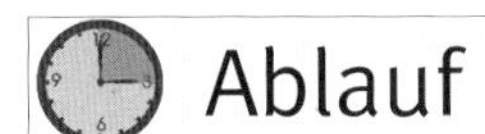

Ablauf

❶ Der Trainer gibt einen Überblick über die Ernährungseinheit (Folie 4T1).

❷ Bitte an die Teilnehmer, anhand der mitgebrachten Karten ihr (betroffenes) Kind vorzustellen. Dabei soll auch kurz darauf eingegangen werden, ob bisher schon Diäten ausprobiert wurden.
Die Teilnehmer stellen ihr Kind mit Berücksichtigung momentaner (rot) und evtl. früherer (grün) Unverträglichkeiten vor. Bereits ausprobierte Diäten werden genannt.

❸ Während der Vorstellung der Teilnehmer werden für jedes Kind die beiden farbigen Karteikarten an den Flipchart bzw. die Pinwand geheftet. Der Name des Kindes und dessen Alter werden durch die bzw. den Trainer ergänzt (bei Flipchart direkt dazu geschrieben, bei Pinwand auf anders farbige Karteikarte geschrieben und angeheftet).

❹ Notieren von Wünschen der Teilnehmer auf Flipchart oder anders farbige Karteikarte, die ebenfalls angeheftet wird.

❺ Kurze Besprechung des Wochenbogens, konkrete Frage "was habe ich mir heute Gutes getan" (kurzes Statement von jedem, dann die überleitende Frage des Trainers: "und was gab es für Sie Gutes in Bezug auf Essen und Trinken?"...ermöglicht auch Überleitung zum Thema Ernährung...).

Praktische Hinweise

Überschreitung dieses Zeitrahmens möglich, sehr abhängig von der jeweiligen Gruppe (Unterschreitung nur selten), Zeit ist unbedingt notwendig, um die Gruppe und deren Probleme kennen zu lernen, trotzdem sollte versucht werden, mit 20 Minuten auszukommen, denn nicht jede Frage muss direkt beantwortet werden → Verweis auf folgende Themen möglich (Folie 4T1).

Ernährung

Ausgewogene und kindgerechte Ernährung bei Neurodermitis

3
E4

Eltern 4 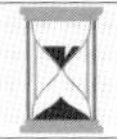 10 Minuten

 Ziele

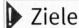

Die Teilnehmer sollen erkennen, was unter einer ausgewogenen (vollwertigen) Ernährung zu verstehen ist und welche Lebensmittelgruppen dazu in welchem Umfang beitragen. Den Teilnehmern soll klar werden, dass einzelne Lebensmittel bei Unverträglichkeit wegfallen können aber ganze Lebensmittelgruppen ersetzt werden müssen, um auch bei Nahrungsmittelunverträglichkeiten eine vollwertige Ernährung zu sichern.

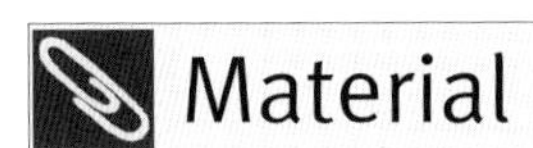 Material

- Ernährungspyramide (Folie 4T2)
  alternativ: Ernährungspyramide groß von Schubi-Lernmittel oder Ernährungspyramide als Poster (0,60 m x 1.00 m) vom AID

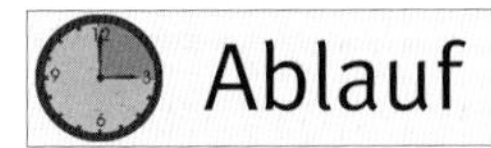 Ablauf

❶ Vorstellung der Ernährungspyramide (Folie 4T2 oder Poster), Frage nach Bekanntheit, Frage nach Bedeutung.

❷ Erarbeitung mit den Teilnehmern, dass der Aufbau der Pyramide etwas über die täglich notwendige Aufnahme einzelner Lebensmittelgruppen für eine vollwertige Ernährung aussagt, wobei Getränke ausdrücklich eine wichtige Rolle spielen, Berücksichtigung vegetarischer Ernährungsformen bei Interesse.

❸ Frage nach Bedeutung der Pyramide bei bestimmten Unverträglichkeiten (Beispiele aus dem Elternkreis aufnehmen → möglichst ein Lebensmittel, das ernährungsphysiologisch nicht ersetzt werden muss wie z.B. Zitrusfrüchte und ein Lebensmittel, das unbedingt ersetzt werden muss wie z.B. Milch).

❹ Erarbeitung mit den Teilnehmern, dass bei Wegfall einiger Lebensmittel genügend andere Lebensmittel der gleichen Gruppe zur Verfügung stehen, dass aber bei Wegfall von Grundnahrungsmitteln ein Ersatz stattfinden muss, da ganze Gruppen wegfallen und damit keine vollständige Pyramide mehr entsteht (dafür individuelle Ernährungsberatung notwendig).

❺ Fazit: Auch bei Nahrungsmittelunverträglichkeiten muss eine vollwertige Ernährung gesichert sein.

❻ Hinweis auf Handout mit Tabelle "Altersgemäße Verzehrmengen" des Forschungsinstituts für Kinderernährung, Dortmund.

alternativer Ablauf bei den Punkten 1. + 2. Ernährungspyramide (von Schubi-Lernmittel):

❶ Vorstellung der Pyramide, der Rahmen wird vorgegeben.

❷ a. Bedeutung der Pyramide wird gemeinsam erarbeitet.
b. Jeder Teilnehmer bekommt ein Lebensmitteldreieck in die Hand und wird aufgefordert, dies in die leere Pyramide einzufügen.
c. Die Leiterin vervollständigt die Pyramide unter den Gesichtspunkten der oben angegeben Punkte.

❸ weiter wie oben unter 3.

i Praktische Hinweise

Vorstellung der Ernährungspyramide schafft einheitliche Basis für den Begriff “gesunde” und damit vollwertige Ernährung.
Über die Ernährungspyramide kann anschaulich vermittelt werden, dass ein Ersatz bei Grundnahrungsmitteln notwendig ist.

Alternative Ernährungsformen

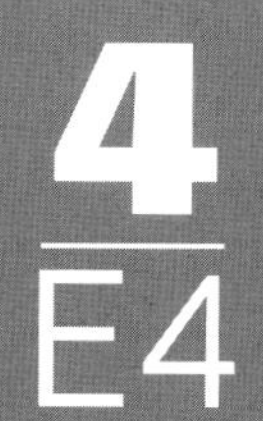

Eltern 4 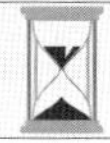 5 – 10 Minuten

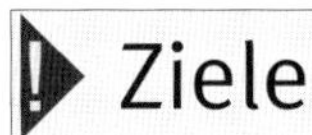

Ziele

Die Teilnehmer sollen erkennen, dass als langfristige Diät nur eine ausgewogene und damit vollwertige, individuell abgestimmte Kost sinnvoll ist. Dabei muss berücksichtigt werden, dass der Leidensdruck mit jeder Einschränkung zunimmt. Ihnen soll deutlich werden, dass Pauschalempfehlungen nur zu unnötigen Diätvorgaben führen und damit häufig ein starker Leidensdruck entsteht.

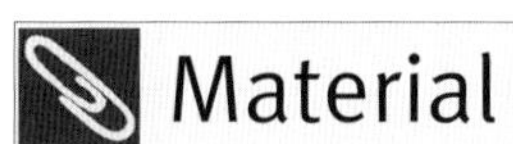

Material

Alternative Ernährungsformen (Folie 4T3)

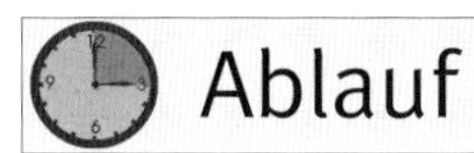

Ablauf

Erläuterungen anhand der Folie 4T3 ggf. mit Aufgreifen von Beispielen aus der Gruppe:

❶ Einseitige Kost (z.B. ohne tierische Nahrungsmittel oder durch starke Eingrenzung der Nahrungsmittelauswahl aus Angst bzw. Vorsicht) führen zu Nährstoff- und Energiemangel (entsprechende Beispiele für Mängel nennen).

❷ Naturbelassene Nahrungsmittel können eine höhere Allergenpotenz haben (das heißt nicht, dass der Bioladen tabu ist und auch nicht, dass alles gekocht geben werden muss, sondern lediglich, dass bei der Austestung von Lebensmitteln die Zubereitung beachtet werden muss); Beispiel: roher Apfel – Apfelmus.

❸ Viele Verbote führen zu einem erhöhten Leidensdruck. Dieser darf nicht höher sein als der Leidensdruck, der durch die Neurodermitis hervorgerufen wird.

❹ Fazit: Pauschaldiäten bei Neurodermitis kann es nicht geben.

Alternativen:
Material: Beschriftete Karten mit kurzen Beschreibungen einiger “alternativen Ernährungsformen”.
Ablauf: Frage: Wer kennt eine dieser Diäten?

- Kann den zeitlichen Rahmen der Schulung für dieses Thema überschreiten, je nach Alter der Kinder oder Wünsche der Eltern optional einsetzbar; oder offene Gesprächsrunde!
- Oder eine Kombination aus offener Gesprächsrunde und den Karten.
- Einstiegsfrage: Kennt jemand von Ihnen eine alternative Ernährung?
- Was könnte mit “alternativer Ernährung” gemeint sein?

i Praktische Hinweise

Überschreitung dieses Zeitrahmens möglich, wenn Teilnehmer in der Gruppe sind, die irgendwelchen “Ernährungsphilosophien” bzgl. Neurodermitis anhängen (erfahrungsgemäß reicht die Zeit aber aus).
Meistens gibt es aber gleichzeitig Teilnehmer in der Gruppe, die negative Erfahrungen mit ähnlichen Ernährungsregimes gemacht haben.
→ Zeit für Diskussion innerhalb der Gruppe geben.
Falls kein Konsens entsteht: Hinweis, dass Einzelfallberichte keine Pauschalempfehlungen rechtfertigen.
Großer Bedarf zu diesem Thema in der Elternschulung
(Kinder 1 – 7 Jahre).

Ernährung

Nahrungsmittelunverträglichkeiten bei Neurodermitis

5
E4

Eltern 4  15 – 20 Minuten

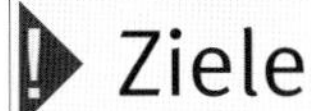

Ziele

Die Teilnehmer sollen lernen, dass nicht jeder Neurodermitiker gleichzeitig eine Nahrungsmittelunverträglichkeit hat und dass es verschiedene Unverträglichkeitsreaktionen gibt. Sie sollen begreifen, dass bei einer Pseudoallergie im Gegensatz zu den allergischen Reaktionen die Dosis eine große Rolle spielt und dass es für die meisten Allergien auf Grundnahrungsmittel eine gute Prognose gibt.

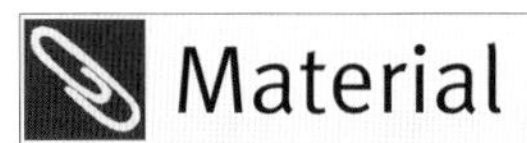

Material

Folien 4T4 (optional 4T5), 4T6,
alternativ: Die von den Eltern beschriebenen Karten mit den Nahrungsmittelunverträglichkeiten der Kinder könnten als Grundlage dienen.

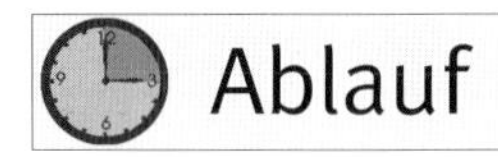

Ablauf

❶ In der Gruppe genannte Nahrungsmittelunverträglichkeiten (s. Einstieg) am Flipchart oder an der Pinwand sortieren in die Gruppen Nahrungsmittelallergie, pollenassoziierte Nahrungsmittelallergie und Pseudoallergie (evtl. zusätzlich Reizstoffe), ohne die Oberbegriffe zu nennen.

❷ Folie 4T4 “Nahrungsmittelunverträglichkeit bei Neurodermitis” → auf die verschiedenen Formen einer Nahrungsmittelunverträglichkeit eingehen und die Teilnehmer die vorsortierten Nahrungsmittelgruppen zuordnen lassen (evtl. Beispiele ergänzen). Deutlich machen, dass pseudoallergische Reaktionen stark dosisabhängig sind, Allergien dagegen auch bei kleinsten Mengen bereits auftreten können. Erläutern, dass die Allergie auf Grundnahrungsmittel vorwiegend im frühen Kindesalter vorkommt, dass die pollenassoziierte Nahrungsmittelallergie vorwiegend im Erwachsenenalter aber auch bei Kindern auftritt und dass pseudoallergische Reaktionen in allen Altersgruppen auftreten können aber selten sind.

❸ Optional die Mechanismen der Allergie bzw. Pseudoallergie (Folie 4T5) erläutern. Folie 4T6 “Neurodermitis und Nahrungsmittelallergie” erläutern und damit den Stellenwert der Nahrungsmittelallergie bei Neurodermitis deutlich herausarbeiten.

❹ Hilfe zur Feststellung von Auslösern → Symptomtagebuch, verdächtigte Lebensmittel möglichst zu einem späteren Zeitpunkt nochmals ausprobieren.

Alternative:
Die Karten gemeinsam mit den Eltern an der Flipchart besprechen. Eine weitere Möglichkeit sind Nahrungsmittelatrappen der Lebensmittel, die häufig von den Eltern gemieden werden (Reizstoffe) und der Grundnahrungsmittel (wie Hühnerei, Kuhmilch, Weizen, Soja). Diese Möglichkeit eignet sich für die Schulung der Eltern Altersstufe 1 – 7 Jahre.

i Praktische Hinweise

Überschreitung dieses Zeitrahmens möglich durch viele Fragen.
Den meisten Eltern ist neu, dass Neurodermitis nicht mit Nahrungsmittelallergie gleichzusetzen ist und dass bei Vorliegen einer Nahrungsmittelallergie sich diese meist nur auf 1 – 2 Lebensmittel bezieht.
Erleichterung, dass bei pseudoallergischen Reaktionen die Dosis eine Rolle spielt.

Ernährung

Aussehen und Anwendung verschiedener Diätformen

6
E4

Eltern 4 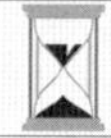 30 – 40 Minuten

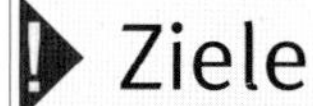

Die Teilnehmer sollen diagnostische Diäten in Aussehen und Anwendung klar von einer therapeutischen Diät unterscheiden können. Sie sollen erkennen, dass als längerfristige Kost nur eine individuell erstellte Diät, die nachgewiesene Auslöser von Unverträglichkeitsreaktionen meidet und ersetzt, geeignet ist.
Optional sollen die Teilnehmer lernen, welche Maßnahmen nach derzeitigem Stand der Empfehlungen zur Prävention sinnvoll sind.

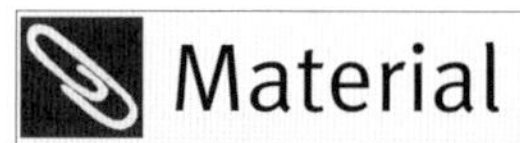

Folien 4T7 (optional 4T8) (optional 4T9 + 4T10 + 4T11), 4T11, (bei Nachfrage 4T13) 4T14, 4T15 , (optional Prävention 4T16 – 4T18)

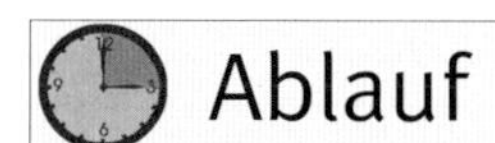

❶ Hinführung zum Thema Diagnostik mittels Diät (z.B. “Sie haben jetzt eine Menge zu den verschiedenen Unverträglichkeitsreaktionen gehört. Wie lassen sich denn jetzt konkret Auslöser identifizieren?” und/ oder “Wir haben eben bereits das Symptomtagebuch angesprochen. Wie geht es denn weiter, wenn Sie einen konkreten Verdacht haben?”).
❷ Antworten der Teilnehmer sammeln, evtl. aufschreiben (Flipchart, Pinwand).
❸ Folie 4T7 “Diagnostische Diäten – Überblick”: Eliminationsdiät und oligoallergene Basisdiät mit Indikation vorstellen; pseudoallergenarme Diät nach Ausschluss einer Nahrungsmittelallergie bei Verdacht auf Pseudoallergie (bei den Eltern der älteren Kindern 8 – 12 Jahre Folie 4T8) vorstellen und bei Bedarf die Folien 4T9 , 4T10 + 4T11 besprechen.
❹ Folie 4T12 “Vorgehen bei Verdacht...” erläutern. Ergebnis ist keine Diät oder eine individuell erstellte therapeutische Diät, aber nicht eine Weiterführung der diagnostischen Diät (auf gezielte Nachfrage zusätzlich Folie 4T13 “DBPCFC” = Doppel-blinde-Placebo-kontrollierte Nahrungsmittelprovokation).
❺ Folien 4T14 und 4T15 “Therapeutische Diät” erläutern, auf Reexposition nach 1- bis 2-jähriger Karenz hinweisen, da Meidung nur vertretbar solange notwendig.
❻ Optional Folie 4T16 “Zusammenfassung Prävention” wenn durch Teilnehmer erwünscht (auch auf ernährungsunabhängige Maßnahmen eingehen).
❼ Folien 4T17/18 “Beikosteinführung” → bei Säuglingen ohne Risiko nach dem 4. Monat, bei Risiko-Säuglingen möglichst erst nach dem 6.

Monat (anschaulich durch Verschieben der Folie 4T17 vom 4. zum 6. Monat) und sehr langsam, die Reihenfolge der Breieinführung ändert sich nicht (evtl. Austausch Vollmilch-Getreide-Brei und Getreide-Obst-Brei).

i Praktische Hinweise

Je nach Erfahrungen der Eltern ist eine ausführliche Darstellung der Austestung (mit DBPCFC) nicht notwendig.
Auf Prävention braucht im Normalfall nur eingegangen werden, wenn weiterer Kinderwunsch in der Gruppe besteht, dann werden sicherlich 45 Minuten benötigt.

Ernährung

Resümee
Formulieren der Hausaufgabe

7
E4

Eltern 4 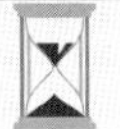 10 Minuten

- Resümee
- Wochenbogen, fortlaufend
- Was fehlt noch an medizinischer Information? Welche Frage habe ich an den Arzt?
- Kratzalternative der kommenden Woche: z.B. mit einem kalten Esslöffel die juckende Stelle kühlen (Abstimmung im Schulungsteam notwendig!)
- Elterninfo verteilen

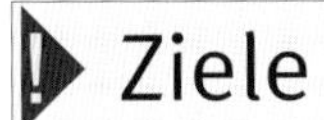

Ziele

- Resümee: Ermittlung der Zufriedenheit bei Trainer und Teilnehmer für die Ernährungseinheit.
- Hausaufgabe: Einsatz von möglichen Kratzalternativen, Übertragung der Schulungsinhalte in die Alltagssituation.
- Förderung und Fokussierung von Aktivitäten zur Steigerung des persönlichen Wohlbefindens von Kindern und Elternteil im Alltag, Verbesserung des Umgangs mit Stress.
- Positive Beeinflussung für die Interaktion zwischen Familie und Patient.
- Erkennen von Zusammenhängen von Juckreiz und Juckreiz auslösenden Faktoren.
- Information des Schulenden über Inhalt der Schulungsstunde.
- Gezielter Abbau von Wissensdefiziten.
- Verbesserung der Fertigkeiten der Eltern zur medizinischen Versorgung oder Pflege der Patienten.
- Erinnerung an das Material aussprechen.

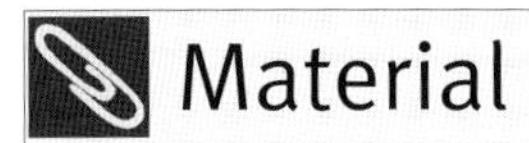

Material

- Resümee: mitgebrachte beschriebene Karteikarten an Flipchart oder Pinwand, evtl. Folie 4T1.
- Hausaufgabe: Wochenbogen.
- Elterninfo.

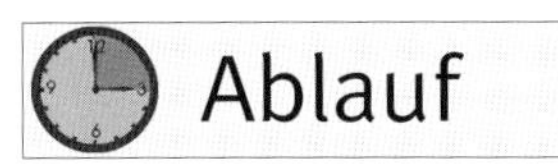

Ablauf

1. Kurze Zusammenfassung, welche Themen besprochen wurden.
2. Frage, ob auf alle Wünsche eingegangen wurde (Verweis auf Einzelberatung) und nach Kritik der Gruppe.
3. Formulierung der Hausaufgabe:

- Verteilen des Wochenbogens.
- Erläuterung der Aufgabenstellung, Eltern sollen Fragen oder Themengebiete für die nächste medizinische Einheit aufschreiben, möglichst Beispiele für Fragen oder Themen nennen.
- Zielstellung formulieren, Sinn und Nutzen der Übung für die Eltern und den Patienten deutlich herausstellen.
- Kratzalternative der kommenden Woche vorstellen: z.B. mit einem kalten Esslöffel die juckende Stelle kühlen (Abstimmung im Schulungsteam notwendig!).

❹ Erinnerung an den Stufenplan, bitte zur nächsten Einheit mitbringen.

❺ Abschlussworte (eigene Befindlichkeit nach der Stunde wie “hat Spaß gemacht”, “war konstruktiv” etc.).

i Praktische Hinweise

Resümee wichtig, um einen guten Schlusspunkt zu setzen → schließt den Kreis zum Anfang der Einheit.
Hausaufgabe: schriftliche Fixierung der Fragen durch die Eltern notwendig, da sonst im Alltag die Aufgabe untergehen könnte.

Insgesamt werden für den Ernährungsteil zwischen 100 und 120 Minuten benötigt. Wenn die Prävention für die Gruppe wichtig ist, wird die Schulung ca. 120 Minuten dauern, so dass bei fehlendem Interesse für die Prävention die anderen Kapitel zeitlich etwas ausgedehnt werden können.

Tafelbilder 4T1 – 4T6

Neurodermitis und Ernährung

- Erfahrungsaustausch
- Gesunde und kindgerechte Ernährung bei Neurodermitis
- Alternative Ernährungsformen
- Nahrungsmittelunverträglichkeit bei Neurodermitis
- Aussehen und Anwendung verschiedener Diätformen

4T1

Die Ernährungspyramide

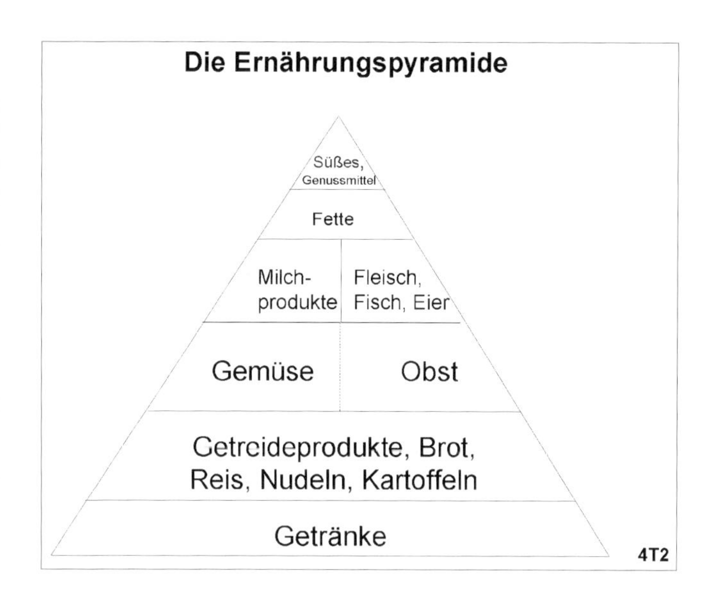

4T2

Risiken alternativer Ernährungsformen

- einseitige Kost
  → mangelhafte Nährstoff- und Energieversorgung
- Naturbelassene Nahrungsmittel
  → allergene Belastung ↑
- viele Verbote
  → Leidensdruck ↑
- "Neurodermitis-Diäten"
  → individuelle (Un-)Verträglichkeiten bleiben unbeachtet

4T3

Nahrungsmittelunverträglichkeit bei Neurodermitis

Kinder

Erwachsene

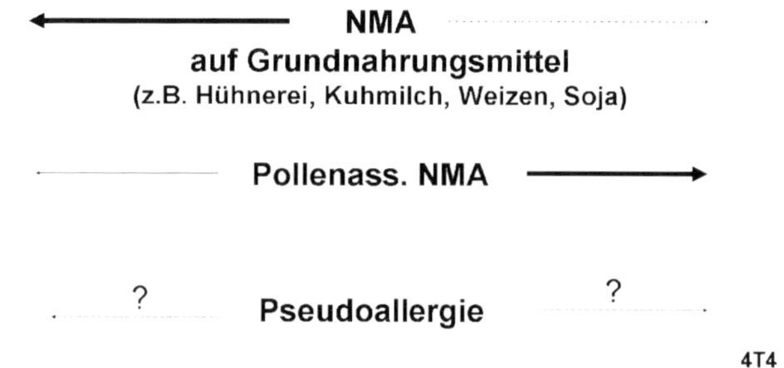

4T4

Nahrungsmittelunverträglichkeiten

immunologisch Nahrungsmittelallergie

nichtimmunologisch Nahrungsmittel-Pseudoallergie

Allergen

Pseudoallergen

Botenstoffe

Reaktion

Reaktion

4T5

Neurodermitis und Nahrungsmittelallergie

- Etwa 1/3 aller Kinder mit Neurodermitis hat eine Nahrungsmittelallergie (NMA) - bei Säuglingen eher ↑
- 90% aller Kinder mit NMA reagieren nur auf 1 oder 2 Nahrungsmittel
- Hitliste der Nahrungsmittelallergene: Hühnerei, Kuhmilch, Soja, Weizen, Nüsse, Fisch
- Viele Nahrungsmittel sind nach 1- bis 2-jähriger Meidung wieder verträglich

4T6

Tafelbilder 4T7 – 4T10

Diagnostische Diäten – Überblick

Verdacht in Richtung Allergie

- Spezifischer Verdacht
  → **Eliminationsdiät / Auslassdiät**
  (verdächtigte Nahrungsmittel werden gezielt gemieden)
- Unspezifischer Verdacht
  → **Oligoallergene Basisdiät**
  (sehr begrenzte Nahrungsmittelauswahl)

Verdacht hinsichtlich Pseudoallergie
→ **pseudoallergenarme Diät**

4T7

Diagnostische Diäten – Überblick

Verdacht in Richtung Allergie auf Grundnahrungsmittel

Spezifischer Verdacht
→ **Eliminationsdiät / Auslassdiät**
Unspezifischer Verdacht
→ **Oligoallergene Basisdiät**

Verdacht auf pollenassoziierte Nahrungsmittelallergie
→ **Diät ohne pollenassoziierte Nahrungsmittel**

Verdacht hinsichtlich Pseudoallergie
→ **pseudoallergenarme Diät**

4T8

Pollenassoziierte Nahrungsmittelallergie

Pollen	assoziierte Lebensmittel
• Birke	→Haselnuss, Kern- und Steinobst, Karotte, Sellerie, evtl. Gewürze
• Beifuß	→Sellerie, Karotte, viele Kräuter und Gewürze, Tomate, Paprika
• Gräser	→heimische Getreide, Erdnuss, evtl. Soja

4T9

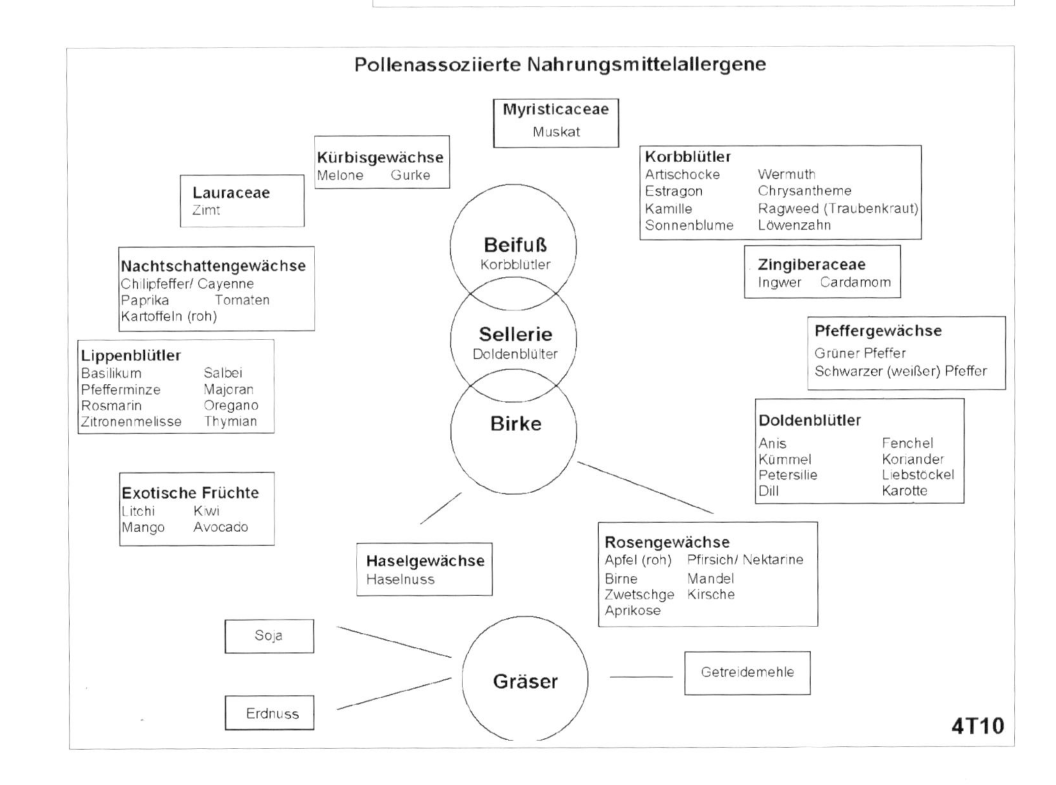

Tafelbilder 4T11 – 4T16

Pseudoallergenarme Diät

- keine Zusatzstoffe (Farbstoffe, Konservierungsstoffe, Geschmacksverstärker)
- keine Fertiggerichte und -speisen
- keine Tomaten, Paprika, Erbsen, Pilze, Spinat
- kein Obst und keine Obstprodukte
- keine Gewürze außer Salz und Schnittlauch
- keine Süßigkeiten

4T11

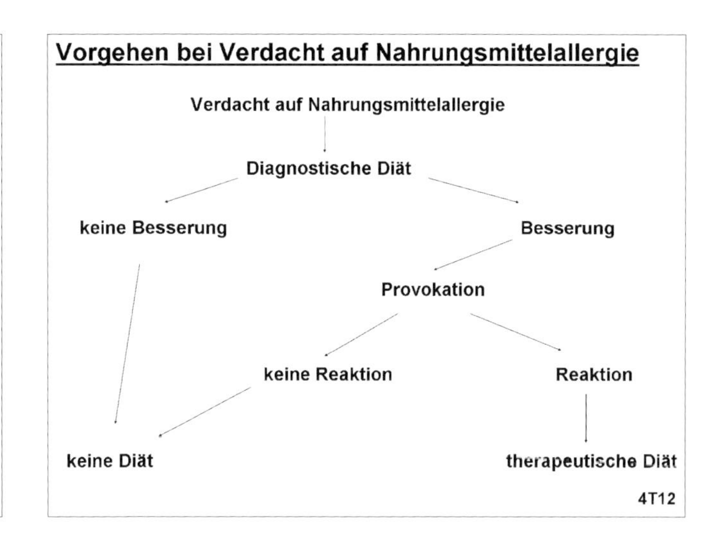

Beispiel für eine doppel-blinde, placebo-kontrollierte Provokation (DBPCFC)

Tag 1 Tag 2 Tag 4 Tag 5 Tag 7 Tag 8

Placebo Kuhmilch Hühnerei

Therapeutische Diät

- individuell erstellt (mit Hilfe einer Ernährungsfachkraft)
- meidet nachgewiesene Auslöser allergischer und nichtallergischer Reaktionen
- ersetzt wichtige Inhaltsstoffe, die durch Meidung bestimmter Nahrungsmittel (-gruppen) verloren gehen würden

→ **individuelle, vollwertige Ernährung**

4T14

Dauer der therapeutischen Diät

Bei Meidung von Grundnahrungsmitteln wie Kuhmilch, Hühnerei oder Weizen gilt eine therapeutische Diät vorerst 1 – 2 Jahre.
Danach erfolgt eine erneute Provokation, um zu überprüfen, ob eine Meidung nach wie vor notwendig ist.

4T15

Überblick über Präventionsmaßnamen für Hochrisikokinder

- kein Fläschchen in den ersten Lebenstagen (maximal Glukoselösung)
- 4- bis 6-monatiges ausschließliches Stillen
- falls Stillen nicht möglich → hochgradig hydrolysierte Säuglingsnahrung
- sehr langsame Beikosteinführung mit geeigneten Lebensmitteln möglichst erst nach dem 6. Lebensmonat
- hochpotente Nahrungsmittelallergene wie Hühnerei, Fisch und Nüsse erst im 2. oder 3. Lebensjahr
- Rauchverbot in der Familie
- Schaffen eines allergenarmen Milieus (keine Haustiere, kein Plüschteppich im Kinderzimmer etc.)

4T16

Tafelbilder 4T17 – 4T18

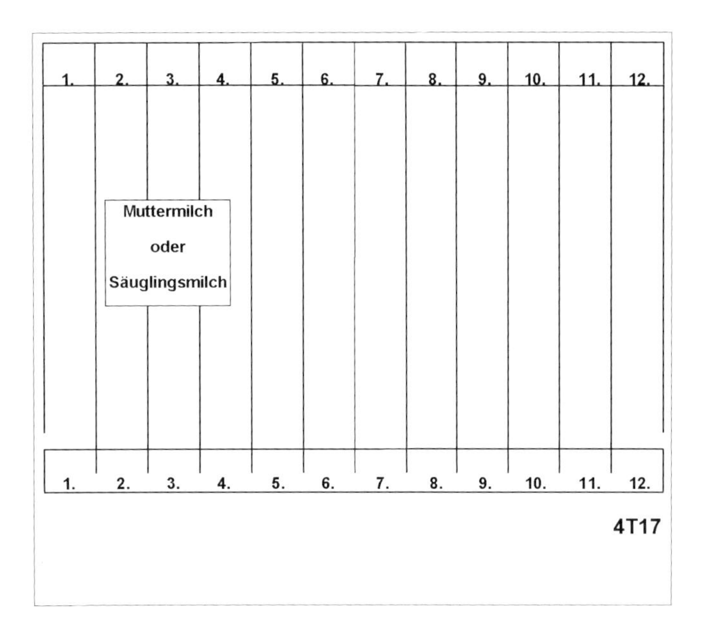

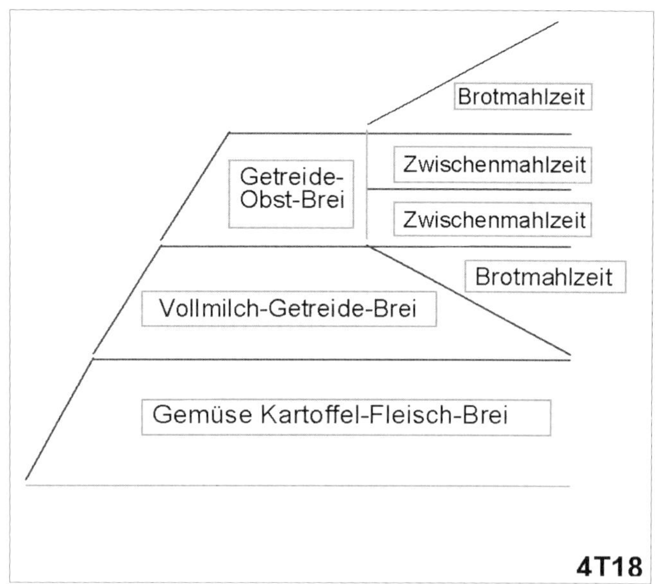

Elterninformationen zum Thema Ernährung

Wie sieht eine gesunde und kindgerechte Ernährung bei Neurodermitis aus?

Grundsätzlich sollte die Ernährung der ganzen Familie eine vollwertige sein, d.h. die tägliche Ernährung sollte alle lebensnotwendigen Nährstoffe, Mineralstoffe und Vitamine, die der Körper zur Erhaltung der Gesundheit und Leistungsfähigkeit braucht, enthalten. Bei der Auswahl der richtigen Nahrungsmittel hilft die Ernährungspyramide.

Alle Lebensmittelgruppen sollten gemäß dieser Pyramide mengenmäßig berücksichtigt werden und aufeinander aufbauen. Die folgende Tabelle aus der Broschüre des Forschungsinstituts für Kinderernährung, Dortmund: "Empfehlungen für

Altersgemäße Lebensmittelverzehrmengen in Anlehnung an: AID Infodienst Verbraucherschutz, Ernährung, Landwirtschaft e.V.: Empfohlene Lebensmittel (>80% der Gesamtenergiezufuhr).

Alter (Jahre)		1	2 – 3	4 – 6	7 – 9	10 – 12
Reichlich						
Getränke	ml/Tag	600	700	800	900	1000
Brot, Getreide(-flocken)	g/Tag	80	120	170	200	250
Kartoffeln, Nudeln						
Reis, Getreide	g/Tag	80	100	130	140	180
Gemüse	g/Tag	120	150	200	220	250
Obst	g/Tag	120	150	200	220	250
Mäßig						
Milch* / Milchprodukte	ml(g)/Tag	300	330	350	400	420
Fleisch, Wurst	g/Tag	30	35	40	50	60
Eier	Stück/Woche	1 – 2	1 – 2	2	2	2 – 3
Fisch	g/Woche	50	70	100	150	180
Sparsam						
Margarine, Öl, Butter	g/Tag	15	20	25	30	35
Geduldete Lebensmittel (<10% der Gesamtenergie)						
Zuckerreiche Lebensmittel (Marmelade, Zucker)	g/Tag	5	5	10	10	15
Fettreiche Lebensmittel (Kuchen, Süßigkeiten)	g/Tag	25	30	40	50	60

***100 ml Milch entsprechen im Calciumgehalt ca. 15 g Schnittkäse oder 30 g Weichkäse**

die Ernährung von Klein- und Schulkindern" (Herausgeber: Deutsche Gesellschaft für Ernährung (DGE)) hilft Ihnen eine Vorstellung zu bekommen, wie Sie dies mengenmäßig für Ihr Kind umsetzen können.

Verträgt Ihr Kind bestimmte Lebensmittel nicht, müssen diese nach nachgewiesener Unverträglichkeit aus dem Speiseplan Ihres Kindes gestrichen werden. Handelt es sich um ein einzelnes Lebensmittel, wie z.B. die Kiwi, hat ein Weglassen dieser Frucht keine Auswirkung auf die Vollwertigkeit der Ernährung Ihres Kindes. Verträgt Ihr Kind aber eine ganze Lebensmittelgruppe wie z.B. Milch und Milchprodukte nicht, fällt damit ein ganzer Teil der Pyramide heraus. Damit sich Ihr Kind trotzdem gesund und vollwertig ernähren kann, müssen die gemiedenen Lebensmittel ersetzt werden. Wie Sie bestimmte Lebensmittel ersetzen können, sollten Sie mit einer allergologisch geschulten Ernährungsfachkraft besprechen.

Alternative Ernährungsformen

Es gibt Ernährungsempfehlungen für Neurodermitiker wie eine rein vegane Ernährung oder eine sogenannte tierisch eiweißfreie Kost. Propagiert werden auch die "reine Vollwertkost" nach Bruker mit meist naturbelassenen fast ausschließlich rohen Nahrungsmitteln, oder pauschal angesetzte Diäten von Kliniken oder Ärzten.

Welche Aspekte sind dabei zu bedenken?

- Je mehr Nahrungsmittel aus der Kost herausgelassen werden, desto einseitiger ist die Ernährung, und um so größer ist das Risiko für eine mangelhafte Nährstoff- und Energieversorgung
- Je naturbelassen die Nahrung ist, um so höher kann die allergene Belastung sein
- Ein stark eingeschränkter Speiseplan kann einen größeren Leidensdruck verursachen als die Krankheit selbst
- Auch in "Neurodermitiker"-Diäten können Nahrungsmittel enthalten sein, die nicht vertragen werden und andererseits Dinge herausgelassen werden, die durchaus verträglich wären

Ein pauschaler Einsatz dieser Ernährungsformen ist daher nicht zu befürworten!

Was heißt eigentlich Nahrungsmittelunverträglichkeit?

Nahrungsmittelunverträglichkeit ist der Oberbegriff für allergische und nichtallergische Reaktionen auf Nahrungsmittel

Nahrungsmittelunverträglichkeit

allergisch	nichtallergisch
Nahrungsmittelallergie	Pseudoallergie
pollenassoziierte Nahrungsmittelallergie	

- Nahrungsmittelallergie: Der Körper bildet Antikörper (IgE-Antikörper), die bestimmte Bestandteile (Proteine) von Nahrungsmitteln wiedererkennen. Dieser Vorgang wird Sensibilisierung genannt. Frühestens bei dem 2. Kontakt mit dem Nahrungsmittel, gegen das der Körper IgE-Antikörper produziert hat, ist eine Reaktion möglich.
  Etwa ein Drittel aller Kinder mit Neurodermitis hat eine Nahrungsmittelallergie, wobei 90% aller Kinder mit einer Nahrungsmittelallergie nur auf ein oder zwei Nahrungsmittel reagieren. Die häufigsten Nahrungsmittelallergene im Kindesalter sind Hühnerei, Kuhmilch, Soja, Weizen, Fisch und Nüsse.
- Pollenassoziierte Nahrungsmittelallergie: Es besteht eine Übereinstimmung zwischen Pollen- und einigen Nahrungsmittelbestandteilen, so dass Pollenallergiker häufig auch bestimmte Nahrungsmittel nicht vertragen. In einem solchen Fall wird von einer pollenassoziierte Nahrungsmittelallergie gesprochen, da hier IgE-Antikörper, die gegen Pollen gebildet wurden, Reaktionen auf Nahrungsmittel hervorrufen. Bekannte Beispiele sind Birkenpollen und Apfel, Gräserpollen und Getreide, Kräuterpollen und Gewürze.
  Pollenassoziierte Nahrungsmittelallergien kommen vermehrt im Erwachsenenalter vor.
- Pseudoallergie: Die Pseudoallergie hat ihren Namen aufgrund der Tatsache, dass sie Allergien nachahmt aber keine IgE-Antikörper an

der Reaktion beteiligt sind. Ursache pseudoallergischer Reaktionen können Farb- und Konservierungsstoffe, Natriumglutamat, Aromen, aber auch natürliche Lebensmittel wie z.B. die Tomate oder Beerenfrüchte sein. Eine Reaktion kann sich schon beim ersten Kontakt zeigen. Pseudoallergische Reaktionen sind im Kindesalter relativ selten.

Da alle genannten Unverträglichkeitsreaktionen gleiche Symptome verursachen können, ist es wichtig, über längere Zeit zu beobachten, was gegessen wurde. Das Führen eines Symptomtagebuches kann dabei sehr hilfreich sein. Wird ein bestimmtes Nahrungsmittel verdächtigt, sollte das gleiche Nahrungsmittel zu einem späteren Zeitpunkt nochmals ausprobiert werden.

Welche Diäten gibt es? Wie sehen sie aus? Wann werden sie eingesetzt?

Um herauszufinden, ob Nahrungsmittel bei Ihrem Kind eine Rolle spielen und wenn ja, welche, gibt es verschiedene diagnostische Diäten, die über eine begrenzte Zeitdauer in Absprache mit Ihrem Arzt und/oder einer Ernährungsfachkraft durchgeführt werden können:

Wenn bereits ein spezifischer Verdacht besteht, wird eine Auslassdiät, die Eliminationsdiät, durchgeführt. Während dieser Zeit (meist 2 – 4 Wochen) wird das Lebensmittel (z.B. Eier) bzw. die Lebensmittelgruppe (z.B. Milchprodukte), die Sie verdächtigen, bei Ihrem Kind Reaktionen auszulösen, aus dem Speiseplan Ihres Kindes gestrichen. Die Absprache mit einer Ernährungsfachkraft ist insofern wichtig, dass Ihr Kind auch in dieser Zeit ausreichend versorgt sein muss und die Meidung zu 100% erfolgen muss. Da viele Lebensmittel auch versteckt in zusammengesetzten Lebensmitteln enthalten sein können, ist eine Fachberatung unbedingt erforderlich.

Besteht kein spezifischer Verdacht aber die starke Annahme, dass Nahrungsmittel einen Einfluss haben, kann die oligoallergene Basisdiät durchgeführt werden. Während einer Zeitdauer von 7 – 14 Tagen werden nur einige wenige Nahrungsmittel gegeben, erlaubt sind z.B.: Reis, Pute, Blumenkohl, Broccoli, Gurke, Birne, milchfreie Margarine, Sonnenblumenöl, stark hydrolysierte Säuglingsnahrung. Auch eine solche Diät sollten Sie keinesfalls in Eigenregie durchführen.

Wurde eine Nahrungsmittelallergie ausgeschlossen und besteht weiterhin der Verdacht, dass Nahrungsmittel einen Einflussfaktor darstellen, kann über eine Zeit von 4 – 6 Wochen eine pseudoallergenarme Diät durchgeführt werden. Während dieser Diät werden Zusatzstoffe und damit die meisten Fertiggerichte sowie Süßigkeiten, aber auch bestimmte natürliche Nahrungsmittel wie einige Gemüsesorten, Obst und Obstprodukte und Gewürze herausgelassen.

Kommt es unter der diagnostisch durchgeführten Diät zu einer Verbesserung der Haut-Symptomatik, schließt sich eine orale Provokation an. Bei dieser werden gezielt Nahrungsmittel auf ihre Verträglichkeit hin getestet oder stufenweise wiedereingeführt. Diese Provokation erzielt die eindeutigsten Ergebnisse, wenn sie doppelblind und plazebokontrolliert durchgeführt wird, was bedeutet, dass weder Arzt noch Eltern noch das Kind, sondern lediglich eine dritte Person (meist die Ernährungsfachkraft) weiß, welches Allergen – oder auch ob ein Plazebo – verabreicht wurde. Die Reihenfolge der Wiedereinführung richtet sich nach der ernährungsphysiologischen Notwendigkeit, den allergologischen Befunden sowie der individuellen Speisekarte des Kindes. Das folgende Flussschema verdeutlicht eine solche Vorgehensweise:

Hat die durchgeführte diagnostische Diät und die Provokation ergeben, dass eine Nahrungsmittelunverträglichkeit vorliegt, folgt eine therapeutische Diät. Alle Nahrungsmittel, die eine eindeutige Reaktion bei einer Provokation ausgelöst haben, werden für 1 bis 2 Jahre aus dem Speiseplan herausgelassen. Die Diät sollte dabei so individuell wie möglich gestaltet werden unter Auslassung des auslösenden Nahrungsmittels und einem vollwertigen Ersatz durch Nahrungsmittel mit vergleichbarem Nährstoffgehalt. In Ausnahmefällen kann ein medikamentöser Ersatz, z.B. Calciumtabletten bei Milchunverträglichkeit notwendig werden.

Eine präventive Diät, also eine vorbeugende Diät, wird nur bei Kindern mit erhöhtem Allergierisiko (z.B. beide Elternteile oder ein Elternteil und ein Geschwisterkind sind Allergiker) eingesetzt. Für diese Diät sind folgende Maßnahmen sinnvoll:

- Ausschließliches Stillen 4 – 6 Monate
- Ausschließlich hydrolysierte Säuglingsnahrung, wenn Stillen nicht möglich
- langsame Beikosteinführung mit geeigneten Lebensmitteln nach dem 4. bis maximal 6. Lebensmonat
- hochpotente Nahrungsmittelallergene wie Nüsse und Erdnüsse erst nach dem Kleinkindalter
- Rauchverbot in der Familie

Weitere Informationen:
www.fke-do.de oder www.fke-shop.de
FKE Broschürenvertrieb, Baumschulenweg 1, 59348 Lüdinghausen

- 1. – 4. Monat: Muttermilch oder Säuglingsmilch
- 5. Monat: Einführung des Gemüse-Kartoffel-Fleisch-Breis
- 6. Monat: Einführung des Vollmilch-Getreide-Breis
- 7. Monat: Einführung des Getreide-Obst-Breis
- ab dem 10. Monat: Einführung der Familienkost

Als vorbeugende Maßnahme verschiebt sich der Beginn der Beikosteinführung um jeweils 2 Monate nach hinten.

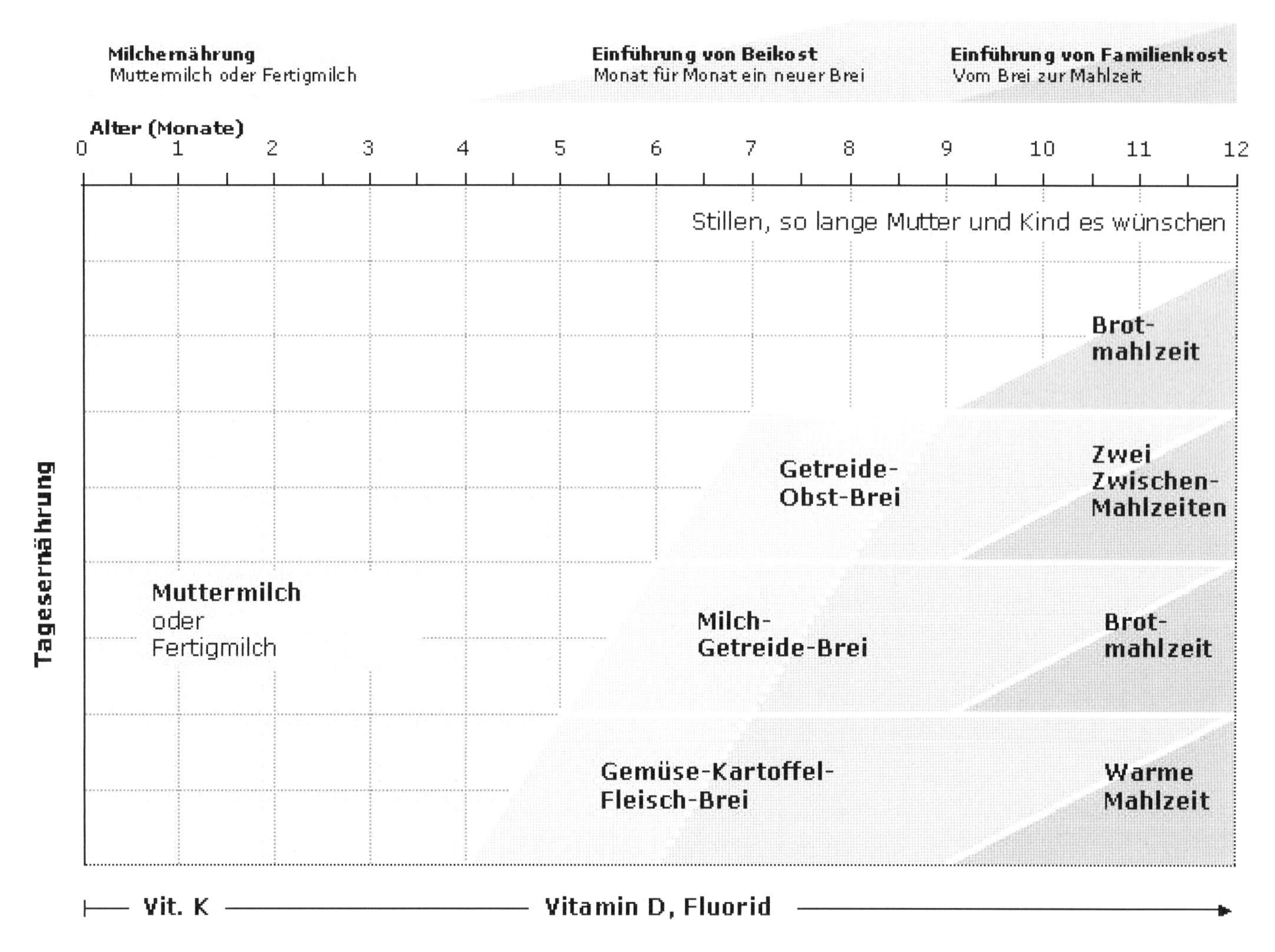

Quelle: Forschungsinstitut für Kinderernährung (FKE), www.fke-do.de oder www.fke-shop.de

Therapie

Stundeneinleitung und Hausaufgaben besprechen

1 / E5

Eltern 5 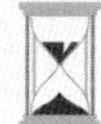 ca. 20 Minuten

Eröffnung der Einheit, Alltagstransfer und Umsetzung der Schulungsinhalte, Kratzkontrolle und Einsatz von Alternativen.

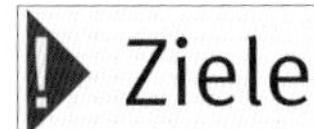

Ziele

- Anknüpfung an die letzte Einheit und Einführung ins Thema.
- Motivation zu Gespräch und Austausch der Gruppe über die Umsetzung der Übungen und Inhalte der Schulung.
- Austausch zu den Aktivitäten der Teilnehmer außerhalb der Einheiten zum Thema Neurodermitis.
- Lernkontrolle.

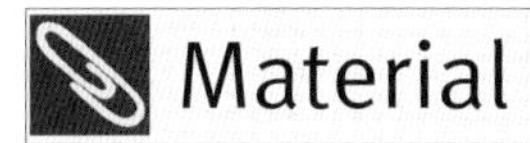

Material

(von den Teilnehmern mitzubringen)
- Wochenbögen der Teilnehmer
- Aufzeichnungen der letzten Einheit (Mitschriften, Flipchart u.s.w.)
- Arbeitsblatt zur Frage an den Arzt

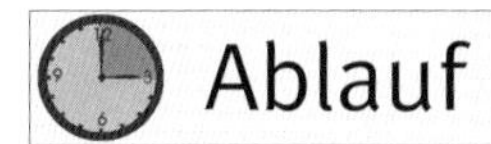

Ablauf

1. Begrüßung, kleiner Austausch über Befindlichkeit in ein bis zwei Sätzen, Trainer beginnt mit eigener Person.
2. Gibt es Fragen zur letzten oder vorletzten Einheit von der Gruppe (zur vorletzten Einheit existiert evtl. eine Liste von Fragen auf der Flipchart)?
3. Wie sind sie in der Zeit dazwischen zurecht gekommen?
4. Wochenbogen, umlaufend tragen die Teilnehmer ihre Erfahrungen und Ergebnisse zu den einzelnen Fragen zusammen, gleich den Austausch untereinander anregen.
5. Vorschläge für andere Lösungen oder Verbesserungen bei Problemen aus der Gruppe fördern.
6. Förderung der eigenen Genussfähigkeit und Entspanntheit als Kraftressource für die Alltagsbewältigung, besondere Wertung bei Nennung von Aktivitäten zur Steigerung des eigenen Wohlbefindens, besonders bei regelmäßiger Wiederholung im Alltag.

Praktische Hinweise

Trainer muss sich gut mit Verlauf der vorherigen Einheiten und den Ergebnissen des letzen Wochenbogens vertraut machen, wenn dieser in der Schulungseinheit wechselt.
Viel Lob für Mitarbeit beim Wochenbogen.

Therapie

Allgemeine Gesichtspunkte in der Therapie der Neurodermitis

2
E5

Eltern 5 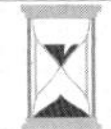 max. 30 Minuten

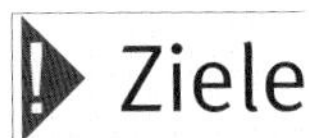

Ziele

Vermittlung von handlungsrelevantem Wissen in Bezug auf Allergenkarenz, externe Behandlung sowie systemische Behandlung der Neurodermitis.

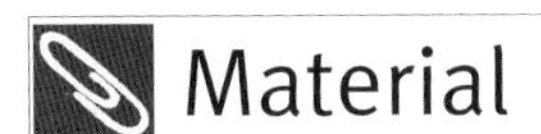

Material

- Eltern-Informationen, Tafelbilder 1T12 – 1T14, optional 5T1 – 5T7
- Kuscheltiere aus Encasingmaterial
- Infomaterial zu Haustaubmilben und Kuscheltieren aus Encasingmaterial

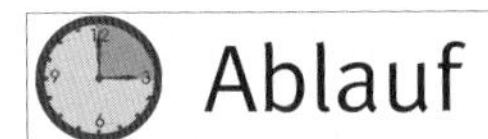

Ablauf

❶ Wiederholung bzw. Nennung der für die unterschiedlichen Altersgruppen relevanten Auslöser (1T12 – 1T15).
❷ Besprechen von Vermeidungsstrategien.
❸ Haustaubmilbe: Welche Möglichkeiten zur Milbenreduktion in der Bettumgebung sind bekannt? (Informationsblatt!); Zeigen und Herumgeben von Anschauungsexemplaren von hausstaubfreien Kuscheltieren (ggf. Infomaterial) aus Encasingmaterial.
❹ Haustiere: Besprechen von praktischen Problemen bei der und Alternativen zur Haustierhaltung.
❺ Pollen: Maßnahmen zur Pollenreduktion auf der Haut.
❻ Nahrungsmittel: Wiederholung der diagnostischen und therapeutischen Strategien aus der 4. Sitzung, falls erwünscht.
❼ Hautreizende Substanzen: Schweiß/optimale Zimmertemperaturen, chemische Reizung der Haut durch Seifen etc.; Tafelbild zur Kleidung (5T1).
❽ Passiv Rauchen (gewisse Hautreizung, insbesondere Schädigung des Bronchialsystems, Erhöhung des IgE): auf Nichtrauchertrainingskurse hinweisen, soweit am Ort vorhanden.
❾ Infekte (Triggerung der Neurodermitis durch allgemeine Infekte, Staphylokokkenbesiedelung der Haut, Pityrosporum ovale) Antiseptische Lokalbehandlung; ggf. systemische Behandlung, Kinder impfen!
❿ Allgemeine Verhaltensmaßnahmen: Die im Tafelbild 5T2 zusätzlich angegebenen Punkte sollten in freier Diskussion angesprochen werden. Optional; Wiederholung: Umgang mit Juckreiz und Kratzen (2T1).

⑪ (optional; Wiederholung) Hautreinigung, Spezifizierung der Badezusätze und Grundsätzliches zur Hautpflege (5T3-5T6), Kriterien zur Auswahl der Externa nach dem Prinzip „feucht auf feucht“ und „fett auf trocken“, Phasendreieck externer Grundlagen (5T7).

⑫ Übung: Wiederholung der Pflege. Es werden Bilder gezeigt zum akuten, subakuten und chronischen Ekzem und es wird darüber diskutiert, welche Grundlage als Basispflege angemessen ist.

⑬ Das Eincremen als Möglichkeit einer nahen und intensiven sowie lustbetonten Kommunikation zwischen Kind und Eltern sollte noch mal angesprochen werden (Bezug zur Einheit 3).

i Praktische Hinweise

Da in der 5. Sitzung bereits wiederholt auf Punkte vorangegangener Sitzungen zurückgegriffen werden kann, kann das Thema allgemeine Einführung in die Therapie hier kurz gehalten werden. Erfahrungsgemäß haben die Eltern jedoch noch Fragen auf dem Herzen, die ihnen zwischenzeitlich eingefallen sind.

Therapie

Behandlungsstufenplan

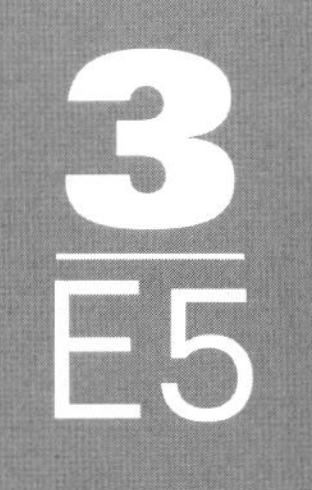

Eltern 5 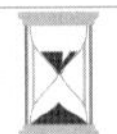 30 Minuten

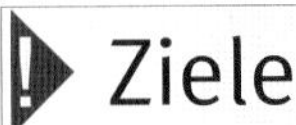

Wissensvermittlung mit praktischer Relevanz für die äußerliche Behandlung der Neurodermitis, abhängig von der Krankheitsintensität.

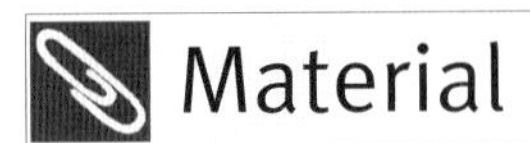

- Fotos unterschiedlicher Schweregrade der Neurodermitis (von Einheit 3)
- mitgebrachter Stufenplan
- Eltern-Information zum Behandlungsstufenplan
- Tafelbilder 5T8 – 5T9

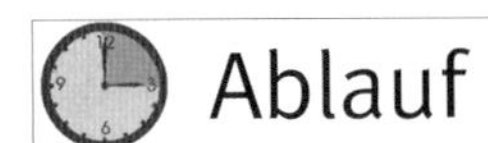

❶ Anhand von Fotos werden die 3 Stufen der Intensität der Neurodermitis besprochen. Auf Tafelbild 5T8 werden die Bilder den drei Stufen zugeordnet.

❷ Mit Bezug auf die 3 Intensitätsstufen stellt der Trainer dann das Prinzip des Stufenplans der Behandlung vor (Tafelbild 5T9).

❸ Eintragen der Stufen 2 und 3 im mitgebrachten Stufenplan.

❹ Die Frage, wann ein Arzt bei Stufe 3 aufgesucht werden sollte, sollte vom Trainer gestellt werden, falls sie nicht “automatisch” angesprochen wird.

i Praktische Hinweise

Um die Eltern nicht völlig zu verunsichern, ist es wichtig, dass eine Flexibilität bei der Präparatewahl bei der externen Behandlung “erlaubt ist” und auf individuelle Vorlieben der Kinder eingegangen werden kann. Auch ist der Hinweis wichtig, dass der Stufenplan eine artefizielle Hilfskonstruktion ist, und die Stufen natürlich fließend ineinander übergehen können.

Therapie

Kortikoide, topische Calcineurininhibitoren, Immuntherapie, systemische Behandlung, lokale Wirkstoffe

4

E5

Eltern 5 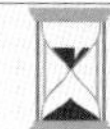 30 Minuten

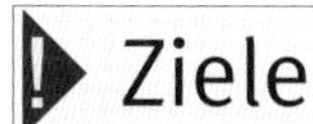

Wissensvermittlung mit praktischer Relevanz für die Behandlung der Neurodermitis.

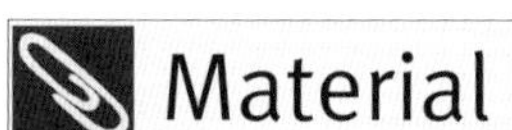

- Tafelbilder 5T10 und 5T11
- Elterninformation

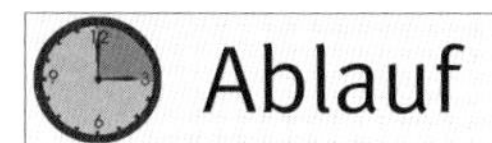

1. Trainer zeigt nochmals Tafelbild 1T7 zum Juckreiz-Kratz-Zirkel und erklärt, dass Steroide eine Möglichkeit darstellen, den Zirkel zu unterbinden. Hinweis darauf, dass Steroide und topische Calcineurininhibitoren nicht zur Basispflege gehören.
2. Trainer fragt die Eltern nach guten und schlechten Erfahrungen mit Cortison und topischen Calcineurininhibitoren und über Ängste bezüglich Nebenwirkungen (hierzu kann optional ein Tafelbild entwickelt werden).
3. Hinweis auf Resorption (Tafelbild 5T10), Hinweis auf stadiengerechten zeitlich umrissenen Einsatz (Tafelbild 5T11).
4. Rollenspiel für zwei Teilnehmer: “Meine Nachbarin macht mir Vorwürfe, weil ich mein Kind mit Kortison behandle”.
5. Trainer stellt andere Immuntherapeutika vor (z.B. orales Cyclosporin A).
6. Fototherapie wird kurz vorgestellt (Erklärung der Begriffe UVA, UVA1, UVB).
7. Hinweis des Trainers, dass eine UV-Therapie wegen der Nebenwirkungen möglichst nicht vor dem 12. Lebensjahr durchgeführt werden soll.
8. Vorstellung von sedierenden und weniger sedierenden Antihistaminika mit Zulassung im Kindesalter.
9. Hinweis auf Tranquilizer und andere Psychopharmaka, die entweder gar nicht oder nur als “Notfallmedikament” eingesetzt werden sollten.
10. Erwähnung der Lactobazillen als unwirksames Therapieprinzip bei Neurodermitis (Abgrenzung gegenüber Studien, bei denen Lactobazillen präventiv gegeben wurden).
11. Lichtschutz.

Therapie

Komplikationen der Neurodermitis

5

E5

Eltern 5  10 Minuten

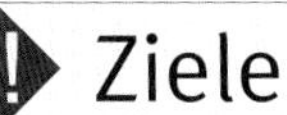

Ziele

Schwerpunkt der Sitzung wird das Thema Cortison/topische Calcineurininhibitoren sein, für das eine spezielle Eltern-Information vorbereitet wird.
Wissensvermittlung mit praktischer Relevanz.

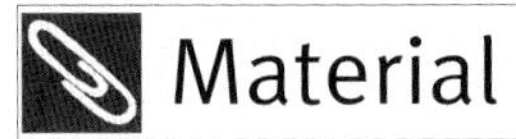

Material

- Tafelbilder 5T12 (optional)
- Klinische Bilder: Impetigo, Candidose, Herpes

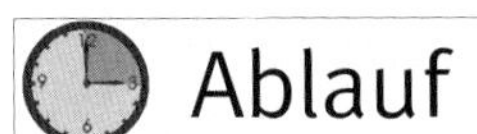

Ablauf

❶ Vorstellung des klinischen Bildes (optional mit Bildern) der bakteriellen Infektionen durch Bakterien, Pilzen und Viren (optionales Tafelbild 5T12). Erläuterungen des Stellenwerts der lokalen und systemischen antibiotischen Therapie.

❷ Hinweis auf das gefährliche Bild des Eczema herpeticatum (evtl. Fotos Herpes labialis, beginnende Ausbreitung – kein "Horror"-Foto!).

Praktische Hinweise

Viele Eltern kennen diese Komplikationen nicht und sollten sich insbesondere die Frühsymptome des Eczema herpeticatum während der Schulung merken.

Therapie

Unkonventionelle Heilmethoden und diagnostische Methoden

6

E5

Eltern 5 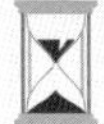 max. 15 Minuten

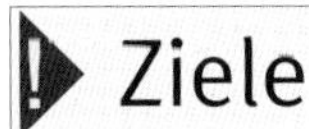

Ziele

Vermittlung von handlungsrelevantem Wissen über unkonventionelle Behandlungsmethoden.

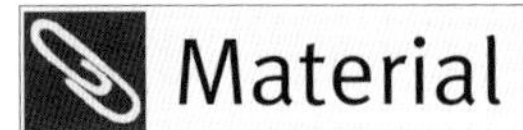

Material

- Hintergrundinformationen mit einer alphabetischen Auflistung unkonventioneller Behandlungsmethoden (hilreich kann hierbei die Veröffentlichung bei Stiftung Warentest sein – www.test.de, Allergien / Alternative Therapien, 13.03.02997; www.test.de, Alternative Heilmethoden, 28.09.2005)
- Optionales Tafelbild 5T13

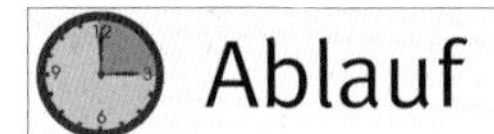

Ablauf

Trainer fragt nach eigenen Erfahrungen mit unkonventionellen Heil- und Diagnosemethoden. Das Thema sollte, soweit möglich, in freier Round Table Diskussion abgehandelt werden.
(Konkrete Punkte, die angesprochen werden sollten: Warnung vor Extremtherapien, teure Ansätze, Kind fühlt sich “von einem Arzt zum anderen” gebracht).

Praktische Hinweise

In der Regel kommt ein lebhaftes Gespräch zustande, wenn die Schulungsteilnehmer bereits praktische Erfahrungen mit der einen oder anderen Methode gemacht haben. Bei großem Gesprächsbedarf kann das Thema in die 6. Einheit verlegt werden.

Therapie

Hausaufgaben der fünften Einheit, Wochenbogen, fortlaufend

7
E5

Eltern 5 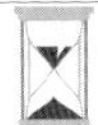 ca. 3 Minuten

Reflexion: Welche Erfahrungen haben Sie mit der praktischen Umsetzung gemacht? Was konnten Sie in Ihren Alltag übernehmen?
+ 1 Kratzalternative.

Ziele

- Einsatz von möglichen Kratzalternativen, Übertragung der Schulungsinhalte in die Alltagssituation.
- Förderung und Fokussierung von Aktivitäten zur Steigerung des persönlichen Wohlbefindens von Kindern und Elternteil im Alltag, Verbesserung des Umgangs mit Stress.
- Positive Beeinflussung für die Interaktion zwischen Familie und Patient.
- Vermeidung von Juckreiz auslösenden Faktoren.

Alltagstransfer:
- Reflexion der Schulung, Abgleichen mit Zielen und Erwartungen an die Maßnahme, Relativierung dieser.
- Rückmeldung für den Schulenden.
- Anregungen der Teilnehmer untereinander.

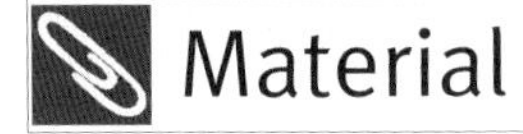

Material

Wochenbogen

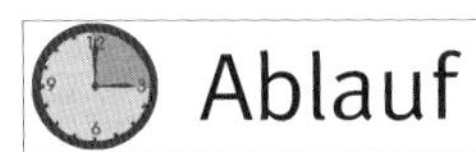

Ablauf

1. Erläuterung der Aufgabenstellung, die Art der Bearbeitung dieser Informationen (Methodik) klar erläutern, um eventuelle Ängste abzubauen.
2. Zielstellung formulieren, Sinn und Nutzen der Übung für die Eltern und den Patienten deutlich herausstellen.

Maßnahmen bei Sensibilisierung gegen Hausstaubmilben

Bei einer Hausstaubmilbenallergie müssen Sie eine Reduktion der Milben in Ihrer häuslichen Umgebung anstreben. Eine hohe Milbenbelastung findet sich vor allem:

- bei einer relativen Luftfeuchte zwischen 75% und 80%
- bei Raumtemperaturen zwischen 20 und 30 °C
- auf staubigen Oberflächen

1. Die Sanierung des Schlafzimmers, insbesondere des Bettes, steht an erster Stelle:

a) Rosshaarmatratzen, Daunen- und Federbetten, Schafwoll-, Kamelhaar- und Wildseidendecken sollten gemieden werden. Zu empfehlen sind Matratzen und Kopfkissen aus Schaumstoff sowie Bettdecken aus Kunstfaser, Leinenbezüge, die möglichst alle 2 Wochen bei 60 °C gewaschen werden sollten, sind gut geeignet.
b) Milbenundurchdringliche, atmungsaktive Zwischenbezüge für die Matratze sollten verwandt werden.
c) Sämtliche Betten im Schlafzimmer sollten saniert werden.
d) Nach abendlichem Waschen kann die Feuchtigkeit im Bett um 20% steigen, deswegen sollten Sie nicht frisch geduscht oder gebadet ins Bett gehen.
e) Nicht waschbare Kuscheltiere sollten vermieden oder in regelmäßigen Abständen in die Tiefkühltruhe gelegt werden.
f) "Staubfänger", vor allem im Schlafbereich, entfernen. Dazu zählen: langflorige Teppiche, Wandteppiche, schwere Vorhänge, Polstermöbel, offene Regale, Raufasertapeten.
Gut sind: Wischbare Böden, kurzflorige Synthetikteppichböden.
g) Kleider sollten in geschlossene Schränke gehängt werden.
h) Das Tragen eines Schlafanzuges empfiehlt sich, da dadurch Hautschuppen schlechter ins Bett gelangen.

2. Die Luftfeuchtigkeit sollte zwischen 40 und 50% gehalten werden. Verwenden Sie ein Hygrometer. Wichtig ist häufiges Lüften. Beim Umzug sollte darauf geachtet werden, dass die Wohnung bei Bezug trocken ist. Die Raumtemperatur sollte nicht mehr als 19 °C betragen. Klimaanlagen führen zu starken Luftbewegungen und damit zur Belastung der Raumluft mit allergenhaltigen Stäuben.

3. Der Milbenallergiker darf keine Tätigkeiten mit starker Staubbelastung ausführen (Staubsaugen, Bettenmachen). Wenn nicht anders möglich: Benutzen einer Staubmaske.

4. Haustiere können durch ihre Hautschuppung den Milben reichlich Nahrung bieten. Deswegen verbietet sich ihre Anschaffung.

Tafelbilder 5T1 – 5T6

Kleidung

- Leichte und glatte Stoffe (Baumwolle, Seide, Leinen, Viskose, atmungsaktives Synthetikgewebe)
- Keine Wolle, nicht atmungsaktives Synthetikgewebe
- Bei Säuglingen auf Kleidung der "Schmusenden" achten
- Weite und luftige Kleidung
- Waschpulver ohne optische Aufheller verwenden, stets gut ausspülen, keine Weichspüler
- Neue Kleidung vor dem ersten Tragen waschen

5T1

Therapie - Allgemeine Verhaltensmaßregeln

Hygienemaßnahmen

- Hautreinigung
- Handschuhe / Overall
- Umgang mit Schwimmen / Hallenbadbesuch
- Verhalten bei Sport / Schwitzen

5T2

Hautreinigung

- pH-neutrale Waschmittel für Körper und Haare
- Besser Duschen als Baden
- Beim Abtrocknen nur abtupfen, nicht abrubbeln, evtl. Haut nur trocknen lassen
- Sofort nach dem Baden oder Duschen eincremen

5T3

Badezusätze

- Ölbad wirkt rückfettend
  ⇒ für die trockene, schuppige Haut
- Tannine wirken gerbend
  ⇒ für die gerötete Haut
- Kalium-Permanganat (KMnO) wirkt desinfizierend
  ⇒ für die offene, entzündete Haut

5T4

Grundsätzliches zur Hautpflege

- Hautreaktionen sind unterschiedlich, Präparat individuell ausprobieren (z.B. Halbseitenversuch)
- Lokaltherapie abhängig von Krankheitsstadium und Hauttyp
- Salbe nur dünn auftragen
- Im Sommer leichtere Grundlage, im Winter fettere Salbe
- Regelmäßige Hautpflege des ganzen Körpers auch in symptomarmen bzw. -freien Zeiten
- Nicht mit den Fingern in den Salbentopf (Keime!)

5T5

Grundsätze der äußeren Hautpflege

- "Feucht" auf feuchte Haut
- "Fett" auf trockene Haut

5T6

Tafelbilder 5T7 – 5T12

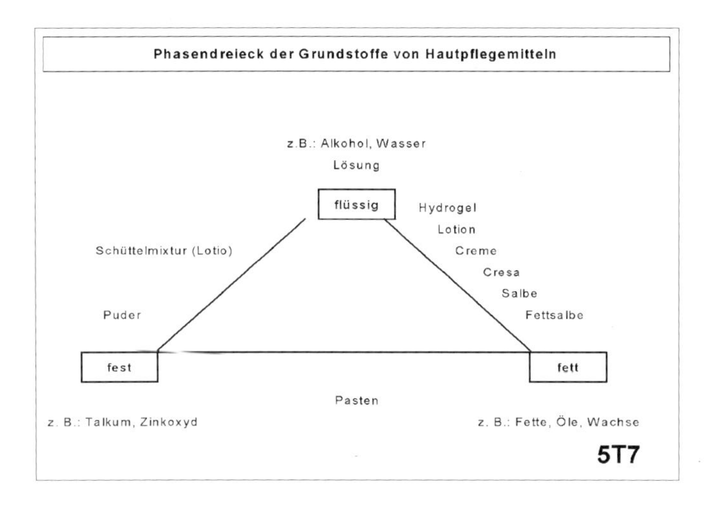

Drei Stufen der Intensität der Neurodermitis

Stufe 1: äußerliche Symptomfreiheit, evtl. leichte Trockenheit der Haut, evtl. minimale Rötung

Stufe 2: Juckreiz mit Rötung, Knötchen, Kratzspuren

Stufe 3: stärkere Rötung mit Kratzspuren/ Nässen und Krustenbildung starker Juckreiz (Zunahme)

5T8

Stufenplan der Neurodermitis-Behandlung

- 1. Stufe: Basis-Pflege, Auslösermeidung, Prävention
- 2. Stufe: Kortisonfreie/Calcineurininhibitorenfreie, antientzündliche Salben/Cremes/Pasten/Umschläge, Kratzalternativen
- **3. Stufe:**

  Äußerlich: Feuchte Umschläge, Behandlung der Superinfektion durch lokale antibiotische/antivirale Therapie, kortisonhaltige Cremes oder Salben, topische Calcineurininhibitoren

  Innerlich: Antihistaminika, Cortison oder andere Immuntherapeutika, systemische antibiotische/antivirale Therapie bei Superinfektion

5T9

Anwendungshinweise zu Kortikosteroiden

- Vernünftig angewendet überwiegen die Vorteile (entzündungshemmend, juckreizlindernd) bei weitem die möglichen Nachteile
- Fehlender Einsatz kann ebenso hautschädigend sein wie verantwortungslose Verwendung
- Vor einer langfristigen Behandlung prüfen, ob nicht eine Intervalltherapie gleiche Erfolge bringt
- Lokal unterschiedliche Resorption beachten
- Zusätzliche Hautpflege mit Basis-Hautpflegemittel ohne Wirkstoff und Stufe 2-Präparaten

5T10

Anwendungshinweise zu Kortikosteroiden

- Unterschiedliche Stärke (Wirkpotenz) der Zubereitungen berücksichtigen (4 Stärke-Klassen)
- im akuten Schub für 1 – 2 Wochen möglichst schwache, aber noch Wirkung zeigende Präparation auf die betroffenen Hautstellen dünn auftragen
- Von stärkerer auf schwächere Konzentration wechseln und von anfangs zweimal täglich auf einmal täglich (abends) reduzieren (Stufenplan), Tandem- oder Intervalltherapie; danach nur noch "Stufe 2" Cremes

5T11

Topische Calcineurininhibitoren

- Wirkstoffe: Pimecrolimus, Tacrolimus
- Handelsnamen: Elidel Creme®/Douglan 1% Creme®, Protopic 0,03% Salbe®
- seit 2002 Zulassung ab dem 2. Lebensjahr
- Anwendung in Stufe 3, entzündungshemmend
- Hauptvorteil: keine Hautatrophie, keine Gewöhnung im Gesicht
- Nachteil: Keine Ultra-Langzeiterfahrung
- Keine Anwendung bei Superinfektion der Haut mit Herpes-Virus oder bei Kinderkrankheiten (z.B. "Windpocken")

5T12

Tafelbilder 5T13 – 1T14

Superinfektion des Ekzems

Auslöser	Symptome
Bakterien Häufigster Erreger Staphylococcus aureus	Schmierige, eitrige, offenen Stellen oder dicke gerötete Knötchen in der Haut
Pilze Meist Soor (Candida albicans)	Rötung und Schuppung im Genitalbereich oder an den Füßen (Feuchtigkeit fördert das Pilzwachstum); oft schwer von anderen Ekzemstellen zu unterscheiden
Viren	
• **Herpesviren**	Kleine Bläschen mit klarem Inhalt, oft schmerzend oder juckend (Ansteckung durch Lippenherpes möglich)
• **Dellwarzen**	Kleine erhabene Warzen, meist in Gruppen, oft an Stellen mit wenig Hautveränderungen

5T13

Umstrittene oder unsinnige diagnostische Tests bei Neurodermitis (Beispiele)

- Spezifisches IgG
- Zytotoxizitätstest
- Bioresonanztest
- Elektroakupunktur

5T14

Hinweis zu Elektroakupunktur: weitere Informationen hierzu von Stiftung Warentest – www.test.de, Alternative Heilmethoden

Abschluss

Stundeneinleitung und Hausaufgaben besprechen

1 / E6

Eltern 6 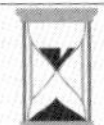 ca. 10 Minuten

Eröffnung der Einheit, Alltagstransfer und Umsetzung der Schulungsinhalte, Kratzkontrolle und Einsatz von Alternativen.

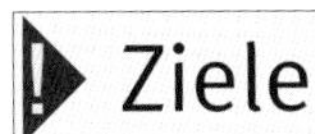

Ziele

- Anknüpfung an die letzte Einheit und Einführung ins Thema.
- Motivation zu Gespräch und Austausch der Gruppe über die Umsetzung der Übungen und Inhalte der Schulung.
- Austausch zu den Aktivitäten der Teilnehmer außerhalb der Einheiten zum Thema Neurodermitis.
- Lernkontrolle.

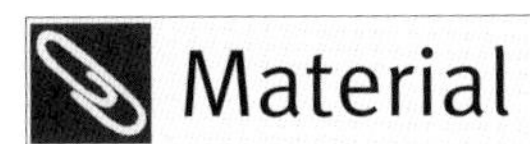

Material

- Wochenbögen der Teilnehmer
- Aufzeichnungen der letzten Einheit (Mitschriften, Flipchart u.s.w.)
- Arbeitsblatt zur Frage: Was hat die Schulung gebracht? Was werden wir im Alltag davon umsetzen?

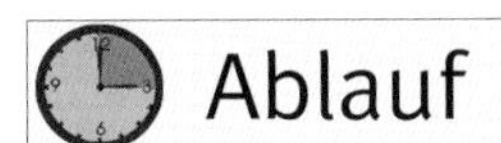

Ablauf

1. Begrüßung, kleiner Austausch über Befindlichkeit in ein bis zwei Sätzen, Trainer beginnt mit eigener Person.
2. Fragen zur letzten Einheit von der Gruppe?
3. Wochenbogen, umlaufend tragen die Teilnehmer ihre Erfahrungen und Ergebnisse zu den einzelnen Fragen zusammen, gleich den Austausch untereinander anregen.
4. Zusammenfassung der individuellen Kratzalternativen.
5. Vorschläge für die weitere Umsetzung der Inhalte des Bogens oder eigene Formulierung so eines Hilfsmittels für die weitere Zeit.
6. Die Auswertung der Schulung seitens der Teilnehmer und die mögliche Umsetzung der Schulungsinhalte “Was hat die Schulung gebracht? Was werden wir im Alltag davon umsetzen?” sollte zum Ende der Einheit erfolgen und im “Brief an mich selbst” fixiert werden.

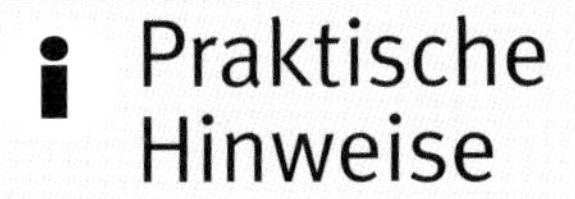

Praktische Hinweise

Trainer muss sich gut mit Verlauf der vorherigen Einheiten und den Ergebnissen des letzen Wochenbogens vertraut machen, wenn dieser in der Schulungseinheit wechselt.
HA-Besprechung am Schluss gibt einen guten Rückblick für alle Hausaufgaben.

Abschluss

Sind die Erwartungen der Teilnehmer erfüllt worden

2
E6

Eltern 6 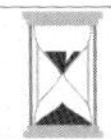 15 – 30 Minuten

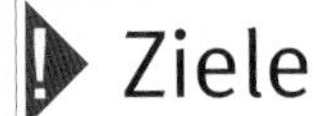

Sammeln der Fragen kann gut Einstieg in ein Rollenspiel sein: Gespräch mit meinem Arzt oder Frage an den Apotheker. Psychologe erklärt (5 Minuten), wie man ein Rollenspiel spielt.
Die Teilnehmer sollen am Ende der Schulung die Möglichkeit erhalten, zu überprüfen, ob ihre Erwartungen und Anforderungen an die Schulung zu erfüllt worden sind.
Trainer können so feststellen, ob die relevanten Thermenbereiche behandelt worden sind.

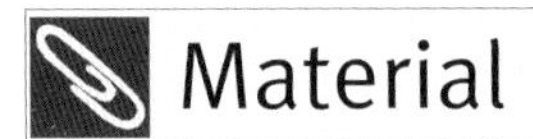

- von den Teilnehmern ausgefüllte Karteikarten der Einheit 1
- Pinwand
- Befestigungsmaterialien

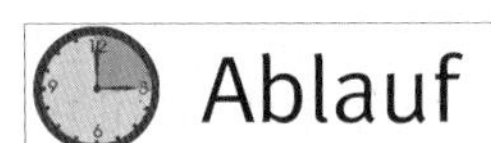

1. Die Karten der Einheit 1 werden nach Themen gesammelt und auf einem Flipchart für alle sichtbar befestigt.
2. Die Trainer lesen die Karten vor und ergänzen evtl. Inhalte der Themenbereiche.
3. Eltern werden befragt, welche Themenbereiche ungenügend behandelt wurden.

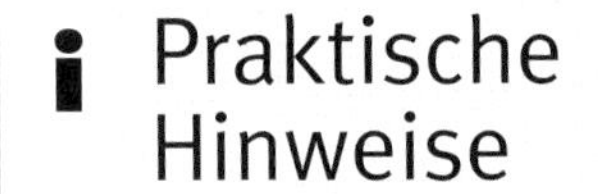

Für Eltern und Trainer ist eine Reflexionsmöglichkeit am Ende gegeben. Evtl. noch ausstehende Themen können kurz noch einmal angesprochen werden. Die abschließende Feed-back-Runde fällt so den Teilnehmer leichter, da die Themen der Schulung präsent sind.

Abschluss

Übertragung der sozialen Kompetenz in den Alltag, Rollenspiel Eltern

3
E6

Eltern 6 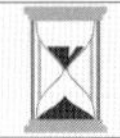 ca. 45 Minuten

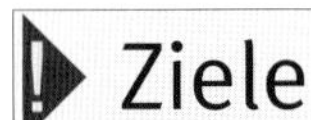

Ziele

Festigung der Kompetenzen und Übertragung in den Alltag.
Sicherheit im Umgang mit der Erkrankung.

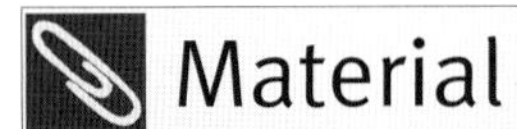

Material

- großer Raum für Eltern, Bühne
- evtl. Verkleidungsmaterial, Requisiten
- Mikrofon, Videokamera

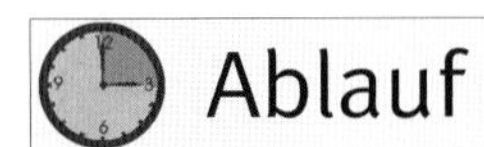

Ablauf

1. Die Trainer besprechen eine Alltagssituation, die sich aus dem Verlauf der Schulung als problematisch erwiesen hat, z.B. "Neurodermitis-Kind" wird von Eltern und Kindern auf Spielplatz angesprochen. Alle haben gute Tipps und/oder Kinder wollen nicht mit dem Kind mit Neurodermitis spielen.
2. Planung des Rollenspiels wird besprochen, Rollen verteilt, evtl. gibt es eine Beobachtungsgruppe. Bühne wird eingerichtet, Beobachtungsgruppe verlässt den Raum. "Generalprobe" wird ohne Beobachtungsgruppe durchgeführt.
3. Beobachtungsgruppe nimmt Publikumsrolle ein. Eltern spielen Alltagssituation. Trainer übernimmt Spielleitung, evtl. wird Spiel mit Video aufgenommen.
4. Nach Spielende besprechen alle gemeinsam das Rollenspiel. Publikumsgruppe berichtet dabei auch über die Beobachtungen. Evtl. kann ein 2. Rollenspiel mit anderen Lösungsmöglichkeiten durchgeführt werden, bzw. ein Feedback über Video erfolgen.

i Praktische Hinweise

Die Eltern übernehmen gern die Rolle der Kinder und derjenigen, die das "Neurodermitis-Kind" "ärgern". Besondere Aufmerksamkeit erhält die Erfahrung, ein "Neurodermitis-Kind" zu sein. Gegenseitig geben sie sich neue Anregungen, wie sie im Alltag mit der Krankheit umgehen können, sich nicht in eine defensive Haltung begeben. Ein weiterer Effekt: die Eltern erfahren konkret, was sie in der Schulung Neues gelernt haben. Aggressionen können so sinnvoll kanalisiert werden.

Abschluss

"Brief an mich selbst"

4
E6

Eltern 6 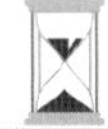 15 Minuten (5 Min. Vorbespr., 10 Min. Brief)

Teilnehmer schreiben sich einen persönlichen Brief, in dem sie die Umsetzung der für sie relevanten Schulungsinhalte aufschreiben.

Ziele

- Teilnehmer reflektieren individuell die Schulungseinheiten.
- Teilnehmer legen Ziele für die Zeit nach der Schulung für den Alltag fest und fixieren diese schriftlich.
- Erinnerung und Festigung der Vorsätze durch das Lesen der Briefe bei Erhalt nach der festgelegten Zeit.

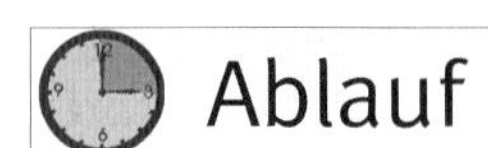

Material

Briefpapier und Kuvert für jeden Teilnehmer

Ablauf

1. An alle Teilnehmer einen möglichst ansprechenden Briefbogen austeilen.
2. Aufgabenstellung besprechen: "Wir wollen in einem Brief an uns selbst aufschreiben, wie es nun weiter gehen soll. Wird sich etwas ändern? Werden Sie etwas anders machen oder betrachten? Was aus der Schulung können Sie in Ihren Alltag übernehmen?"
3. Einige Beispiele nennen lassen, auch auf die Wohlfühlaufgaben aus den Wochenbögen hinweisen, so dass nicht wieder die eigene Ruhe und Entspannung zu kurz kommt.
4. Hinweis, dass sich nicht alles auf einmal ändern kann und muss. Zielrelativierung und Einteilung der Vorsätze in Etappen.
5. Zeit vorgeben für den Brief, entscheiden ob bei Anwesenheit beider Eltern jeder einen oder einer zusammen geschrieben wird.
6. Teilnehmer werden diesen Brief nicht in der Gruppe vorlesen, so dass auch sehr persönliche Themen bearbeitet werden können, Brief wird in ein durch die Teilnehmer beschriftetes Kuvert gepackt.
7. Zeitpunkt absprechen, nachdem der Brief zugeschickt werden soll (Vorschlag: zwei Monate später).

Praktische Hinweise

Gleich am Anfang der Übung klar machen, dass niemand seinen Brief verlesen muss und dieser auch nicht vom Trainer gelesen wird.

Abschluss

Was war den Teilnehmern an der Schulung am Wichtigsten?

5
E6

Eltern 6  ca. 8 – 9 Minuten

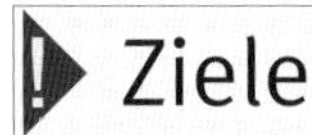

Kurz und prägnant sollen die Trainer von den Teilnehmern eine Rückmeldung über das gesamte Seminar bekommen.

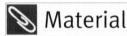

Teilnehmer und Trainer sitzen im Kreis.

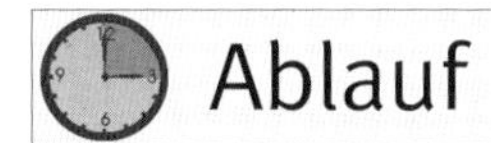

❶ Einleitung des Trainers. Nach einer kurzen Überlegungszeit soll jeder Teilnehmer in einem Satz formulieren, was für ihn an diesen Seminartagen am Wichtigsten war. Dieser Satz kann sowohl einen positiven wie negativen Aspekt betreffen. Dieser Satz wird von niemanden kommentiert.
❷ Ruhezeit 1 – 2 Minuten.
❸ Der Trainer fordert den ersten Teilnehmer auf, ihren Satz zu formulieren. Er achtet darauf, dass auch wirklich nur ein Satz formuliert wird.
❹ Zum Abschluss formuliert der Trainer einen Abschlusssatz zu einem wichtigen positiven Aspekt der Arbeit mit der Gruppe.
❺ Verabschiedung und Beendigung der Schulung.
Zeit: Einführung 2 Min., Überlegungszeit 1 – 2 Min., Satzformulierung 5 Min.

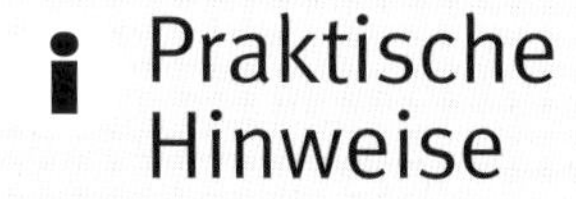

Trainer achtet darauf, dass die Regeln eingehalten werden.
Nur 1 Satz (“Kein Kommentar”), wenn jemand nichts sagen will oder kann, leitet er positiv zum nächsten Teilnehmer über.
Die Abschlussrunde wird kurz, aber informativ. Mitteilungsbedürftige Teilnehmer werden in ihrer Dominanz eingeschränkt, ruhigere Teilnehmer gefordert.
Die meist zu kurze Zeit wird effektiv genutzt.

Anhang
Modifikationen für die Elternschulung für Eltern mit Kindern von 8 – 12 Jahren

Einstieg

Gegenseitiges Kennen lernen der Teilnehmer

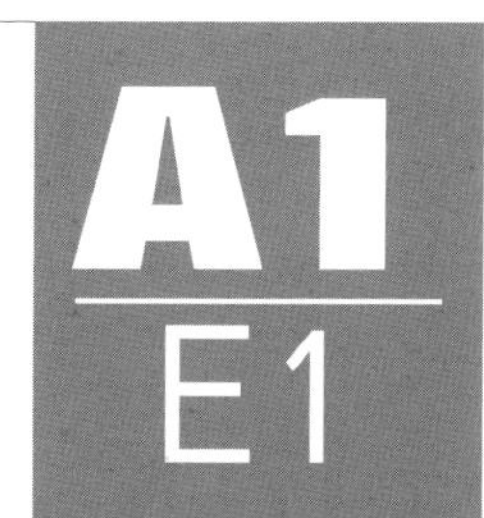

Eltern 1 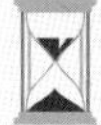 5 – 10 Minuten

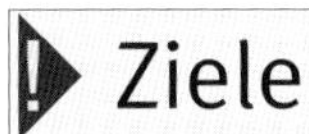

Ziele

Förderung von offener Atmosphäre, Abbau von Ängsten, Förderung des Gruppengefühls.

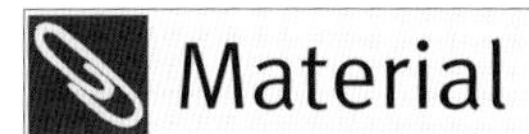

Material

- Ball
- Leitfigur
- Stuhlkreis

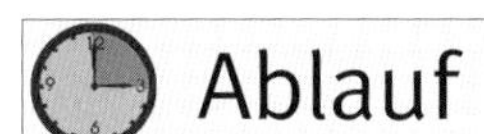

Ablauf

1. Die Teilnehmer werden begrüßt und willkommen geheißen.
2. Die Vorstellungsrunde wird kurz erklärt (Wer den Ball fängt, sagt z.B. seinen Namen, Alter, Lieblingsessen, Hobbies, was er nicht mag).
3. Alle Teilnehmer, auch Trainer mit Leitfigur stellen sich so vor.

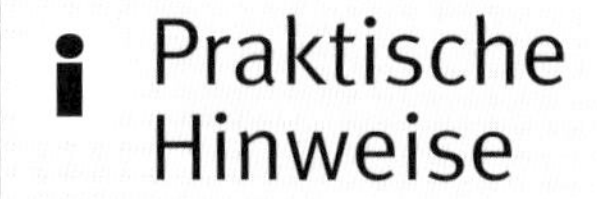

Praktische Hinweise

Das Eis wird schnell gebrochen, wenn einer der Leiter mit der Leitfigur mit der Vorstellung beginnt und im Anschluss mit ihr die einzelnen Teilnehmer zwischendurch anspricht.

Einstieg

Wissensstand und Erwartungen der Teilnehmer abklären

A2
E1

Eltern 1 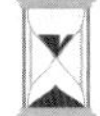 ca. 30 Minuten

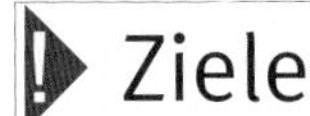

Ziele

Die Teilnehmer erhalten zu Beginn der Schulung die Möglichkeit, ihr vorhandenes Wissen und auch die Erwartungen zum Thema Neurodermitis in spielerischer Form mitzuteilen.

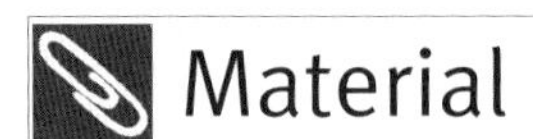

Material

- Karteikarten
- dicke Stifte
- Schnur
- Befestigungsmaterialien

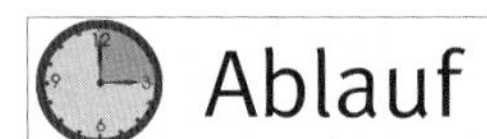

Ablauf

1. Karteikarten und ausreichende Anzahl Stifte werden ausgelegt.
2. Kinder und Eltern schreiben oder malen in getrennten Gruppen auf, was sie über Neurodermitis wissen bzw. was wichtig für das Thema ist. Je nach Alter der Kinder erhalten sie Unterstützung von den Trainer/innen.
3. Die Karten der beiden Gruppen werden getrennt eingesammelt.
4. Die Karten werden von den Trainer auf 2 Schnüre z.B. mit Wäscheklammern aufgehängt.
5. Die Länge der Schnüre wird verglichen. Die einzelnen Karten werden vorgelesen.
6. Die Teilnehmer werden befragt, ob Wichtiges vergessen wurde. Evtl. können Themenschwerpunkte ergänzt werden.

Praktische Hinweise

Kinder und Eltern können ihre Fragestellungen und die Auseinandersetzung mit der Thematik schriftlich niederlegen. Für die Kinder ist es meist ein Erfolgserlebnis, dass ihre Schnur viel länger ist, als die der Eltern. Die Trainer erhalten einen Überblick über Wissensstand und Erwartungen. Die Kinder- und Elterngruppe entwickelt ein Gefühl der Gemeinsamkeit.

Abschluss

Wissensdemonstration und Auswertung

A1
E6

Eltern 6 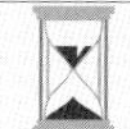 30 Minuten (und 20 Min. Vorbereitungszeit)

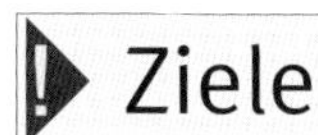

Festigung der neu entstandenen Kompetenzen und Kontakte. Förderung des Vertrauens der Eltern in die Kompetenzen der Kinder. Integration der Kompetenzen in den Alltag.

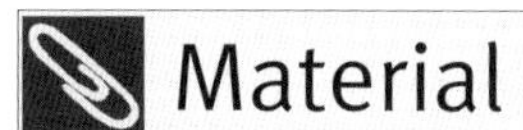

- großer Raum für Eltern und Kinder gemeinsam, Bühne und Showcouch, Publikumsstuhlreihen, Verkleidungsmaterial
- Mikrofon, Videokamera

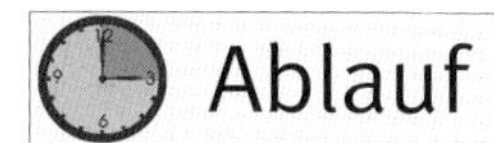

❶ Die Kinder werden in der Einheit vorher über das Spiel informiert und drehen Videospots als Einstieg. "Thomas Gottschalk" wird bestimmt. Trainer überlegen sich Wettfragen zum Thema Neurodermitis.
❷ "Bühne" wird eingerichtet.
❸ "Thomas Gottschalk" wird von Trainer vorgestellt und begrüßt das Publikum. Er stellt einzeln die Kandidaten (Kinder) anhand der Videospots vor. Die Kandidaten nehmen auf der Couch Platz. "Thomas Gottschalk" befragt sie nach ihren Hobbys etc.
❹ Kandidaten wählen Wettpaten aus dem Publikum. Wettpaten setzen sich mit auf die Couch.
❺ Die Wette wird vorgestellt und Wettpate gefragt, ob Kandidat die Aufgabe erfüllen kann. Falls der Wettpate die Wette verliert, wird ein Wetteinsatz festgelegt.
❻ Der Wettkandidat versucht, die Frage zu beantworten.
❼ Falls die Frage falsch beantwortet wird, wird der Wetteinsatz eingelöst.
❽ Auch bei richtigen Antworten kann – als besondere Überraschung – am Ende der Wetteinsatz eingelöst werden.

i Praktische Hinweise

Diese spielerische Form der Wissensdemonstration macht Kindern und Eltern Spaß. Falls genügend Zeit vorhanden, können auch den Eltern oder Geschwistern in gleicher Art und Weise Fragen gestellt werden. Es entsteht eine gelöste Stimmung und die Kinder helfen sich untereinander. Je nach Altersgruppe kann ein Trainer die Rolle des Quizmasters übernehmen.

Literatur

Aberer W, Augustin M, Biedermann T, Fölster-Holst R, Friedrichs F, Gieler U, Kapp A, Przybilla B, Rietschel E, Schlaeger M, Schmid-Grendelmeier P, Staab D, Szczepanski R, Vieluf D, Voigtmann I, Werfel T, Worm M (2008) Leitlinie "Atopische Dermatitis". www.awmf.online.de

Clausen K, Ciesla R, Köhnlein B, Schon M, Wenninger K, Werfel T (1998) Arbeitsgemeinschaft Neurodermitisschulung – "Methodik und Didaktik der Neurodermitisschulung". Prävention und Rehabilitation *4:* 198-202

Hampel P, Petermann F (1998) Anti-Stress-Training für Kinder. Psychologie Verlags Union, Weinheim

Hohmann M, Gieler U (1996). Behandlungskosten bei der atopischen Dermatitis. In: Riedl-Seifert RJ: Expert Report zu Bufexamac (70-80). Zuckschwerdt, München

Kast-Zahn A, Morgenroth H (1995) Jedes Kind kann schlafen lernen. Verlag Oberstebrink und Partner, Ratingen

Kehrt R, von Rüden U, Staab D, Wahn U (1998) Neurodermitis-Elternschulung. Universitätskinderklinik Charité. Humboldt-Universität, Berlin

Manteufel E, Seeger N (1994) Selbsterfahrung mit Kindern und Jugendlichen. Ein Praxisbuch. Kösel, München

Niebel G (1998). Wenn die Haut juckt, muss man nicht hilflos bleiben, Lern- und Übungshilfen für Eltern und Kinder. Hanseatisches Verlagskontor, Hamburg

Petermann F (1997) Patientenschulung und Patientenberatung – Ziele, Grundlagen und Perspektiven. In Petermann F: Patientenschulung und Patientenberatung. 2. Auflage. Hogrefe, Göttingen, 1-21

Petermann F (Hrsg) (1998) Compliance und Selbstmanagement. Hogrefe, Göttingen

Petermann F, Warschburger P (Hrsg) (1999) Neurodermitis. Hogrefe, Göttingen

Ring J (1998) Neurodermitis: Expertise des BMG. Ecomed, Landsberg/Lech

Scheewe S, Wilke-Clausen K (1999). Pingu Piekfein – Ein Neurodermitis-Schulungsprogramm für Kinder. Urban & Vogel, München

Scheewe S, Warschburger P, Clausen K, Skusa-Freeman B, Petermann F (1997) Neurodermitis-Verhaltenstraining für Kinder, Jugendliche und ihre Eltern. Quintessenz, München

Staab D, Diepgen TL, Fartasch M, Kupfer J, Lob-Corzilius T, Ring J, Scheewe S, Scheidt R, Schmid-Ott G, Schnopp C, Szczepanski R, Werfel T, Wittenmeier M, Wahn U, Gieler U (2006): Age related, structured educational programmes for the management of atopic dermatitis in children and adolescents: multicentre, randomised controlled trial. BMJ 332: 933-938

Stangier U., Gieler U, Ehlers A (1996) Neurodermitis bewältigen – Verhaltenstherapie, dermatologische Schulung. Autogenes Training. Springer, Berlin

Stiftung Warentest (Hrsg) (1996) Die Andere Medizin. Nutzen und Risiken sanfter Heilmethoden. Berlin

Stockmann-Köckert F (1999) Gesundheitserziehung in der Kinderrehabilitation. In: Petermann F, Warschburger P (Hrsg): Kinderrehabilitation. Hogrefe, Göttingen, 81-89

Szczepanski R, Schon M, Lob-Corzilius T (1994) Das juckt uns nicht. Trias, Stuttgart

Szczepanski R, Diepgen TL, Brockow K, Scheewe S (1998) Arbeitsgemeinschaft Neurodermitisschulung – Arbeitsgruppe "Medizinische Inhalte". Prävention und Rehabilitation *10:* 188-193

Warschburger P, Schmidt-Ott G, Schon M, Wolf P, Wenninger K, Stangier U, Petermann F (1998) Arbeitsgemeinschaft Neurodermitisschulung – "Psychologische Inhalte der Neurodermitisschulung für Kinder und Jugendliche". Prävention und Rehabilitation *10:* 194-197

Werfel T, Claes C, Kulp W, Greiner W, von der Schulenburg JM (2006) HTA-Bericht. Therapie der Neurodermitis. GMS Health Technol Assess (2006), www.egms.de

Werfel T (2005) Atopische Dermatitis. CD ROM. Thieme, Stuttgart

Werfel T, Reese I (2006) Diätetik in der Allergologie. 2. Auflage. Dustri, München-Deisenhofen.

www.test.de zum Thema Alternative Heilmethoden, 28.09.2005 und 13.03.2007

Manual Neurodermitis-schulung für Kinder

Vorwort "Kinder"

Nach einer Ausschreibung des Bundesministeriums für Gesundheit im Deutschen Ärzteblatt 1996 mit dem Thema "Modellvorhaben zur besseren Vorsorge und Versorgung von Kindern und Jugendlichen mit atopischen Ekzem (Neurodermitis)" wurden neun Zentren von über 50 Antragstellern zur Entwicklung von Rehabilitationsmodellen im Sinne des § 43 SGB V ausgewählt.

Die Teams der Antragsteller bestehen aus Kinderärzten und/oder Dermatologen, Fachärzten für Psychotherapeutische Medizin, Psychologen bzw. Pädagogen und Diätassistentinnen bzw. Ökotrophologen sowie spezialisierte Pfleger und haben es sich zur Aufgabe gemacht, strukturierte Kinder- und Elternschulungen zu entwickeln, durchzuführen und diese im Sinne des Modellvorhabens auf ihre Effektivität zu überprüfen. Dazu bedurfte es einer Konsensfindung über Inhalte und Durchführung der Patientenschulung, die zu dem hier vorliegenden Manual für Neurodermitisschulungen für Eltern sowie zu zwei weiteren Manualen führte und für alle Schulungen in diesem Bereich Qualitätsmaßstäbe setzt. Tabelle 1 fasst die Zentren zusammen, die sich nach Abschluss der Konsensusfindung am Modellvorhaben ab 1. Juni 2000 beteiligt haben.

Mit Hilfe eines manualisierten Schulungsprogramms von 6 × 2 Stunden, ergänzt durch ein Einführungsgespräch und eine Nachbesprechung sollen die multifaktoriellen Einflussfaktoren auf die Neurodermitis kennengelernt und individuelle Therapiestrategien entwickelt werden.

Medizinische und psychologische Ziele ergänzen sich hierbei in einem interdisziplinären Therapieansatz, der aus fünf Säulen besteht:

- Steigerung der Therapiemotivation,
- Stärkung der Selbstwirksamkeit,
- adäquate Bewältigung,
- frühzeitige Betonung eigener Ressourcen,
- Vermittlung handlungsrelevanten Wissens.

So kann beispielsweise die individuell adaptierte Lokalbehandlung mit der richtigen Fett/Feuchtigkeitsmischung nur erfolgreich sein, wenn eine möglicherweise bestehende Abwehrhaltung gegen das "ewige Eincremen" in der Schulung abgebaut wird.

Sekundär präventive Maßnahmen in der Neurodermitisbehandlung zielen auf eine umfassende Versorgung von Neurodermitis-Patienten und ihren Eltern, wobei strukturierte Schulungsprogramme helfen sollen, das Leben mit der Erkrankung zu erleichtern. Juckreizbewältigungsstrategie, die richtige Basispflege, eine krankheitsangemessene und bedarfsgerechte Ernährung, Entspannungstraining, Stressbewältigung und der Umgang mit psychosozialen Konflikten werden in differenzierten Schulungssettings geübt. So genannte unkonventionelle Behandlungsmethoden sollen vom Patienten und dessen Eltern in ihrer Bedeutung für den Heilungsverlauf besser eingeschätzt werden. Der behandelnde Arzt kann für sich selbst – sowohl

Tabelle 1

- Klinik für Pädiatrie mit Schwerpunkt Pneumologie und Immunologie, Charité, Campus Virchow-Klinikum, **Berlin**
- Dermatologische Universitätsklinik, Friedrich-Alexander-Universität, **Erlangen**
- Zentrum für Psychosomatische Dermatologie, Justus-Liebig-Universität, **Gießen**
- Klinik für Dermatologie und Abteilung Psychosomatik und Psychotherapie der MHH, **Hannover**
- FAAK Köln, Kinderkrankenhaus der Stadt Köln, **Köln**
- Klinik und Poliklinik für Dermatologie und Allergologie, TU München, **München**
- Kinderhospital Osnabrück, **Osnabrück**
- Fachklinik Sylt, **Westerland (Sylt)**

als Schulungsteam-Mitglied als auch in seiner täglichen Praxis – einen zufriedenstellenderen Zugang zu seinen chronisch kranken Hautpatienten und deren Familien finden und ihnen unterstützend zur Seite stehen. Patientenschulung soll die ambulante und stationäre Therapie im Sinne der Rehabilitation (§43.3 SGB V) ergänzen und eine effiziente Versorgung gewährleisten.

Lerntheoretische Überlegungen bevorzugen das Modell des verteilten Lernens. Das Modellvorhaben stützt sich im ambulanten Bereich deshalb auf 6 x 2 Doppelstunden plus Eingangs- und Abschlussgespräch außerhalb der Gruppenschulung. Im stationären Rahmen, beispielsweise in der Rehaklinik, können diese Stunden als Einzelstunden auch 2-mal pro Woche stattfinden. Das interdisziplinäre Team muss mindestens aus 3 Berufsgruppen (Dermatologe oder Pädiater, Arzt für psychotherapeutische Medizin bzw. Psychologe oder Dipl.-Pädagoge mit Zusatzausbildung und Diätassistent oder Ökotrophologe) bestehen. Kinder von 0 – 7 Jahre werden im Modellvorhaben nicht geschult, es finden nur fakultativ praktische Übungen zum verbesserten Eincremen bzw. Kratz-Kontrollübungen mit Kleinkindern statt. Der Schwerpunkt liegt hier bei der Elternschulung. In der Gruppe der 8 – 12-Jährigen werden parallel Eltern und Kinder geschult. Begleitend zur Jugendlichen Schulung (13 – 18 Jahre) finden fakultativ Elternseminare statt. Die Kinderschulung sollte möglichst von einer schulenden Person durchgängig gestaltet werden, die auch als Bezugsperson fungiert.

Das vorliegende Manual stützt sich im Wesentlichen auf das Expertenwissen der beteiligten Zentren, das im Laufe der Konsensfindung publiziert wurde (Prävention und Rehabilitation, Band 10, 1998). Das Schulungsmodell wurde evaluiert und erwies sich in einer prospektiven Multicenterstudie in verschiedener Hinsicht als wirksam [Staab et al. BMJ 2006]. Nach erfolgreichem Abschluss des Modellvorhabens zur Neurodermitis-Schulung und entsprechender Publikation empfahlen die Spitzenverbände der gesetzlichen Krankenkassen (GKV) ihren Mitgliedskrankenkassen eine Finanzierung der ambulanten Neurodermitis-Schulung. Dieses schlug sich bereits in einem 1. Rahmenvertrag zwischen der BKK Niedersachsen/Bremen und dem Landesverband der AGNES nieder, der unter www.neurodermitisschulung.de abrufbar ist. Neben diesem Expertenwissen, das in das vorliegende Manual eingeflossen ist, sind es folgende publizierte Werke zur Neurodermitisschulung, die bei der Erstellung dieses Manuals herangezogen werden konnten:

- Kehrt R, von Rüden U, Staab D, Wahn U: Neurodermitis – Elternschulung. Fa. Mead Johnson 1998.
- Ring J: Neurodermitis: Expertise des BMG. Ecomed, Landsberg/Lech 1998.
- Scheewe S, Warschburger P, Clausen K, Skusa-Freeman B, Petermann F: Neurodermitis-verhaltenstrainings für Kinder, Jugendliche und ihre Eltern. MMV-Quintessenz, München 1997.
- Scheewe S, Wilke-Clausen K: Pingu Piekfein – ein Neurodermitis-Schulungsprogramm für Kinder. Urban & Vogel, München 1999.
- Stangier U, Gieler U, Ehlers A: Neurodermitis bewältigen. Erwachsenenschulung. Springer, Berlin 1996.
- Szczepanski R, Schon M, Lob-Corzilius T: Das juckt uns nicht. Trias, Stuttgart 2001.

Das vorliegende Manual für die Zielgruppe "Kinder von 8 – 12 Jahren" wurde in einer mehr als zweijährigen intensiven Zusammenarbeit der AG Methodik und Didaktik (G. Brockmann, R. Ciesla, B. Köhnlein, C. Lotte, U.v. Rüden, N. Schnopp, M. Schon, D. Staab, K. Wenninger, K. Wilke, P. Wolf, T. Werfel) sowie die AG Diätetik (I. Ehlers, C. Binder, A. Constien, S. Jeß, S. Plank- Habibi, F. Schocker, C. Schwandt, A. Werning) zusammengestellt.

Die Überarbeitung erfolgte durch: K. Breuer, B. Bockstiegel, M.Trentmann, R. Ciesla, L. Hennighausen, E. Stachelscheid, S. Scheewe. Die Koordination des vorliegenden Manuals "Kinderschulung" übernahm Claudia Lotte, Osnabrück.

Multizentrisches Projekt im BMG- Vorhaben Neurodermitisschulung und Arbeitsgemeinschaft Neurodermitisschulung e.V.

Vorbemerkungen zur Durchführung der Kinderschulung

Um bei der Behandlung von Kindern mit einer atopischen Dermatitis optimale Erfolge zu sichern, ist ein umfassendes Therapiekonzept notwendig. Konzepte von Patientenschulungen in Kleingruppen ergänzen die klassischen dermatologischen Behandlungen, geeignet durch verhaltenspsychologische Aspekte. Hierauf weisen nicht nur die Erfahrungen und Studienergebnisse aus dem Bereich anderer chronischer Erkrankungen (Diabetes mellitus, Asthma bronchiale) hin, sondern auch Studien und Erfahrungen im Bereich der Neurodermitisschulung von Kindern, Jugendlichen und deren Eltern. Diese Ergebnisse sprechen für die Durchführung von verhaltens- und familienorientierten Gruppenschulungen.

Ziel ist es, langfristig Verhalten zu ändern, z.B. das Kratzverhalten zu modifizieren, die Selbstwirksamkeit zu steigern, aber auch dem großen Bedürfnis der Betroffenen und ihrer Familien nach Aufklärung und kompetenter Hilfe gerecht zu werden. Dieses Schulungsprogramm ist für Kinder im Alter von 8 – 12 Jahren entwickelt worden. Bei der Umsetzung der Schulungsinhalte ist eine kindgerechte, dem Entwicklungsstand der Zielgruppe entsprechende Methodik einzusetzen. Der Trainer muss bei der Durchführung dieses Programms, neben den Zielen des Trainings, immer Interessen der kindlichen Patienten beachten. So wird sichergestellt, dass praxisnah, umsetzbar und den Bedürfnissen der Patienten entsprechend geschult und damit die Effektivität des Trainings optimiert wird.

Ziele: Neben der angestrebten langfristigen Verhaltensänderung als wichtige Unterstützung des Heilungsprozesses durch den Patienten, sind Veränderungen und Stärkung von Kompetenzen im psychosozialen Bereich Ziel. Die Steigerung des Selbstbewusstseins auf der Grundlage eines altersentsprechenden Basiswissens und eine erste Entwicklung des Selbstmanagement verbessern die Fertigkeiten im sozialen Umgang mit der Erkrankung. Schrittweise führt dieses Schulungsprogramm zur Übernahme erster Eigenverantwortung durch die Patienten für ihren Krankheitsverlauf und Therapieerfolg. Die Patienten erleben sich als kompetenter. Sie sehen und erleben die Resultate ihres Handelns bewusster (Selbstwirksamkeit). Dieses sind Erfolge, welche sie weiterhin zu einer aktiven Teilnahme an ihrer Therapie motivieren. Die aktive Auseinandersetzung mit der Erkrankung und die Umsetzung der Schulungsinhalte können langfristig zu einer Verbesserung des Hautzustandes führen, auf jeden Fall die oftmals erlebte Hilflosigkeit in Umgang mit der Erkrankung stark einschränken.

Zielformulierung: Zu Beginn der Schulung wird gemeinsam mit den Teilnehmern das Schulungsziel formuliert. Unklare Ziele oder auch die Unfähigkeit, sie mitzuteilen, können zu Verwirrung und schließlich zu einem unproduktiven Lernprozess führen. Den Patienten muss klar werden, warum sie sich mit den Schulungsinhalten auseinander setzen sollen. Das gemeinsame Erarbeiten der Ziele gewährleistet, dass diese im Sinne der Patienten verfolgt werden. Diese Ziele müssen realisierbar sein und nicht durch Überforderung zu einem Misserfolg führen. Vermieden werden muss, dass die Ziele des Schulenden im Vordergrund stehen oder eine Schulung um der Schulung willen initiiert wird. Für die Patienten ist es wichtig, ihre Rolle in der Therapie ihrer Hauterkrankung zu erkennen. Hier werden Grundlagen für die weitere Entwicklung von Selbstwirksamkeit und Handlungskompetenz gelegt.

Gruppenschulung: Die Gruppe sollte eine Größe von sechs Patienten nicht übersteigen. Um die Arbeit zu erleichtern und die Effekte der Schulung zu steigern, sollte eine Altershomogenität angestrebt werden. Eine Geschlechtshomogenität kann in dieser Altersstufe vernachlässigt werden. Durch den Austausch in einer Gruppe gleich

Kinderschulung (für Kinder von 8 – 12 Jahren)

Einheit 1:

- Kennlernrunde und Einstieg ins Thema: Neurodermitis
- Wissensstand und Erwartungen der Teilnehmer abklären
- Arbeitsbuch und Trainingspass vorstellen und verteilen
- Was nervt an der Neurodermitis?
- Juckreiz – was hilft?
- Kratzalternativen für den Alltag
- Aufgabe für zu Hause: Kratzreduktion durch Einsetzen des Schatzes: "Kühlen"

Einheit 2:

- Besprechen der Aufgabe für zu Hause
- Was ist Neurodermitis?
- Fühl mal! – Spiel
- Auslöser bei Neurodermitis
- Ruheübung, Körperwahrnehmung: "Bierdeckelübung"
- Aufgabe für zu Hause: Kratzreduktion durch Einsetzen des Schatzes: "Klopfen, Drücken, Massieren"; Eincremetechnik von Pflegecremes

Einheit 3:

- Besprechen der Aufgabe für zu Hause
- Technik des Eincremens von Pflegecremes
- Rollenspiel zur Festigung der Eincremetechnik und zum Umgang mit Salben
- Baden und Duschen
- Rollenspiel zur Festigung des Themas: Baden und Duschen
- Stufe 1 des Stufenplans
- Ruheübung: "Besuch eines Schiffes"
- Aufgabe für zu Hause: Kratzreduktion durch Einsetzen des Schatzes: "Eincremen"

Einheit 4:

- Besprechen der Aufgabe für zu Hause
- Stufe 2 des Stufenplans, Anlegen von Umschlägen
- Auseinandersetzung mit den eigenen spiegelbildlichen Verzerrungen
- Stufe 3 des Stufenplans, Anlegen von Verbänden
- Ruheübung : "Ballmassage"
- Aufgabe für zu Hause: Kratzreduktion durch Einsetzen des Schatzes: "Ablenkung, Spiel"

Einheit 5:

- Besprechen der Aufgabe für zu Hause
- Ernährungsspiel
- Buchlesung und Besprechung "Irgendwie Anders"
- Rollenspiele zur Alltagsbewältigung
- Ruheübung: "Wettermassage"
- Aufgabe für zu Hause: Kratzreduktion durch Einsetzen des Schatzes: "Entspannung", Vorbereitung auf einen Videospot (1. Variante, 2. Variante)

Einheit 6:

- Besprechen der Aufgabe für zu Hause: 1. Variante: Darstellung eines wesentlichen Schulungsinhaltes in einem kurzen Videospot oder 2. Variante: Drehen des Videofilms "Gesundheitsmagazin zum Thema Neurodermitis"
- Schutzmantelspiel
- Gemeinsames Anschauen des Videofilms
- Abschlussspiel : "Montagsmaler" (1. Variante)
- oder
- Abschlussspiel : "Wetten, dass" (2.Variante)
- Abschlussrunde

– oder ähnlich Betroffener, ergibt sich die Möglichkeit, das subjektive Krankheitsempfinden auf eine realitätsbezogene, angemessene Ebene zu lenken. Gleichzeitig kann durch Austausch und Vergleiche der Teilnehmer untereinander an der Entwicklung eines positiven Selbstbildes gearbeitet werden. Individuelle Stärken der Patienten werden in den Vordergrund gestellt. So kann Selbstsicherheit aufgebaut werden, die notwendig ist, um Stigmatisierung und Ausgrenzungsversuchen verbal und emotional angemessen entgegenzuwirken. In Partnerübungen und Rollenspielen besteht die Möglichkeit sich auszuprobieren und die Wirkung eigenen Handelns und Auftretens bei anderen zu erfahren. Da in der Gruppe oftmals unterschiedliche Kompetenzen im Umgang mit der Erkrankung vorhanden sind, besteht die Möglichkeit des Modell-Lernens der Teilnehmer untereinander.

Schulungsteam: Die enge Zusammenarbeit von Vertretern mehrerer Disziplinen, wie Psychologie, Medizin, Pflege, Pädagogik und Ernährungsberatung, hat das Ziel, den grundlegenden Bedürfnissen der Patienten mit Neurodermitis gerecht zu werden. Für die Durchführung der Einheiten der Kinderschulung ist durchgängig ein Neurodermitistrainer zuständig. Diese Bezugsperson kann in den einzelnen Einheiten durch eine Fachkraft verstärkt werden.

Altersangemessene Wissensvermittlung: Die Wissensvermittlung sollte nur einen Teil der Kinderschulung einnehmen. Entscheidend ist es, auch diesen Schulungsteil den Interessen, den Erfahrungen sowie dem Erlebnis- und Handlungsbereich der Patienten anzupassen. Informationen sollten entsprechend des Entwicklungsstandes der Kinder so formuliert sein, dass sie ohne Schwierigkeiten verstanden werden können; abstrakte Erläuterungen sollten vermieden werden. Es ist weiterhin notwendig, die Menge der Information so zu begrenzen, dass genügend Zeit für die vertiefende und festigende Wiederholung in Form von Spiel und praktischer Umsetzung bleibt. Durch die spielerische Form der Umsetzung erhält der Trainer eine Rückmeldung, ob die Informationen verstanden wurden und auch angewandt werden können. Die Themen der einzelnen Schulungsstunden sollten inhaltlich aufeinander aufbauen.

Kratzalternativen: Wichtiges Ziel ist die Steuerung des Kratzverhaltens, der Umgang mit dem Juckreiz und allen seinen Begleiterscheinungen. Hierzu sollten Kratzalternativen bewusst gemacht und verstärkt werden. Die Wahrnehmung der Patienten wird auf die frühen Anzeichen des beginnenden Juckreizes gelenkt, um eine Eindämmung des Kratzverhaltens zu erzielen. Die Trainingsteilnehmer sollen lernen, frühzeitig und der Situation angemessen auf die ersten Symptome des Juckreizes zu reagieren. Die Bildung von individuellen, alltagstauglichen Lösungsstrategien wird durch den Austausch in der Gruppe und gezieltes Üben gefördert. Dadurch ergibt sich ein Abbau von Hilflosigkeit und dem Gefühl, der Erkrankung hoffnungslos ausgeliefert zu sein.

Ruheübungen/Entspannungstraining: Durch regelmäßigen Einsatz von Ruheübungen und einfachen Formen eines Entspannungstrainings in jeder Schulungseinheit, wird eine Möglichkeit zur Aufarbeitung von häufig angegebener Unruhe durch Juckreiz angeboten.

Nur durch den regelmäßigen und gezielten Einsatz der Übungen, kann dies als effektive Methode zur langfristigen Kratzreduktion durch Spannungsabbau an die Kinder heran getragen werden. Da in den sechs durchzuführenden Einheiten nicht ausreichend Zeit besteht, um die notwendige Übung und Wiederholung zum Erlernen eines Entspannungsverfahrens zu sichern, wird den Teilnehmern eine Auswahl einfacher Ruheübungen angeboten. Diese Ruhe- und Entspannungsübungen können von den Teilnehmern leicht zur gezielten Pausengestaltung in ihren Tagesablauf übernommen werden. Über die einfachen Formen der erlebten Ruhe kann bei den Kindern gezielte Entspannung durch Autogenes Training oder andere Formen zu einem späteren Zeitpunkt angeregt werden. Dem Trainer bleibt es überlassen, wann er die Entspannungsübungen durchführt. Wahrscheinlich ist es günstiger, die Entspannung als indirekte Pause in der Mitte der Einheit vorzunehmen als zum Ende der Einheit.

Zeitumfang: Das Programm umfasst sechs Einheiten, der zeitliche Umfang beträgt 120 Minuten. Die Inhalte der 120 Minuten-Sitzungen müssen im Umfang locker geplant werden. In diesem Zeitrahmen sollten immer eine Begrüßung und etwas Zeit für ein persönliches Gespräch zum Abschluss möglich sein. In den Schulungseinheiten sollte der Trainer für die Kinder eine Atmosphäre schaffen, in der die Kinder sich wohlfühlen und konzentrieren können. Während der Einheiten ist keine offizielle Pause vorgesehen. Brauchen die Kinder jedoch einmal Zeit zum Abschalten, kann variabel ein Spiel zur Auflockerung oder eine Entspannungseinheit durchgeführt werden. Die Abfolge der sechs Einheiten baut in einzelnen Elementen aufeinander auf. Günstig ist es, in einem möglichst ausgewogenen Abstand von einer Schulungseinheit pro Woche ausreichenden Platz für Hausaufgaben, Übung und Wiederholung einzubauen. Ein großzügiger Zeitrahmen gibt auch die Möglichkeit, Erlerntes in alltäglichen Situationen zu erproben und erste Erfahrungen zu machen. Diese Erlebnisse können den Schulungseffekt dynamisieren.

Räumlichkeit: Die Räumlichkeiten sollen der Gruppengröße und dem Alter der Kinder angepasst sein. Die Raumgröße muss für Spiele und Ruheübungen ausreichen. Ein Auflösen der üblichen Arbeitsform am Tisch durch einen Stuhlkreis oder der Arbeit auf dem Fußboden begünstigt Spontaneität und auch Bewegungsfreiheit der Kinder. Bei der Wahl der Hilfsmittel und Methoden ist viel Spielraum zu geben, und es ist die Kreativität des Schulungsleiters gefragt.

Methoden, Hilfsmittel und Materialien: Anschauliches Lernen, Umsetzung in die Praxis und Lernen am Modell sind die wichtigsten methodischen Grundsätze zur Vermittlung von Kenntnissen und Fertigkeiten innerhalb einer Schulung für Schulkinder. Dabei ist das Spiel für die Kinder die wichtigste Form des Lernens. Hier reflektieren sie ihre Umwelt und ihre Erfahrungen. Spielerisch erproben sie sich im Umgang mit Gleichaltrigen. Die Gruppensituation und Altershomogenität in den Schulungsgruppen fördert dies. Durch den Austausch in einer Gruppe Mitbetroffener besteht die Möglichkeit, Wissen zu vertiefen und krankheitsspezifische Fertigkeiten weiterzuentwickeln. Das subjektive Krankheitsempfinden kann durch den sozialen Vergleich relativiert werden. Im folgenden Manual sind anschaulich Beispiele für die Umsetzung der Inhalte der Neurodermitis-Patientenschulung erläutert.

(Quelle: Scheewe, Wilke-Clausen: “Pingu Piekfein – Ein Neurodermitis-Schulungsprogramm für Kinder”, Urban & Vogel Verlag München 1999 und Clausen, Scheewe, Stachow, Petermann: “Neurodermitis-Schulungsprogramm für Grundschulkinder”; in “Neurodermitis”, Petermann, Warschburger, Hogrefe Göttingen 1999)

Beispiele für Übungen aus dem Ruhebereich, Entspannungsbereich und der Körperwahrnehmung

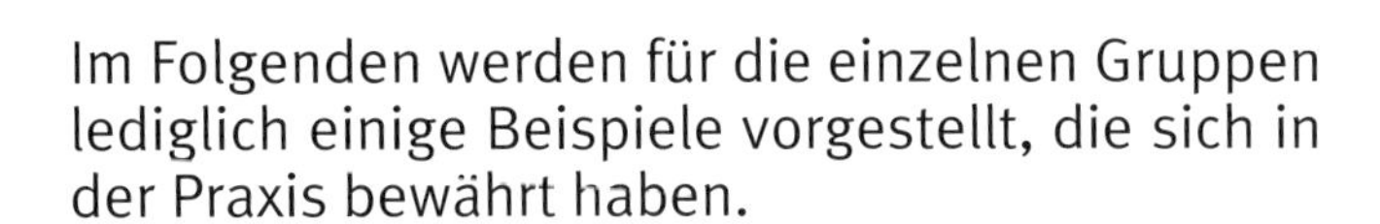

Im Folgenden werden für die einzelnen Gruppen lediglich einige Beispiele vorgestellt, die sich in der Praxis bewährt haben.

Voraussetzungen

Es hat sich gezeigt, dass die Sicherheit und Einstellung des Trainers entscheidend für das Annehmen und Gelingen in der Gruppe sind. Wichtig sind eigene Erfahrungen des Trainers mit Entspannung und Körperwahrnehmungsübungen, um auf mögliche Reaktionen der Kinder vorbereitet zu sein.

Die Teilnahme der Kinder und der Eltern an den Übungen sollte immer freiwillig sein, d.h. es darf kein Gruppenzwang bestehen. Besonders für Entspannungsübungen gilt als günstige Voraussetzung eine angenehme vertrauensvolle Atmosphäre.

Die Erfahrung hat gezeigt, dass die Übungen – wie die nachfolgenden Beispiele – gut zwischendurch bzw. zu Beginn der Treffen eingesetzt werden können. Besonders lebhafte Spiele dienen dazu, anfängliche Spannungen und Unruhe der Teilnehmer abzubauen. Damit kann die Voraussetzung geschaffen werden, dass die Kinder sich konzentrieren können.

Es ist an dieser Stelle nicht möglich, eine umfassende Sammlung vorzustellen. In jeder Einheit der Schulung ist deswegen ein Beispiel einer Ruhe- bzw. Entspannungsübung als Vorschlag ausführlicher beschrieben. Für weitere Ruhe- und Entspannungsübungen verweisen wir auf die ergänzende Literaturliste.

Aufwärm- und Kennlernspiele

Die Kinder kommen aus verschiedenen gesellschaftlichen Umfeldern und beschäftigen sich noch gedanklich mit dem tagsüber Erlebten. Um Ruhe und Konzentration auf die Inhalte der Stunde zu erreichen und die Kinder in der Gruppe "ankommen" zu lassen, ist folgende kurze Einheit hilfreich:

Eingangsrunde: Kinder setzen sich in einen Kreis und berichten der Reihe nach: Name, evtl. Alter (besonders in den ersten Einheiten), worüber habe ich mich heute gefreut (oder seit dem letzten Treffen), was hat mich geärgert? Dabei ist es gut, Blickkontakt zu dem berichtenden Kind aufzunehmen und ihm genügend Raum zur Vorstellung zu geben.

Tanzen: Vorher mit den Kindern absprechen, wer zur nächsten Einheit seine Lieblingskassette mitbringt. Die Kinder bewegen sich frei zu der Musik im Raum (ohne Vorgaben). Alle stehen im Kreis, es tanzt nacheinander einer der Teilnehmer vor, und die anderen tanzen das Gleiche nach (dies eignet sich gut, wenn die Kinder noch unsicher sind, sich frei zu bewegen).

Spiegeltanzen: Kinder bilden Paare, sie stellen sich paarweise gegenüber und einer tanzt vor, was andere Kinder möglichst genau nachahmen (mit Wechsel).

Luftballontanz: Alle Kinder binden sich einen nicht zu prall aufgeblasenen Luftballon an das linke Fußgelenk, den es gilt, während des Tanzens die Luftballone der anderen zu zertreten. Beendet ist der Tanz, wenn ein Luftballon übrig bleibt (eignet sich eher für eine ältere Gruppe, zum Abbau von Unruhe). Eine weitere Variante ist, mit einem Luftballon Rücken an Rücken paarweise sich zu der Musik zu bewegen.

Zauberkleber: Kinder suchen sich einen möglichst gleich großen Partner und erhalten die Anweisung, mit einem Tropfen "Zauberkleber" jeweils ein Knie mit dem Knie des Partners "zusammen zu kleben". Anschließend bewegen sie sich zur Musik, solange bis sie ein anderes Körperteil (z.B. rechte Schulter mit Rücken) mit dem anderen zusammen kleben (jedes Kind darf sich eine Anweisung ausdenken). Diese Übung lockert die Atmosphäre gerade am Anfang gut auf. Dies gilt besonders, wenn die Kinder selbst die Vorgaben machen können.

Reise nach Jerusalem: Es werden Stühle (ein Stuhl weniger als Mitspieler) mit dem Rücken zueinander in eine Reihe gestellt. Nach Musik wandert die Gruppe mit etwas Abstand um die Stuhlreihen. Wenn die Musik abbricht, setzen sich alle auf die Stühle. Derjenige, der keinen Platz bekommen hat, muss ein Pfand abgeben. Das Spiel geht solange, bis die meisten ein Pfand abgegeben haben oder die Spannung nachlässt. Die Stühle werden nun zu einem Kreis gestellt. Alle Mitspieler setzen sich in den Stuhlkreis. Der, der zuletzt ein Pfand abgegeben hat, sucht mit verbundenen Augen aus dem Pfänderhaufen ein Pfand und versucht mit Tasten und Fühlen herauszufinden, was es ist und wem es gehört. Dann muss er die dazugehörige Person finden, indem er die sitzenden Personen abtastet. Die gefundene Person spielt dann weiter. Wenn die Kinder sich noch nicht so gut kennen, kann mit dem ertasteten Gegenstand auch gewechselt werden, ohne die Person finden zu müssen. Aus Zeitgründen kann dieses Spiel auch so gespielt werden, dass die Person ausscheidet, die keinen Stuhl bekommen hat, ein Stuhl für die nächste Runde entfernt wird und das Spiel von vorne beginnt. Dann endet das Spiel, wenn zwischen zwei Spielern die Entscheidung um den letzten Platz gefallen ist.

Körperwahrnehmungsübungen

Figuren/Buchstaben erraten: Die Kinder bilden Paare und werden mit Stift und Papier ausgestattet. Sie malen sich abwechselnd ein Motiv (z.B: Zahl, Buchstaben, Baum, Mensch) mit dem Finger auf den Rücken. Das Gefühlte wird anschließend vom Fühlenden auf das Papier übertragen. (Diese Übung kann auch durchgeführt werden, wenn die Gruppe sich noch nicht gut kennt, bzw. mit Jugendlichen).

Bierdeckelübung: Diese Übung eignet sich gut als Vorstufe zu Entspannungsübungen, besonders bei eher unruhigen Kindern, in Ruhe in den eigenen Körper zu fühlen (ruhige Musik, evtl. Entspannungsmusik kann gut dabei unterstützen). Die Kinder suchen sich einen Partner und zusammen einen Platz im Raum, wo sie sich wohl fühlen. Ein Kind legt sich bäuchlings auf die Matte, das andere bekommt einen Stapel Bierdeckel. Der Trainer gibt die Anweisung: "die liegenden Kinder sollen die Augen schließen und sich vorstellen, an einem ruhigen Platz (am Strand, im Garten) zu liegen. Die Sonne ist angenehm warm und ein leichter Wind kühlt die Haut. Der Wind bringt Blätter von Bäumen mit und lässt sie sanft auf den Körper fallen. Aus den Blättern bildet sich eine angenehme Decke." Die Kindern werden aufgefordert, darauf zu achten, aus wie vielen Blättern ihre Decke zusammengesetzt wird. Die Kinder lassen mit unterschiedlicher Leichtigkeit die Bierdeckel auf den Körper des liegenden Kindes fallen. Wenn die Bierdeckel verteilt sind, bittet der Trainer die Kinder, noch einen Moment liegen zu bleiben und zu spüren, wie sie sich unter der Decke fühlen, was angenehm/unangenehm ist und dann erst mit der Aufmerksamkeit in den Raum zurück zu kehren. Nachdem sie sich vorsichtig aus ihrer Bierdeckeldecke befreit haben, tauschen sich die Paare über die Zahl der verwendeten Deckel aus. Dann tauschen sie die Rollen. Anschließend in der ganzen Gruppe darüber austauschen, wie die Einzelnen die Übung erlebt haben.

Wachsamer Indianer: Ein Kind wird zum wachsamen Indianer. Es setzt sich an einen Platz möglichst an das Ende des Raumes auf die Erde mit einem "Schatz" (z.B. einem Schlüsselbund) vor sich auf den Boden. Der "Indianer" hat die Fähigkeit, auch beim Schlafen alles hören zu können. Alle anderen stellen sich am anderen Ende des Raumes in eine Reihe und schleichen sich ganz leise an den "Schatz" heran. Hört der "Indianer" ein Geräusch, wacht er sofort auf. Jeder, der sich nun noch bewegt, wenn der "Indianer" den Kopf hebt, kann von diesem zu Stein verwandelt werden. Das heißt, er wird in dieser Körperhaltung "eingefroren" bis zum Ende dieser Runde. Der Indianer schläft wieder ein, und die restlichen Kinder schleichen sich von dem letzten erreichten Platz weiter an den Schatz. Die Runde ist beendet, wenn ein Kind den "Schatz" erreicht hat. Dann verliert der "Indianer" mit dem Berühren des Schatzes durch ein anderes Kind seine Fähigkeiten und diese gehen auf den Sieger über. Nun sind alle "eingefrorenen" Kinder wieder erlöst und das Spiel kann mit dem Sieger als "Indianer" von Neuem beginnen. Wichtig ist bei diesem Spiel, den Kindern zu erklären, nur dann "wach zu werden", wenn sie ein Geräusch auch wirklich hören. Die Mitspieler können auch nur in dem Moment "eingefroren" werden, wenn der "Indianer" wach wird. Eignet sich besonders bei jüngeren Kindern, fördert Körperwahrnehmung und -koordination.

Ruheübungen

Massagen:

Wettermassage: Ein Kind legt sich bäuchlings auf eine Matte, alle anderen knien sich um dieses Kind herum. Der Trainer erzählt zu der Massage eine Wettergeschichte und zeigt den Kindern, was sie tun können.

"Die Sonne scheint warm und angenehm". Die Hände werden überall für kurze Zeit flach auf den Körper gelegt.

"Jetzt kommt leichter Wind auf". Mit den Händen den ganzen Körper vom Kopf beginnend zu den Füßen sanft abstreichen.

"Nun wird der Wind stärker". Den Körper mit mehr Druck abstreichen, auch durch die Haare streichen.

"Dicke Wolken kommen auf und die ersten Regentropfen fallen". Mit den Fingerkuppen sanft auf dem Körper "Klavier spielen".

"Der Regen wird stärker, es gibt einen richtigen Regenschauer". Mit den Fingern stärker auf den Körper tupfen, dann mit der hohlen Hand den Körper abklopfen (den Kindern genau zeigen, wie sie die Hände halten sollen!).

"Die Wolken ziehen langsam weiter, der Regen wird schwächer". Mit den Fingerkuppen wieder sanft "Klavier spielen".

"Es kommt sanfter Wind auf": Wieder ganz sanft vom Kopf beginnend den Körper abstreichen.

"Die Sonne scheint wieder, warm, und angenehm und trocknet den Regen". Die Hände sanft zum Schluss auf den Körper legen.

Bei jüngeren Kindern eignet sich diese Massage mit Geschichte als Gemeinschaftsübung, bei älteren Kindern besser als Partnerübung.

Brotmassage: Ein weiteres Beispiel für eine Massage mit Geschichte kombiniert, ist die Brotmassage. Dabei wird ähnlich verfahren wie bei der Wettermassage. Die Kinder können sich entscheiden, welche Möglichkeiten es gibt, einen "Brotteig" weich und locker zu bekommen.

Ballmassage: Die Teilnehmer suchen sich paarweise mit einer Matte einen Platz im Raum. Ein Teilnehmer legt sich bäuchlings auf die Matte und der andere massiert mit ein oder zwei Bocciakugeln von oben nach unten den ganzen Körper. Diese Massage eignet sich auch gut als Partnerübung – Kinder und Eltern, in Jugendlichengruppen und für Gruppen, wo die Teilnehmer sich noch nicht sehr gut kennen (es findet kein direkter Körperkontakt statt).

Wichtig ist bei allen Partnerübungen, dass die Teilnehmer darauf achten, sich nicht weh zu tun, nicht absichtlich zu kitzeln.

Entspannungsübungen

Phantasiereisen: In der Literaturliste finden sich Bücher, in denen geeignete Phantasiereisen entnommen werden können. Bewährt haben sich vielfach auch als Einführung in Entspannungstechniken die Geschichten von Kapitän Nemo. Beim Einsatz von Bildern in Geschichten, ebenso bei Entspannungstechniken, muss berücksichtigt werden, dass diese (besonders wenn ein Teilnehmer zusätzlich an Asthma leidet) keine auslösenden Elemente beinhalten z.B. ein Ährenfeld, Blumenwiese.

Beim Einüben von Autogenem Training ist es empfehlenswert, die Teilnehmer vorher nach ihrem Gesamtbefinden zu fragen. Bei extremer Empfindlichkeit der Haut sollte auf die Wärmeübung verzichtet werden bzw. vorher eine Instruktion "meine Haut fühlt sich angenehm kühl an, so als wenn ein kühler Wind darüber streicht" gegeben werden. Ansonsten kann es zu einer massiven Juckreizverstärkung kommen.

Eine weitere Entspannungsmöglichkeit ist die Progressive Muskelrelaxation nach Jakobson. Bei diesem Entspannungstraining soll über die abwechselnde Anspannung und Entspannung der Muskeln auch die Entspannung von Kreislauf und Nerven erreicht werden. Durch intensives Anspannen und darauf folgendes Lockern bestimmter Muskelpartien können augenblicklich intensive Entspannungsempfindungen wie Schwere oder Leichtigkeit, Wärme, Ruhe und Gelassenheit hervorgerufen werden. Die Progressive Muskelrelaxation kann im Sitzen oder im Liegen durchgeführt werden.

Literatur

Broich J (1991) Anwärmspiele. Maternus, Kökn

Brunner R (1991) Hörst Du die Stille? Kösel, München

Friedrich S, Friebel V (1989) Entspannung für Kinder. Rowohlt, Hamburg

Könning J (1983) Körpertherapie für Jugendliche. Ein integratives Behandlungskonzept. Kinderhospital Osnabrück

Krowatschek D (1995) Entspannung in der Schule, Borgmann, Dortmund

Müller E (1983) Du spürst unter deinen Füßen das Gras. Fischer, Frankfurt

Müller E (1991) Auf der Silberlichtstraße des Mondes. Fischer, Frankfurt

Ohm D (1991) Progressive Relaxation. Trias, Stuttgart

Vopel K (1990) Kinder ohne Stress. Teil 1: Bewegung im Schneckentempo, Teil 2: Im Wunderland der Phantasie, Teil 3: Reise mit dem Atem, Teil 4 : Zauberhände, Teil 5 . Ausflüge im Lotussitz. Isko Press, Hamburg

Weinberg E (1989) Autogenes Training mit Kindern. K.F. Haug, Heidelberg

Einstieg und Einführung von Kratzalternativen

Gliederung

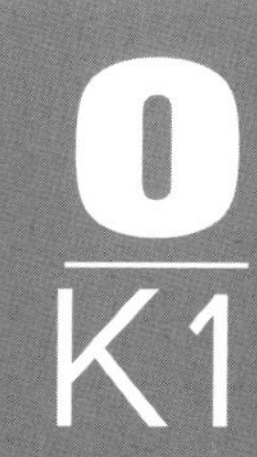

Kinder 1

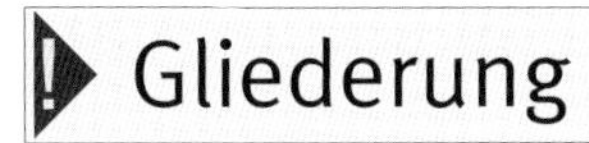

❶ Gegenseitiges Kennenlernen der Teilnehmer und Einstieg ins Thema Neurodermitis.
❷ Wissensstand und Erwartungen der Teilnehmer abklären.
❸ Arbeitsbuch und Trainingspass vorstellen und verteilen.
❹ Was nervt an der Neurodermitis?
❺ Juckreiz – was hilft?
❻ Kratzalternativen für den Alltag.
❼ Aufgabe für zu Hause: Kratzreduktion durch Einsetzen des Schatzes: "Kühlen".

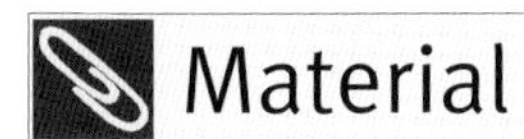

- Ball, Leitfigur
- Karteikarten, dicke Stifte, Schnur, Befestigungsmaterialien
- für jedes Kind eine Arbeitsmappe und einen Trainingspass
- Buntstifte, Stempel, evtl. großer Spiegel
- evtl. großes Plakat
- Creme, Coldpack, Baumwollkompressen, Nierenschale, Wasser, Handschuhe
- Schatzkarte Nr.1: "Kühlen"

Einstieg

Gegenseitiges Kennenlernen der Teilnehmer, Einführung der Leitfigur, Einstieg in das Thema Neurodermitis

1

K1

Kinder 1 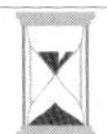 15 Minuten

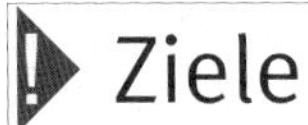

Ziele

- Förderung von offener Atmosphäre.
- Abbau von Ängsten.
- Förderung des Gruppengefühls und des Zusammengehörigkeitsgefühls unter Gleichbetroffenen.
- Einführung der Leitfigur als Hilfsmittel zur Kommunikation zwischen Trainer und Gruppe. Innerhalb der Gruppe können krankheitsspezifische Probleme über eine Spielfigur dargestellt werden.

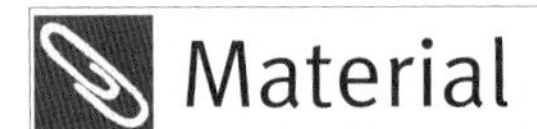

Material

- Ball
- Leitfigur
- Stuhlkreis

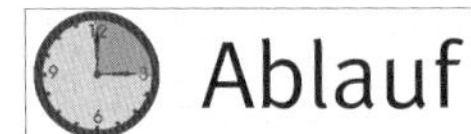

Ablauf

1. Die Teilnehmer werden begrüßt und willkommen geheißen.
2. Die Vorstellungsrunde wird kurz erklärt (wer den Ball fängt, sagt z.B. seinen Namen, Alter, Lieblingsessen, Hobbys, was er nicht mag).
3. Alle Teilnehmer, auch die Trainer stellen sich so vor.
4. Trainer stellt "Gast" vor, wird von draußen hereingeholt oder hat auf seinem Platz gewartet und den Kindern schon zugehört.
5. Name wird genannt und die Kinder können die Figur anfassen und begrüßen.
6. Die Leitfigur erzählt nun ihre Geschichte, die sich natürlich um die Neurodermitis dreht (siehe Trainerinfo 1: Beispiel einer Leitfigur).
7. Der Trainer macht an geeigneten Stellen Pausen, damit die Kinder ihre eigenen Erfahrungen berichten können, wie z.B. Juckreiz, Verzicht, Eincremen und Baden, Schlaflosigkeit, Kratzalternativen ... .
8. Der Austausch zum Thema Neurodermitis wird gefördert. Die Kinder können ähnliche Erlebnisse, wie sie von der Figur erzählt werden, schildern und eigene Empfindungen äußern.

Praktische Hinweise

Wenn sich zunächst alle aus der Gruppe und zum Schluss erst der "Gast" vorstellen, hat man durch die Geschichte der Figur einen guten Einstieg in die Erarbeitung zum Krankheitsbild und Krankheitserleben.
Achtung! Entweder alle dürfen die Figur einmal nehmen oder keiner. Streit vermeiden! Kann auch gezielt als Belohnung im Verlauf der Schulung eingesetzt werden, wenn die Figur neben dem Kind sitzen darf, das belohnt werden soll usw.

Einstieg

Wissensstand und Erwartungen der Teilnehmer abklären

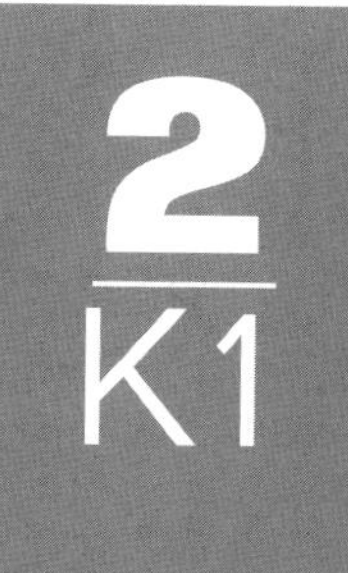

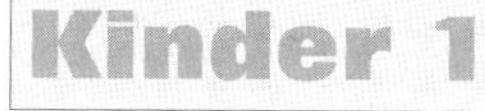

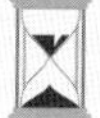 30 Minuten

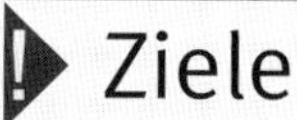

Die Teilnehmer erhalten zu Beginn der Schulung die Möglichkeit, ihr vorhandenes Wissen und auch die Erwartungen zum Thema Neurodermitis in spielerischer Form mitzuteilen.

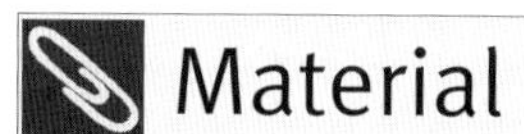

- bunte Karteikarten
- dicke Stifte
- Schnur
- Befestigungsmaterialien

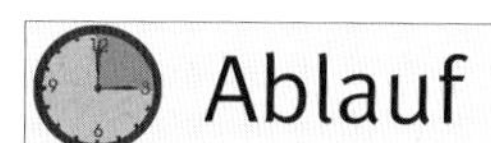

1. Karteikarten und ausreichende Anzahl Stifte werden ausgelegt.
2. Kinder und Eltern schreiben oder malen in getrennten Gruppen auf, was sie über Neurodermitis wissen möchten bzw. worüber sie in diesem Kurs sprechen möchten. Je nach Alter der Kinder erhalten sie Unterstützung von den Trainern.
3. Die Karten der beiden Gruppen werden getrennt eingesammelt.
4. Die Karten werden von den Trainern auf 2 Schnüre z.B. mit Wäscheklammern aufgehängt.
5. Die Länge der Schnüre wird verglichen. Die einzelnen Karten werden vorgelesen.
6. Die Teilnehmer werden befragt, ob etwas Wichtiges vergessen wurde. Evtl. können Themenschwerpunkte ergänzt werden.

i Praktische Hinweise

Kinder und Eltern können ihre Fragestellungen und die Auseinandersetzung mit der Thematik schriftlich niederlegen. Für die Kinder ist es meistens ein Erfolgserlebnis, dass ihre Schnur viel länger ist als die der Eltern. Der Trainer erhält einen Überblick über Wissensstand und Erwartungen. Die Kinder- und Elterngruppe entwickelt ein Gefühl der Gemeinsamkeit. Es ist auch möglich, dass der Trainer die Eltern-Kind-Gruppe schon nach der Vorstellungsrunde trennt und der Trainer die Karteikarten in jeder Gruppe separat ausfüllen lässt.

Arbeitsbuch und Trainingspass vorstellen und verteilen

Kinder 1 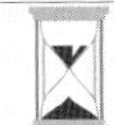 10 Minuten

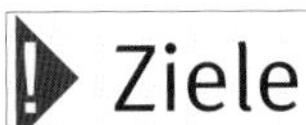

- Einführung des einheitlichen Arbeitsmaterials.
- Erläuterung des Schulungsablaufs und der Regeln.
- Information über Schulungsinhalte und Motivation zur Mitarbeit.
- Einführung des Trainingspasses als Verstärker.

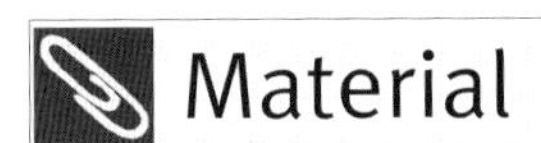

- Arbeitsbuch
- Buntstifte
- Trainingspass
- Stempel
- eventuell großer Spiegel

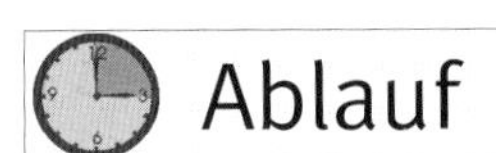

❶ Trainer teilt die Arbeitsbücher aus, und alle werden aufgefordert, sich diese anzusehen.

❷ Trainer erläutert beim Blättern und Schauen, was alles in den gemeinsamen Treffs passieren könnte.

❸ Er bittet nun die Kinder, das Bild auf dem Umschlag anzumalen.

❹ Kinder erkennen so leicht ihre Materialien und können durch die eigene Gestaltung der selben leichter einen Bezug dazu aufbauen; es wird ihr Heft.

❺ In der Malphase kann der Trainer eventuell spontan geäußerte Einstellungen der Kinder zu ihrer Hauterkrankung erkennen.

❻ Trainingspass mit erstem Stempel (Mitarbeit in der 1. Sitzung) an die Kinder verteilen und erläutern, wann sie einen Stempel bekommen.

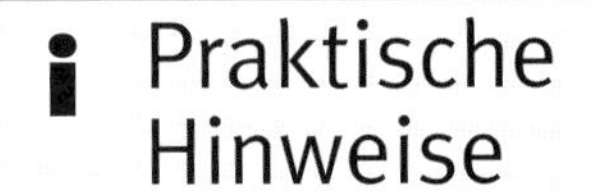

Im Arbeitsblatt Kinder 1: "Körperschema" des Arbeitsheftes kann jedes Kind seine derzeitigen Neurodermitisstellen einzeichnen. Der Trainer bekommt Überblick über das Ausmaß der Erkrankung und auch über die subjektive Einschätzung des Kindes.
Ein großer Wandspiegel für die Kinder kann bei dieser Übung hilfreich sein.
Sinn des Trainingspasses ist es, den Kindern die Wichtigkeit der einzelnen Schulungsbestandteile zu verdeutlichen und die Kinder zum Mitmachen zu motivieren. Meistens legen die Kinder am Ende der Schulung viel Wert darauf, dass auch alle Felder des Passes abgestempelt sind.

Krankheitsverständnis

Was nervt an der Neurodermitis?

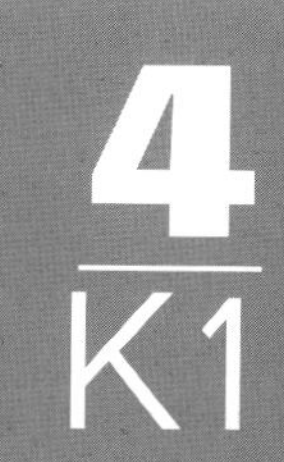

Kinder 1 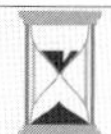 15 Minuten

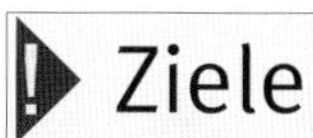

Bewusstsein der Patienten schärfen, welches das kardinale Problem (Juckreiz) ist.

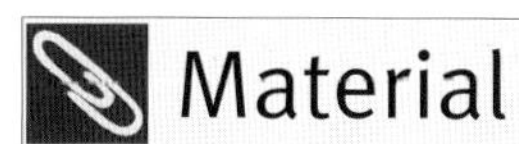

Evtl. großes Plakat oder Papier, auf dem die Antworten notiert werden – ist vom Alter der Kinder abhängig (Schreibfertigkeiten).

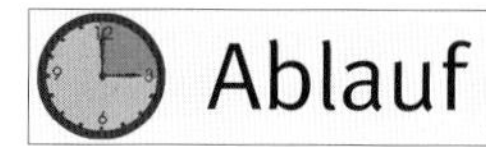

❶ Im Voraus wurde bereits durch eine Geschichte o.ä. das Thema eingeführt, und die Kinder haben in ein Körperschema ihre betroffenen Hautstellen eingezeichnet.
❷ Trainer stellt die Frage: "Was ist das Schlimmste an der Neurodermitis? Was nervt besonders an dieser Krankheit?"
❸ Kinder antworten, eventuell mitschreiben, "Es sieht doof aus. Ich kann nicht schlafen. Ich muss immer eincremen. Es juckt. Es tut weh und blutet ..."
❹ Trainer leitet nun die Probleme gemeinsam mit den Kindern auf den Juckreiz zurück. "Warum sieht denn die Haut so rubbelig und blutig aus? – Weil ich mich kratzen muss! – ... und warum musst du kratzen? – Weil es juckt!, Warum kannst Du nicht richtig schlafen? – Weil es juckt!"
❺ Trainer: "Mit dem Juckreiz fängt alles an. Weil es juckt, müsst Ihr Euch kratzen. Das ist auch bei allen anderen so. Was macht die Katze, wenn's juckt?" – Antwort: "Kratzen!" (Es können sich auch alle Kinder in Katzen verwandeln, die sich kratzen und immer so weiter!) "Was macht der Bär, wenn's juckt? – Kratzen oder scheuern! Was machen die anderen Kinder und auch die Erwachsenen mit den Mückenstichen im Sommer?"– Kratzen!"
❻ Trainer: "Wenn es juckt, müssen sich alle kratzen. Kratzen ist also nichts Schlimmes und ganz normal. Aber leider ist es bei Euch so, dass durch das Kratzen die Neurodermitis schlimmer wird und Euch ganz viel Zeit wegnimmt und Euch nicht schlafen lässt. Deshalb finden wir jetzt ganz tolle Schätze gegen den Juckreiz für Euch! Die können wir dann gemeinsam hier üben und ausprobieren."
❼ (Überleitung zur Einführung der Kratzalternativen).

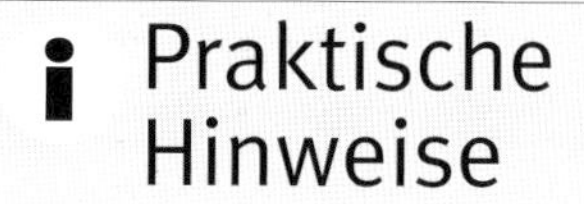

Besonders stärken, dass Kinder nicht "schuld" sind, nichts "Böses" machen, wenn sie kratzen müssen. Aber Nichtkratzen lohnt sich, auch wenn es am Anfang schwer ist!

Juckreiz – Kratzalternativen

Juckreiz – was hilft?

5
K1

Kinder 1 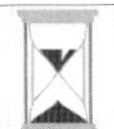 25 Minuten

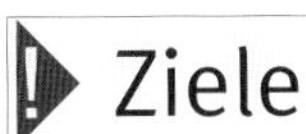

Ziele

- Juckreizwahrnehmung lenken und Abbau von Schuldgefühlen.
- individuelle Kratzalternativen werden gesammelt und erkannt.

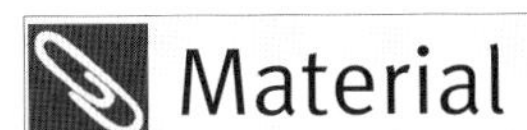

Material

- Arbeitsblatt Kinder 2: "Wenn's juckt, dann ... Tipps und Tricks"
- Buntstifte
- Creme
- Coldpacks
- Baumwollkompressen
- Nierenschalen
- Wasser
- Handschuhe

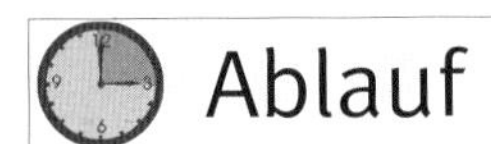

Ablauf

1. Der Trainer erklärt, dass bei starkem Kratzen ungünstige Folgen wie noch stärkerer Juckreiz, Hautentzündungen und offene Stellen auftreten können. Er betont jedoch, dass das Kratzen eine natürliche Reaktion des Menschen und auch jedes Tieres ist.
2. Die Kinder werden auf die schädigenden Konsequenzen des massiven Kratzens aufmerksam gemacht, gleichzeitig aber werden eventuell vorhandene Schuldgefühle genommen, wenn sie sich gelegentlich wie alle Menschen kratzen.
3. Nun in die Runde hinein fragen, eventuell schon vorhandene Ideen und Kompetenzen erkunden.
4. Wird eine Kratzalternative genannt, lässt der Trainer dieses von einem Teilnehmer vormachen und bestärkt ihn darin, dann probieren es alle einmal aus. Erwähnt werden sollten: Eincremen, Kühlen durch Umschläge sowie durch Coldpacks, Kratzalternativen wie Klopfen, Reiben, Streicheln, Massieren oder einen Gegenstand kratzen.
5. Unterschiedliche Kratzalternativen werden im Arbeitsbuch auf dem Arbeitsblatt Kinder 2: "Tipps und Tricks" notiert (kunterbunt und groß) oder aufgemalt. Trainer ergänzt, falls ihm noch etwas fehlt (Kühlen, Ablenken, Eincremen, Streicheln, Klopfen, sich von anderen helfen lassen, Verband anlegen, Ölbad, Handschuh anziehen, Träumen ...).

Praktische Hinweise

Es muss nicht alles gleich genannt und aufgeschrieben werden, in späteren Stunden kann ergänzt werden.

Kratzalternativen für den Alltag, Einsetzen der Schatzkarten

Kinder 1 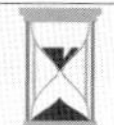 10 Minuten

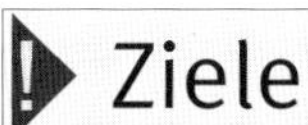

■ Schatzkarte wird eingeführt, um dem Kratzen als Juckreiztrigger zu begegnen.
■ Juckreizreduktion.
■ Erlernen von Kratzalternativen.

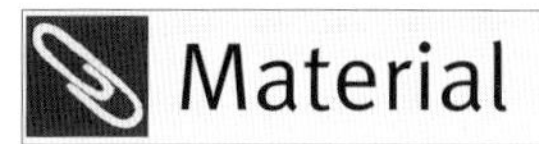

Schatzkarte Nr. 1 "Kühlen"

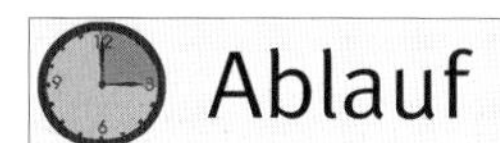

❶ Karte zeigen und Aufgabe erläutern.
❷ Trainer fragt die Kinder, wer bei Juckreiz schon einmal versucht hat, die Haut zu kühlen.
❸ Er erklärt, dass man die Haut auf verschiedene Art und Weise kühlen kann. Es gibt die trockene und die feuchte Kälte. Bei der trockenen Kälte kann die juckende Hautstelle mit einem Coldpack, der in ein glattes Baumwolltuch eingeschlagen ist, gekühlt werden. Bei der feuchten Kälte kann man die Haut mit kaltem Wasser kühlen, indem man sich kühl abduscht oder die Hautstelle am Wasserhahn kühlt. Man kann auch einen feuchten Umschlag machen. Dazu legt man einen feuchten, glatten und sauberen Lappen auf die juckende Stelle.
❹ Trainer verteilt die Schatzkarte Nr. 1 an die Kinder: "Wenn es juckt – Kühlen!"
❺ Die Kinder werden angeregt, bei Juckreiz die Haut zu kühlen. Dies ergibt in der familiären Situation einen Wiederholungseffekt, um die Inhalte der Schulung zu festigen.
❻ Karte zu Hause an einem gut sichtbaren Platz anbringen, um ständig an die Selbstinstruktion erinnern zu können.

Aufgabe für zu Hause

Kratzreduktion durch Einsetzen des Schatzes: "Kühlen"

7 / K1

Kinder 1 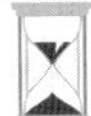 5 Minuten

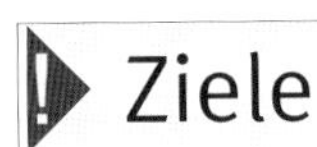

- Förderung des Einsatzes von Kratzalternativen.
- Kinder werden angeregt, die Schulungsinhalte im Alltag umzusetzen.

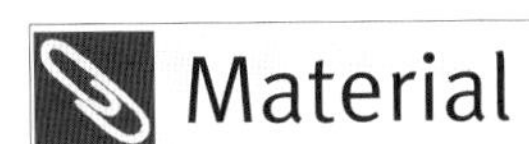

- Schatzkarte Nr. 1: Wenn es juckt: "Kühlen"

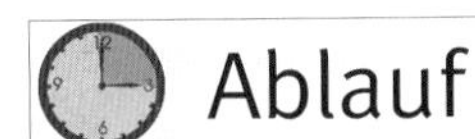

1. Bis zur nächsten Woche bekommen die Kinder die Aufgabe für zu Hause auf, bei Jucken der Haut das Kühlen auszuprobieren. Sie werden angeregt, die trockene Kälte sowie die feuchte Kälte auszuprobieren.
2. In der nächsten Stunde sollte jedes Kind über seine Erfahrungen berichten können.
3. Trainer zeigt die Schatzkarte Nr. 1 und verteilt sie an die Kinder.
4. Die Kinder werden angeregt, die Schatzkarte Nr. 1: "Wenn es juckt: Kühlen" in gut sichtbarer Position in ihrem Zimmer anzubringen, so dass sie erinnert werden, was sie bei Juckreiz ausprobieren können.
5. Trainer gibt Kindern den Hinweis, dass auch ihre Eltern eine Aufgabe für zu Hause aufbekommen. Die Eltern haben die Aufgabe, an jedem Abend einen Beobachtungsbogen auszufüllen. Die Kinder werden darauf hingewiesen, dass sie beim Ausfüllen von diesem Bogen ihren Eltern behilflich sein müssen.

Haut und Auslöser

Gliederung

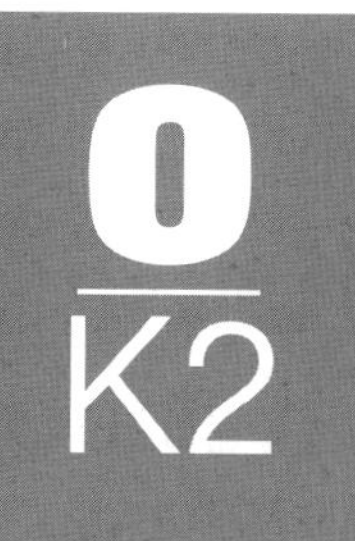

Kinder 2 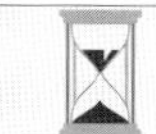

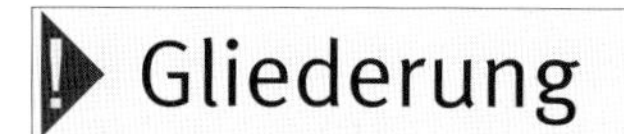

1. Besprechen der Aufgabe für zu Hause
2. Was ist Neurodermitis?
3. Fühl-mal-Spiel
4. Auslöser bei Neurodermitis
5. Ruheübung, Körperwahrnehmung: “Bierdeckelübung”
6. Aufgabe für zu Hause: Kratzreduktion durch Einsetzen des Schatzes: “Klopfen, Drücken, Massieren”; Eincremetechnik von Pflegecremes

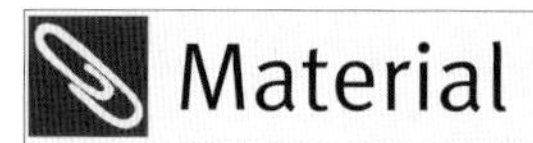

- Stempel, Arbeitsmappen der Kinder
- Leitfigur
- Zauberstab, Kugelschreiber, Hautmodell, Tuch
- SCORAD- Poster
- Fühl mal-Spiel
- Lupen, Klebstoff, Stifte
- Auslösersack
- Bierdeckel, Isomatten, Entspannungsmusik, Kassettenrekorder
- Schatzkarte Nr. 2: “Klopfen, Drücken, Massieren”

Einsatz der Kratz-alternativen "Kühlen"

Besprechen der Aufgabe für zu Hause

1 K2

Kinder 2 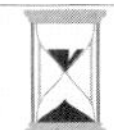 10 Minuten

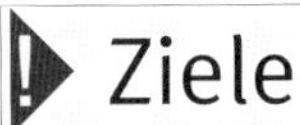

Trainer und Kinder erhalten Rückmeldung wie das Einsetzen der Kratzalternative "Kühlen" empfunden wurde.

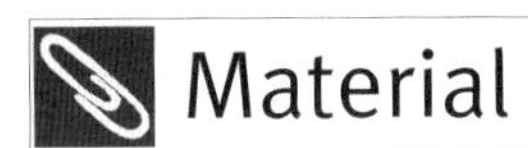

- Stempel

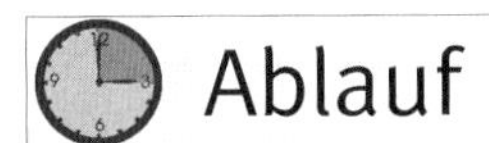

1. Trainer und Kinder finden sich im Kreis zusammen.
2. Trainer begrüßt alle Kinder und fragt, wie es ihnen in der vergangenen Woche gegangen ist.
3. Trainer bespricht mit jedem Kind, ob es die Kratzalternative "Kühlen" eingesetzt hat und wie die Kratzalternative empfunden wurde.
4. Jedes Kind, das die Aufgabe für zu Hause gemacht hat, bekommt zur Belohnung einen Stempel in seinen Trainingspass.

Praktische Hinweise

Zu Beginn jeder Stunde sollte beim Besprechen der Aufgabe für zu Hause jedes Kind einzeln angesprochen werden.

Haut

Was ist Neurodermitis?

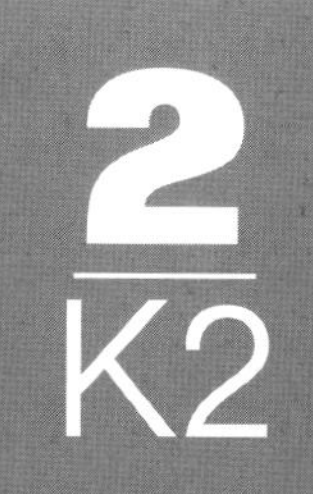

Kinder 2 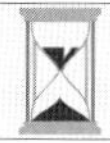 30 Minuten

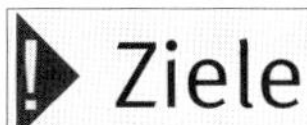

Ziele

Vermittlung von Basiswissen zum Aufbau der gesunden Haut und was in der Haut bei Neurodermitis anders ist.

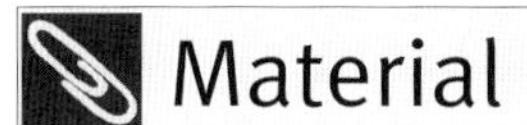

Material

- Leitfigur
- Kugelschreiber
- Zauberstab
- Hautmodell
- Tuch
- Poster mit klinischem Bild der drei Schweregrade der Neurodermitis (SCORAD)

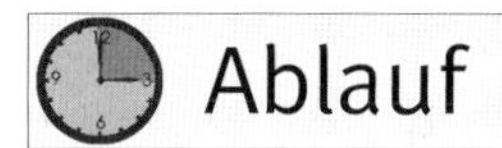

Ablauf

❶ Alle Teilnehmer sitzen in einem Kreis, und der Trainer erzählt, dass in dieser Einheit erklärt wird, wie die Haut aufgebaut ist und was Neurodermitis ist.

❷ Vor dem Trainer steht das Hautmodell, das unter einem Tuch verhüllt ist.

❸ Der Trainer bzw. die Leitfigur malt mit einem Kugelschreiber bei jedem Teilnehmer auf eine freie Hautstelle ein kleines Quadrat.

❹ Der Trainer fragt in die Runde, wer einen Zauberspruch kennt.

❺ Alle Teilnehmer sprechen den Zauberspruch, während ein Kind von Teilnehmer zu Teilnehmer geht, um das aufgemalte Quadrat mit dem Zauberstab zu verzaubern.

❻ Der Trainer enthüllt das herbei gezauberte Hautmodell (siehe Trainerinfo 3: Basteltipps für ein Hautmodell).

❼ Er beschreibt und erklärt den Aufbau und die Aufgaben der Haut. Dabei geht er auf folgende Hautbestandteile ein: Oberhaut, Lederhaut, Unterhaut, Poren, Schweißdrüsen, Haare, Talgdrüsen, Adern und kurz, in vereinfachter Form, auf das Abwehrsystem der Haut. Zum leichteren Verständnis kann der Trainer die Haut mit einem Haus vergleichen (siehe Trainerinfo 2: Hautaufbau).

❽ Die Kinder werden aufgefordert, zu schätzen wie dick die Haut ist. Ihnen wird danach mitgeteilt, dass die Haut eine ganz dünne Schicht ist, nicht dicker als ein Blatt Papier.

❾ Im Vergleich zur gesunden Haut wird nun erklärt, was bei der Haut bei Neurodermitis anders ist: die Talgdrüsen (Fettmaschinen) und die Schweißdrüsen (Kühlanlage) in der Haut arbeiten nicht so viel wie in der gesunden Haut. Von daher ist die Haut bei Neurodermitis nicht so gut geschützt und viel trockener als die gesunde Haut. Das Abwehrsystem der Haut dagegen (Polizisten) arbeitet zu viel. Von daher ist die Haut überempfindlich und reagiert bzw. juckt schneller als gesunde Haut.

⑩ Der Trainer stellt den Kindern die drei Schweregrade der Neurodermitis anhand der Photos des SCORADS vor. Den Kindern wird erklärt, dass an einem Körper alle drei Schweregrade zu finden sein können und dass die Grenzen der Schweregrade nicht immer klar voneinander abzugrenzen sind. Es kann fließende Übergänge geben.

⑪ Die Kinder werden aufgefordert, bei sich zu schauen, welche Schweregrade der Neurodermitis an ihrem Körper zu finden sind.

i Praktische Hinweise

Werden im Verlauf der Schulung die Kratzalternativen angesprochen, so sollte den Kindern erklärt werden, wie sie der Neurodermitishaut helfen können:
Eincremen unterstützt und repariert den Schutzmantel (das Dach des Hauthauses).
Massieren, Klopfen, Kneifen macht den Schutzmantel nicht so schnell kaputt wie das Kratzen mit den Fingernägeln.
Kühlen und Entspannen beruhigt das Abwehrsystem (die Polizisten).

Selbst-/ Fremdwahrnehmung
Fühl mal! -Spiel

3
K2

Kinder 2 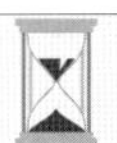 25 Minuten

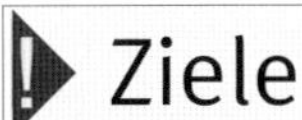

- Sensibilisierung für Selbst- und Fremdwahrnehmung
- Förderung der Akzeptanz der eigenen Person
- Wahrnehmung der gesunden Haut

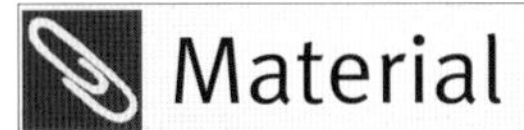

- Verschiedenes Material mit unterschiedlichen Oberflächen, die verschiedene Hautzustände imitieren sollen
- Kinderlupen
- Arbeitsbuch
- Buntstifte
- Klebstoff

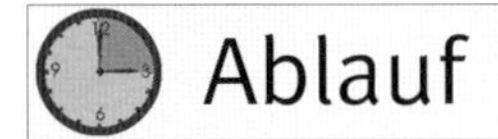

1. Der Trainer erklärt den Kindern, dass Jucken der Haut am ehesten an trockenen Stellen entsteht oder wenn die Haut schon entzündet und rot ist. "Welche Stellen an Eurer Haut fühlen sich rauh, rubbelig, hügelig, trocken und glatt an?"
2. Der Trainer sucht mit den Kindern verschiedene Hautstellen an ihrem Körper. Es soll vermittelt werden, wie unterschiedlich sich die Flächen auf der eigenen Haut anfühlen können.
3. Neurodermitishaut benötigt intensivere Pflege, weil die Haut empfindlicher ist als gesunde Haut.
4. Die Kinder erkennen während dieses Fühlspiels auch die großen Areale von gesunder Haut, die sie an ihrem Körper haben.
5. Fühl-mal!-Spiel: der Trainer ermutigt jedes Kind, unterschiedliche Hautstellen zu fühlen (gemeinsam mit einer Stelle wie Ohrläppchen beginnen).
6. Der Trainer stellt nun eine Schachtel mit verschieden beschaffenen Oberflächen auf den Tisch (kleines Stückchen Pflaster, Zellstoff, Tupfer, Leinen, Schmirgelpapier, Styropor etc.).
7. Die Kinder sollen nun zuerst die Haut fühlen, dann passende Stoffe suchen, die der Haut in der Oberfläche ähneln.
8. Auf Arbeitsblatt Kinder 5: Fühl-mal!-Spiel des Arbeitsbuches aufkleben und Körperteil aufschreiben (Ohr, Hand, usw.).
9. Trainer macht Kindern klar, dass "gesund" nicht immer gleich "glatt" bedeutet, sondern dass auch gesunde Haut rauh sein kann (Ellenbogen, Lippen).

⑩ Anhand der aufgeklebten Stücke, zum Beispiel glatte Verbandsstoffe und rauhe Pflasterteilchen, wird noch einmal auf der eigenen Haut nachgefühlt, ob es sich ähnlich anfühlt. Auch der Vergleich – eingecremt gegen nicht eingecremt – ist hier möglich!

⑪ Hiermit wird die Wahrnehmung des eigenen Hautzustandes vertieft, auch wie sich die Haut durch den Einsatz von Cremes verändern kann. Kinder können von nun an "erfühlen", ob sich durch die Therapie eine Veränderung des Hautbildes spürbar gemacht hat.

Haut

Auslöser bei Neurodermitis

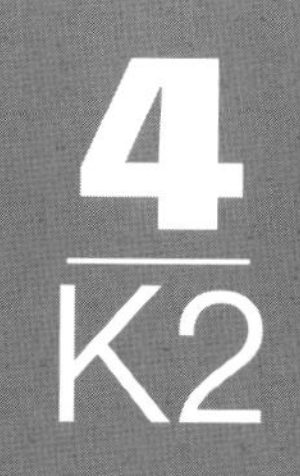

Kinder 2 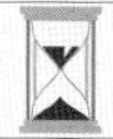 30 Minuten

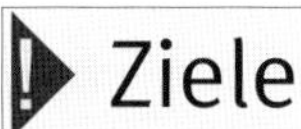

Ziele

Wissenserweiterung der Kinder zu den Auslösern der Neurodermitis und deren Vermeidung

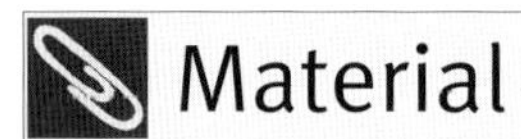

Material

- Isomatten
- Stoffsack gefüllt mit Symbolen bzw. Modellen der diversen Auslöser, z.B. Pollenkalender, Sprühdose, Sonne, Photo einer Katze, Photo/ Modell einer Hausstaubmilbe, Stück Teppich, Kuscheltier, .., Gesichter, die Gefühle wie Angst, Trauer, Freude, Ärger, Stress darstellen, Gesicht, das schwitzen muss, Modelle von Nahrungsmitteln wie Ei, Nüsse, Fisch, Zitrusfrüchte, ...
- Arbeitsmappe mit Arbeitsblatt Kinder 6: "Auslöser"
- Stifte

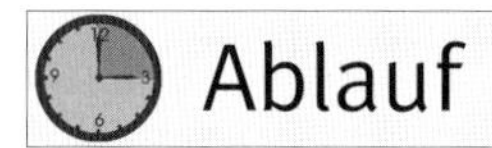

Ablauf

1. Trainer und Kinder sitzen auf den Isomatten im Kreis. Der Trainer hat den Auslösersack bei sich.
2. Der Trainer möchte von den Kindern wissen, in welchen Situationen ihre Haut zu jucken beginnt.
3. Jedes Kind darf der Reihe nach in den Auslösersack hinein greifen und einen Auslöser herausnehmen.
4. Dann wird gemeinsam überlegt, was dieser Gegenstand mit der Neurodermitis zu tun hat und wie er gegebenenfalls vermieden werden kann.
5. Gegenstände, die besprochen wurden, werden in die Mitte gelegt.
6. Nachdem alle Auslöser besprochen wurden, schlägt jedes Kind in seiner Arbeitsmappe das Arbeitsblatt Kinder 6 "Auslöser" auf und kreuzt an, welche der angegebenen Auslöser seine Neurodermitis verschlimmern.

Praktische Hinweise

Um Zeit zu sparen, ist es sinnvoll die Auslöser im Auslösersack je nach Themengebiet zu bündeln, z.B. Thema Hausstaubmilbe (Hausstaubmilbe, Teppich, Kuscheltier, Gardine ...), Thema Nahrungsmittel (Ei, Nüsse, Fisch, Zitrusfrüchte ...), Thema Gefühle (Angst, Freude, Ärger ...).
Man kann das Auslöserspiel auch in einer leicht abgeänderten Variante spielen: der Auslösersack wird mit den typischen Auslösern und mit Nichtauslösern gefüllt. Die Kinder können nun entscheiden, ob es sich um einen Auslöser handelt oder nicht?

Ruheübung, Körperwahrnehmungsübung: "Bierdeckelübung"

Kinder 2 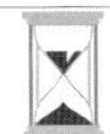 15 Minuten

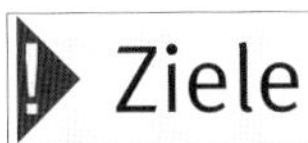

Kennenlernen einer Ruheübung, Schulung der Körperwahrnehmung

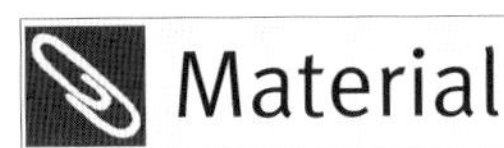

- Bierdeckel
- Isomatten
- Kassettenrekorder
- Entspannungsmusik
- Stempel

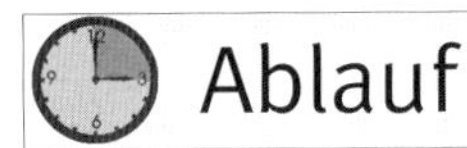

❶ Isomatten liegen im Raum verteilt.

❷ Die Kinder finden sich paarweise zusammen und suchen sich Platz auf einer Isomatte.

❸ Der Trainer erklärt den Kindern den Ablauf der Ruheübung.

❹ Von jedem Pärchen legt sich nun ein Kind bäuchlings auf die Isomatte. Das andere Kind sitzt oder kniet vor der Isomatte.

❺ Der Trainer verteilt an jedes sitzende bzw. knieende Kind Bierdeckel

❻ Der Trainer stellt Entspannungsmusik an.

❼ Der Trainer gibt die Anweisung: "die liegenden Kinder dürfen jetzt die Augen schließen und sich vorstellen an einem ruhigen Platz (z.B. Strand oder Garten) zu liegen. Die Sonne ist angenehm warm und ein leichter Wind kühlt die Haut. Der Wind bringt Blätter von den Bäumen und lässt sie sanft auf den Körper fallen. Aus den Blättern bildet sich eine angenehme Decke".

❽ Die Kinder lassen in der Zwischenzeit die Bierdeckel auf den gesamten Körper vom Kind auf der Isomatte fallen.

❾ Die liegenden Kinder werden aufgefordert, darauf zu achten, aus wie vielen Blättern (Bierdeckeln) ihre Decke besteht.

❿ Wenn alle Bierdeckel verbraucht sind, bittet der Trainer die Kinder, noch einen Augenblick liegen zu bleiben und zu spüren, wie sie sich unter der Decke fühlen – was angenehm bzw. unangenehm ist. Danach kehren die liegenden Kinder mit der Aufmerksamkeit in den Raum zurück und setzen sich auf.

⓫ Nachdem sie sich aus der Bierdeckeldecke befreit haben, tauschen die Kinder die Rollen.

12. Im Anschluss an die Ruheübung wird in der Gruppe berichtet, wie jeder einzelne die Übung erlebt hat und aus wie viel Bierdeckeln die Decke bestand.
13. Alle Kinder, die mitgemacht haben, bekommen zur Belohnung einen Stempel in ihren Trainingspass.

i Praktische Hinweise

Diese Übung eignet sich gut als Vorstufe zu Entspannungsübungen, besonders bei eher unruhigen Kindern.
Kinder sollten den Hinweis bekommen, dass die Polizisten in der Haut durch Entspannung und Ausruhen beruhigt werden.

Aufgabe für zu Hause

Kratzreduktion durch Einsetzen des Schatzes: "Klopfen, Drücken, Massieren"

6 / K2

Kinder 2 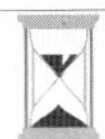 10 Minuten

Kratzreduktion durch Einsetzen des Schatzes Nr. 2: "Wenn es juckt: Klopfen, Drücken, Massieren", Eincremetechnik von Pflegecremes.

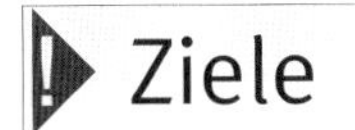

Ziele

- Förderung des Einsatzes von Kratzalternativen
- Kinder werden angeregt, die Schulungsinhalte im Alltag umzusetzen
- Einführung in das Thema: "Technik und Hygiene beim Cremen von Pflegecremes"

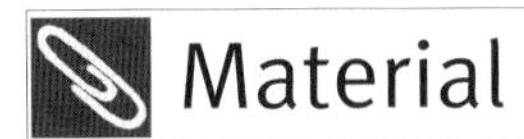

Material

- Schatzkarte Nr. 2: "Wenn es juckt: Klopfen, Drücken, Massieren"

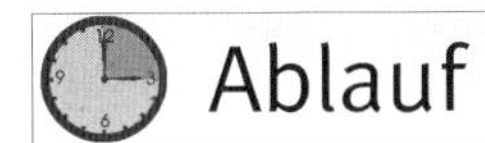

Ablauf

1. Der Trainer zeigt den Kindern die Schatzkarte Nr. 2:"Wenn es juckt: Klopfen, Drücken, Massieren".
2. Der Trainer erklärt, dass durch den Einsatz dieses Schatzes der Schutzmantel der Haut nicht so schnell beschädigt wird. Durch Kratzen mit den Fingernägeln hingegen geht der Schutzmantel sehr schnell kaputt.
3. Die Kinder werden aufgefordert, bis zur nächsten Schulungseinheit diesen neuen Schatz bei Juckreiz auszuprobieren. Zur nächsten Einheit sollen sie dann über die Erfahrungen mit der neuen Kratzalternative berichten können.
4. Der Trainer verteilt die Schatzkarte Nr. 2 an die Kinder.
5. Die Kinder werden angeregt, die Schatzkarte in gut sichtbarer Position in ihrem Zimmer aufzuhängen.
6. Den Kindern wird erläutert, dass in der nächsten Stunde die Technik und Hygiene des Eincremens von Pflegecremes besprochen wird.
7. Analog zu diesem Thema werden die Kinder aufgefordert, sich zur nächsten Einheit Gedanken zum Eincremen von Pflegecremes zu machen. Sie können sich z.B. folgende Fragen stellen: "Wie oft creme ich mich ein? Gefällt mir das Eincremen? Muss ich beim Eincremen etwas beachten?"
8. Die Kinder werden aufgefordert, zur nächsten Schulungseinheit ihre Lotionen, Cremes und Salben sowie ihre Kosmetikprodukte (Shampoo, Duschgel ...) mitzubringen.

i Praktische Hinweise

Da die Aufgabe für zu Hause aus drei Teilen besteht, sollten sich die Kinder die Aufgabe für zu Hause aufschreiben oder einen Merkzettel mit nach Hause bekommen, damit sie die Aufgabe für zu Hause zur nächsten Einheit nicht vergessen (siehe Arbeitsblatt Kinder 7: Aufgabe für zu Hause zum 3. Treffen).

Eincremetechnik und Basispflege
Gliederung

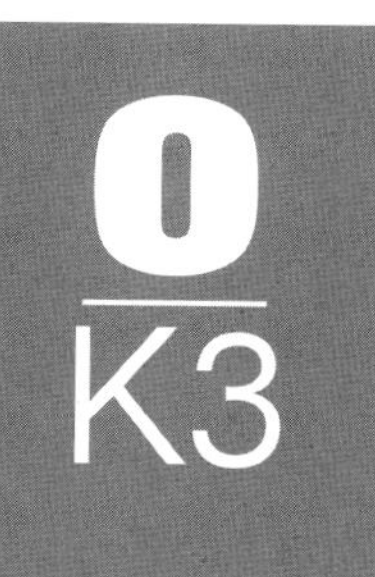

Kinder 3

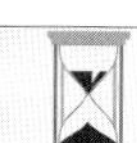

Gliederung

❶ Besprechen der Aufgabe für zu Hause, Technik des Eincremens von Pflegecremes
❷ Rollenspiel zur Festigung der Eincremetechnik und zum Umgang mit Salben
❸ Baden und Duschen
❹ Rollenspiel zur Festigung des Themas: Baden und Duschen
❺ Stufe 1 des Stufenplans
❻ Entspannungsübung mit Elementen der Progressiven Muskelrelaxation nach Jakobson: "Besuch eines Schiffes"
❼ Aufgabe für zu Hause: Kratzreduktion durch Einsetzen des Schatzes: "Eincremen"

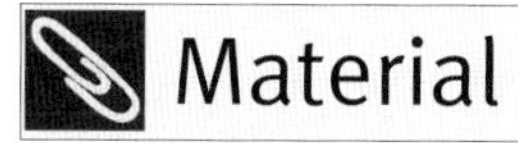

Material

- Stempel, Arbeitsmappen der Kinder
- Stifte, Plakat, Heftzwecken, Klebeband
- Utensilien für das Rollenspiel: Arztkleidung, Proben von Pflegesalben, Spatel
- Mitgebrachte Externa der Kinder
- Kiste mit empfohlenen Seifen, Shampoos
- SCORAD-Poster
- Trainersortiment von Externa der Stufe 1
- grüne Klebepunkte für die Externa der Stufe 1 der Kinder
- Modell einer Stufenplantreppe
- Materialien, Symbole und Modelle zum Füllen der grünen Stufe: Creme aus Stufe 1, Ölbad aus Stufe 1, Dusche und Eincremen nach Sport und Schwitzen, Auslöser, Sauna, Wechseldusche, Entspannung, schöne Dinge für den Tag
- Spatel, Nierenschale, Baumwollkompressen, Mülleimer
- Isomatten, Entspannungsgeschichte, Entspannungsmusik, Kassettenrekorder
- Schatzkarte Nr. 3: "Eincremen"
- kleine Cremetöpfe

Hautpflege

Besprechen der Aufgabe für zu Hause

1
K3

Kinder 3 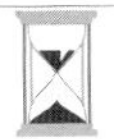 25 Minuten

Technik des Eincremens von Pflegecremes

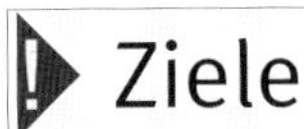

Vermittlung von Basiswissen zur Hygiene und zur Technik des Eincremens von Pflegecremes

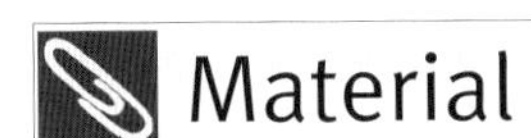

- Stifte
- großes Blatt Papier
- Heftzwecken oder Klebeband (oder vorgefertigte Karteikarten)
- Stempel

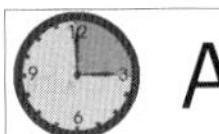

1. Trainer und Kinder sitzen im Kreis.
2. Trainer bespricht mit jedem Kind, wie es das Einsetzen der neuen Kratzalternative "Drücken, Massieren, Kneifen" einer juckenden Hautstelle in der vergangenen Woche empfunden hat.
3. Trainer leitet über zum Thema Eincremen und bespricht den zweiten Teil der Aufgabe für zu Hause. Aufgabe war es, zu Hause zu schauen, wie die Kinder sich eincremen.
4. Die Kinder, die die Aufgabe für zu Hause gemacht haben, bekommen in ihren Trainingspass zur Belohnung einen Stempel.
5. Gemeinsam mit den Kindern wird die Technik des Eincremens und hygienische Aspekte zum Cremen von Pflegecremes im Gespräch erarbeitet (Trainerinfo 5: Hygiene und Technik des Eincremens).
6. Trainer kann mit folgenden Fragen das Gespräch beginnen bzw. lenken:
   Wie empfindet ihr das Eincremen?
   Wie oft sollte man sich cremen?
   Muss man beim Eincremen irgendwas beachten?
   Muss man vor dem Eincremen etwas machen?
   Muss man sich cremen, wenn es der Haut gut geht?
   Wie nehmt ihr die Creme aus dem Cremetopf?
   Wie fühlt sich das Eincremen angenehm an?
7. Jedes Kind darf eine richtige Aussage zum Eincremen auf einem Poster schriftlich festhalten (oder z.B. vom Trainer vorgefertigte Karteikarten mit richtigen Aussagen zur Technik des Eincremens an der Wand aufhängen).
8. Am Ende der Gesprächsrunde wird das Poster im Raum aufgehängt, wo es nach Möglichkeit im Verlauf der Schulung hängen bleiben soll.

Eincremetechnik

Rollenspiel zur Festigung der Eincremetechnik und zum Umgang mit Salben

2
K3

Kinder 3 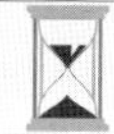 10 Minuten

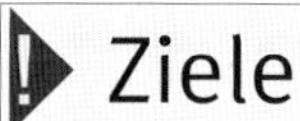

Ziele

- Wiederholung und Vertiefung des Wissens und der Fertigkeiten zum Umgang mit Cremes und Salben
- Lernkontrolle

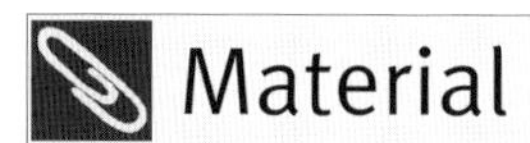

Material

- Arztkleidung und Utensilien
- Proben von Pflegecremes u.ä.
- Spatel

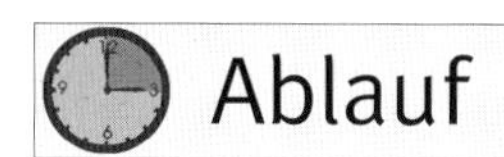

Ablauf

❶ Zum Erlernen der Eincremetechnik wird ein Rollenspiel durchgeführt: ein Kind spielt den Arzt, der die Creme verschreibt, und zwei Kinder spielen "Mutter/Vater und Kind". Der Trainer steht dem Arzt zur Seite (der Trainer sollte die Arzthelferin spielen, um das Spiel indirekt lenken zu können).

❷ Der Sinn des Rollenspieles ist es, die Eincremetechnik in ihren einzelnen Schritten zu wiederholen.

❸ Beispiel zum möglichen Rollenspielverlauf:

Arzt: Guten Morgen, Corinna.
Corinna: Guten Morgen, Herr Doktor
Mutter: Guten Morgen, Herr Doktor, mein Kind hat wieder so rote Stellen am Hals und an den Händen.
Arzt: Ja, die Neurodermitis blüht wieder auf.
Corinna: Es juckt so doll...
Arzt: Dann gebe ich Dir mal eine gute Salbe für die roten Stellen mit, die Arzthelferin zeigt Dir, wie Du die Salbe auftragen musst. Und für die trockene Haut bekommst Du noch eine Pflegecreme. Bis nächste Woche, dann schaue ich Dich wieder an.
Corinna: Auf Wiedersehen.
Mutter: Auf Wiedersehen.
Arzthelferin: So Corinna, jetzt zeige ich Dir die Eincremetechnik, das heißt, wie man das mit dem Eincremen macht.
Mutter: Mein Kind lässt immer soviel Salbe am Löffel zurück. Soll man das nicht lieber auf die Haut schmieren, das ist doch sonst Verschwendung.
Corinna: Aber Mama, hast Du nicht gehört, was die Arzthelferin gesagt hat? Die Heilsalbe muss dünn aufgetragen werden!

Arzthelferin: Ja, Du hast Recht (sie lässt sich von einem Kind die wichtigen Arbeitsschritte aus dem Arbeitsbuch vorsagen. Sie wiederholt die Sätze, dabei macht sie die Schritte mit einer Salbe vor).

❹ Corinna und ihre Mutter wiederholen das praktische Üben.

i Praktische Hinweise

Kind mit der Doktorrolle hat viel Wissen zu zeigen, gut unterstützen, möglichst ein Kind in diese Rolle wählen, welches diese auch bewältigen kann.

Körperpflege
Baden und Duschen

3
K3

Kinder 3 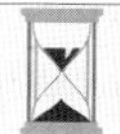 20 Minuten

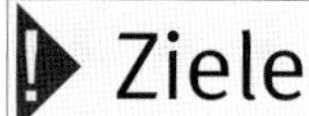

Ziele

- Analyse des Bade- und Duschverhaltens
- Abstimmung der Gewohnheiten auf die empfohlenen Richtlinien
- Vermittlung eines altersentsprechenden Grundwissens zu der Wahl der Hautpflegemittel
- Erprobung neuer Handlungsroutinen

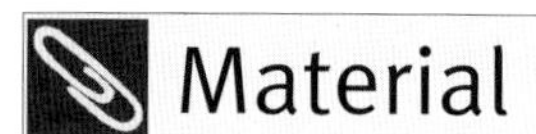

Material

- von den Patienten mitgebrachte eigene Hautpflege- und Reinigungsmittel
- Kiste mit empfohlenen “Seifen, Shampoos, Lotionen”
- Arbeitsbuch

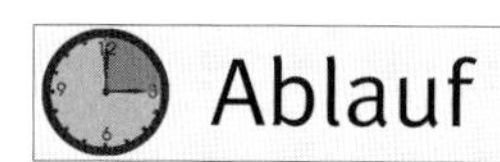

Ablauf

1. Ein Auslöser, dem eine erhöhte Aufmerksamkeit gewidmet werden sollte, ist das Benutzen von für die empfindliche Haut unserer Neurodermitis-Patienten ungünstigen Körperpflege- und Reinigungsmitteln.
2. Kinder erzählen nacheinander, welche Bade- und Duschgewohnheiten in den Familien bestehen.
3. Auf dem Arbeitsblatt Kinder 9: Baden und Duschen werden die Grundregeln für eine hautschonende Körperreinigung zusammengetragen.
4. Mitgebrachte Kosmetikartikel werden jetzt zum Beispiel auf Farbstoffe, Duftstoffe getestet. Je nach Alter der Patienten kann auch auf den pH-Wert von 5 – 6 eingegangen werden, dieser pH-Wert ist gut für unsere Haut und hält sie gesund.
5. Jetzt können die mitgebrachten Kosmetikartikel von den Kindern sortiert werden. Welche Artikel tun der Haut gut, welche sind eher nicht geeignet, welche schaden der Haut?
6. Anschließend werden aus einer Kiste geeignete Beispiele vorgestellt. Wenn es das Alter der Kinder zulässt, werden diese Produktreihen im Arbeitsbuch notiert oder eine Informationskarte für die Eltern eingeklebt.
7. Weiterhin muss deutlich herausgestellt werden, dass der Hautpflege in erscheinungsfreien Zeiten die Bedeutung des Schutzes vor Trockenheit der Haut zukommt.
8. Eine gemeinsame kurze Pantomime zum Thema “ich gehe ins Ölbad” kann anschließen. Gemeinsam prüft man die Temperatur des Badewassers, füllt das Mittel ein, genießt das Bad, achtet auf die Zeit, tupft sich vorsichtig ab und cremt sich anschließend sorgsam und mit Bedacht ein.

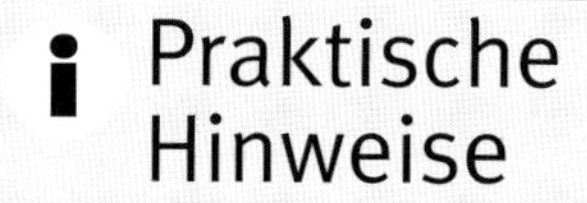

Praktische Hinweise

Kinder nicht zu sehr betrüben, wenn ihr Shampoo sich als falsch herausstellt.

Rollenspiel zur Festigung des Themas: Baden und Duschen

Kinder 3 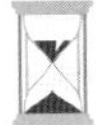 10 Minuten

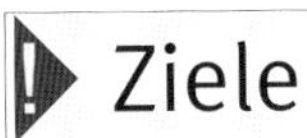

- Vertiefung von Kenntnissen
- Steigerung der sozialen Kompetenz

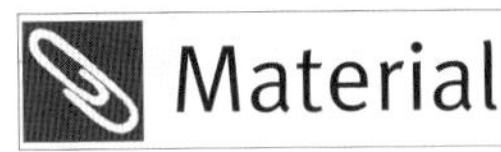

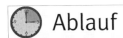

- einige Shampoos usw.
- evtl. Handpuppen

❶ Kinder spielen Einkaufen von Hautpflegemitteln (oder spielen mit Handpuppen), wobei es darauf ankommt, den Verkäufer, gespielt vom Trainer oder einem der Kinder, richtig über die notwendigen Kriterien eines geeigneten Hautpflegemittels zu informieren. Der Trainer kann als Figur des Verkäufers das Spiel gut lenken.

❷ Beispiel zum möglichen Rollenspielverlauf:

Kind: Guten Tag, ich möchte ein neues Haarshampoo kaufen

Verkäufer: Ja, da können wir dieses wunderschön grüne, nach Pfirsich duftende Shampoo empfehlen

Kind: Nein danke, ich habe eine Neurodermitis und benötige ein Haarwaschmittel ohne Parfüm und möglichst ohne Farbstoffe

Verkäufer: Oh, natürlich haben wir hier auch etwas ganz Mildes ohne Duft und Farbstoffe. Aber sagen Sie mir doch bitte, was eine Neurodermitis ist?" usw.
... sagen Sie mir, wie heiß sollte das Wasser sein und warum nicht eine Stunde lang baden?“

❸ Auf dieses Thema, “wie erläutere ich anderen meine Erkrankung”, wird im Stundenverlauf vertiefend eingegangen. Hier kann man die im Schulungsverlauf erworbenen Kenntnisse und deren Umsetzung erforschen.

Hautpflege
Stufe 1 des Stufenplans

5
K3

Kinder 3 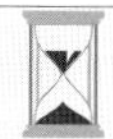 35 Minuten

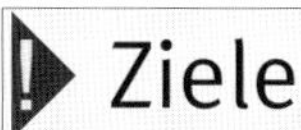

Ziele

Vermittlung von Wissen zur Hautpflege und zum alltäglichen Verhalten bei einer Neurodermitis mit dem Schweregrad 1

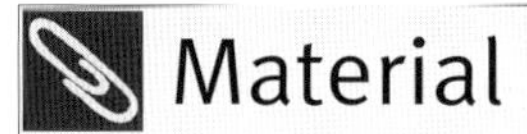

Material

- Poster mit Photos der drei Schweregrade der Neurodermitis (SCORAD)
- Hautpflegeprodukte der Kinder
- Hautpflegeprodukte der Stufe 1: Lotionen, Cremes, Salben
- Grüne Klebepunkte, analog zur Farbe des Stufenplans der Hautstufe 1
- Spatel, Nierenschalen, Baumwollkompressen, Mülleimer
- Modell einer Stufenplantreppe
- Materialien, Symbole und Modelle zum Füllen der grünen Stufe: Creme aus Stufe 1, Ölbad aus Stufe 1, Dusche und Eincremen nach Sport und Schwitzen, Auslöser, Sauna, Wechseldusche, Entspannung, schöne Dinge für den Tag

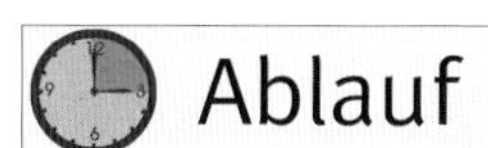

Ablauf

1. Trainer und Kinder sitzen im Kreis.
2. Trainer wiederholt mit den Kindern, wie die drei Hautstufen der Neurodermitis aussehen. Als Hilfestellung kann der SCORAD mit den Photos der drei Schweregrade der Neurodermitis genutzt werden.
3. Gemeinsam wird überlegt, was für Hautpflegeprodukte eine Haut mit dem Schweregrad 1 benötigt. Sie braucht viel Feuchtigkeit und etwas Fett.
4. Jedes Kind darf eine Creme aus seinem Sortiment von zu Hause vorstellen, die es auf Hautstellen der Stufe 1 cremt.
5. Das Kind gibt etwas Creme auf einen Baumwolltupfer und gibt den Tupfer in die Runde, so dass die anderen Kinder diese Creme auf einer Hautstelle, z.B. am Unterarm ausprobieren können.
6. Besitzt ein Kind keine Creme für die Hautstufe 1, so darf es sich aus dem Sortiment des Trainers eine neue Creme aussuchen und diese Creme der Runde vorstellen.
7. Auf alle Cremes der Kinder der Hautstufe 1 wird zur besseren Erkennung ein grüner Punkt geklebt.
8. Nachdem alle Kinder eine Creme für die Hautstufe 1 vorgestellt haben, leitet der Trainer über zum Thema Stufenplan.
9. Trainer stellt den Kindern den Stufenplan vor (Trainerinfo 6: Stufenplan der Neurodermitis).
10. Trainer baut die leere Stufenplantreppe auf.

11. Trainer erklärt den Kindern, dass in dieser Einheit die grüne Stufe besprochen wird.
12. Gemeinsam mit den Kindern werden die Inhalte der Stufe 1 des Stufenplans erarbeitet und gegebenenfalls wiederholt, z.B. Eincremetechnik, Körperreinigung, Verhalten nach Sport, Vermeidung von Auslösern, Alltagsbewältigung, Entspannung.
13. Die Kinder legen je nach Thema die Materialien für die Stufe 1 in die grüne Stufenplantreppenstufe hinein.
14. Trainer gibt den Kindern den Hinweis, dass in den kommenden Einheiten die gelbe und die rote Stufe besprochen wird und dass die Kinder anschließend einen eigenen Stufenplan als Kopie mit nach Hause bekommen.

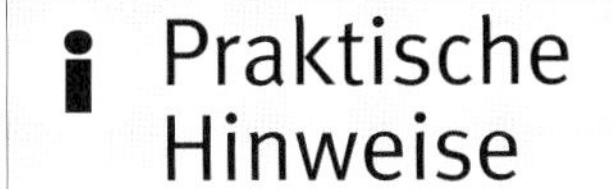

Bevor die Kinder die verschiedenen Cremes ausprobieren, sollte der Trainer fragen, ob eines der Kinder bestimmte Salben bzw. Inhaltsstoffe nicht verträgt.

Entspannungsübung mit Elementen der Progressiven Muskelrelaxation nach Jakobson "Besuch eines Schiffes"

6
K3

Kinder 3 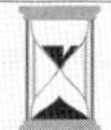 10 – 15 Minuten

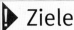

Kennenlernen einer Entspannungsübung

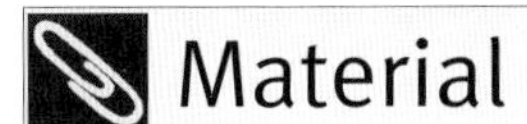

- Isomatten
- Entspannungsgeschichte: Besuch eines Schiffes
- Kassettenrekorder
- Entspannungsmusik
- Stempel

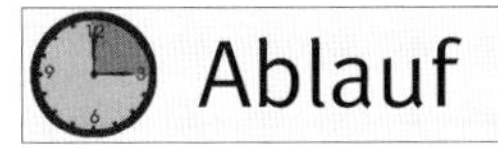

❶ Jedes Kind sucht sich eine Isomatte.
❷ Trainer erklärt den Ablauf der Entspannungsübung.
❸ Jedes Kind legt sich bequem auf den Rücken, verhält sich ruhig und schließt, wenn es mag, die Augen.
❹ Trainer beginnt die Geschichte "Besuch eines Schiffes" vorzulesen: "Du bist in einem großen Hafen, gehst über die Stege und schaust dir die Schiffe an. Jedes der Schiffe sieht anders aus. In einiger Entfernung entdeckst du ein großes Schiff. Du gehst näher und siehst eine merkwürdige Fahne oben flattern. Wem mag dieses Schiff wohl gehören? Du kannst nirgends eine Rampe entdecken, um das Schiff zu betreten, aber an der Seite hängt ein dickes Tau herunter. Es sind in gleichmäßigen Abständen Knoten in dem Tau zum Festhalten. Du ergreifst es mit beiden Händen und ziehst Dich daran hoch. Dabei umschließt du das Tau, machst die Hände zu einer festen Faust. Oben angekommen schüttelst du die Hände und Arme aus (wie fühlen sie sich jetzt an?).
Jetzt schaust du dich erst einmal richtig um. Du siehst das Ruderrad. Boh, das ist toll! Du gehst hin, versuchst es zu bewegen, aber es ist festgestellt. Um es zu lösen brauchst du viel Kraft. Du beißt die Zähne fest zusammen und hälst es mit beiden Händen und mit einem leichten Ruck ist es geschafft. Du entspannst dich einen Moment, lässt Arme und Hände locker hängen und entspannst Deine Kiefermuskeln.
Es ist immer noch niemand auf Deck zu sehen. Du gehst auf dem Schiff herum und schaust dir alles an. Plötzlich stehen zwei große Eimer genau in deinem Weg. Du nimmst sie mit beiden Händen hoch – sie sind sehr schwer. Dabei musst Du die Schultern hochziehen, um die Eimer

vom Boden zu heben. Langsam setzt du sie an der Seite ab und schüttelst Arme und Schultern aus.
Du wunderst dich, dass immer noch keiner auf dem Schiff zu entdecken ist. Jetzt trampelst du fest mit den Füßen auf dem Boden. Du stampfst wie ein Elefant. Doch niemand kommt.
Richtig müde von allem suchst du dir einen gemütlichen Platz zum Ausruhen. Legst dich auf ein Kissen auf den Rücken – ganz bequem und locker. Die Sonne blinzelt dir in die Augen. Du kneifst sie fest zusammen und lässt sie dann bequem geschlossen. Es ist ganz ruhig an Deck. Leise hörst du das Wasser gegen den Rumpf des Schiffes schlagen und spürst eine leichte Bewegung. Du wirst ganz ruhig. Dein Atem geht ruhig ein und aus. Du spürst, dass dein Körper schwer wird und ganz schlaff und die Sonne wärmt dich angenehm.
Wenn du zurück in den Raum kommst, zählst du bis fünf, machst die Hände zur Faust, öffnest die Augen und bist frisch, wach und entspannt."

❺ Im Anschluss an die Entspannungsübung wird in der Gruppe berichtet, wie jeder einzelne die Übung erlebt hat.

❻ Jedes Kind, das bei der Entspannung mitgemacht hat, bekommt zur Belohnung einen Stempel in seinen Trainingspass.

Aufgabe für zu Hause

Kratzreduktion durch Einsetzen des Schatzes Nr. 3: "Eincremen"

6
K3

Kinder 3 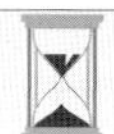 5 Minuten

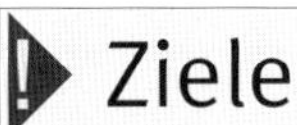

Förderung des Einsatzes von Kratzalternativen; Kinder werden angeregt, Schulungsinhalte im Alltag umzusetzen.

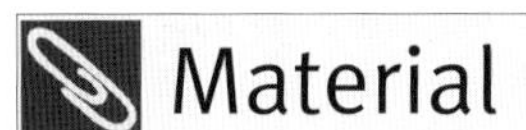

- kleine Salbentöpfe
- Schatzkarte Nr. 3: "Wenn es juckt: Eincremen!"

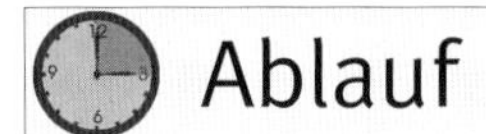

1. Der Trainer zeigt den Kindern die neue Schatzkarte: "Wenn es juckt: Eincremen".
2. Der Trainer erklärt, dass durch das Eincremen der Schutzmantel der Haut unterstützt und repariert wird.
3. Der Trainer fordert die Kinder auf, zur nächsten Einheit die neue Kratzalternative (Eincremen) auszuprobieren.
4. Der Trainer fragt: "Was brauchen wir, um den neuen Schatz, das Eincremen, anzuwenden?" Die Antworten sind z.B. "einen Cremetopf".
5. Jedes Kind erhält ein Cremetöpfchen für seine Pflegesalbe im Hosentaschenformat.
6. Der Trainer diskutiert mit den Kindern den Standort des Cremetöpfchens, damit es bei Juckreiz auch greifbar ist, z.B. am Bett, in der Schule, im Badezimmer, im Sportbeutel etc.
7. Der Trainer verteilt die Schatzkarte Nr. 3: "Wenn es juckt : Eincremen!" an die Kinder.
8. Kinder bekommen den Hinweis, die Schatzkarte in gut sichtbarer Position in ihrem Zimmer aufzuhängen.
9. Kinder sollen in der nächsten Stunde ihre Erfahrungen mit dem Eincremen bei Juckreiz berichten können.
10. Kinder sollen noch einmal ihre Cremes und Salben zur nächsten Stunde mitbringen.

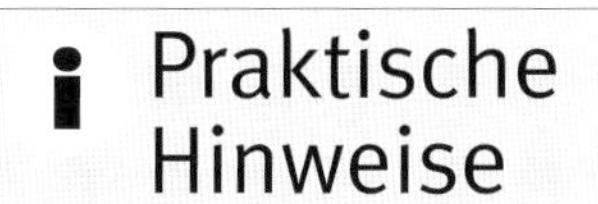

Der Cremetopf kann von den Kindern ganz individuell gestaltet werden (anmalen oder bekleben), damit die Kinder mit Freude und Stolz "ihren Cremetopf" identifizieren und animiert werden, ihn zu benutzen.

Salben- und Bädertherapie, Umschläge, Verbände

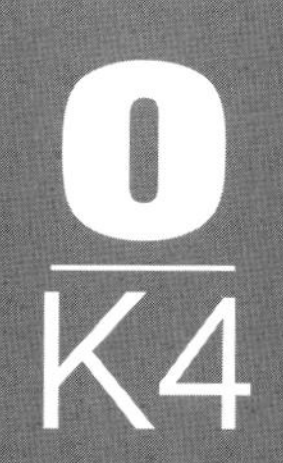

Gliederung

Kinder 4

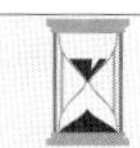

Gliederung

❶ Besprechen der Aufgabe für zu Hause
❷ Stufe 2 des Stufenplans, Anlegen von Umschlägen
❸ Auseinandersetzung mit den eigenen spiegelbildlichen Verzerrungen
❹ Stufe 3 des Stufenplans, Anlegen von Verbänden
❺ Ruheübung : "Ballmassage"
❻ Aufgabe für zu Hause: Kratzreduktion durch Einsetzen des Schatzes: "Ablenkung, Spiel"

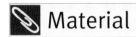

Material

- Pflaster, Scheren
- Stempel, Arbeitsmappen der Kinder
- Externa der Kinder
- Trainersortiment an Externa: Pflegecremes, Heilsalben, wässrige Lösungen
- Gelbe und rote Klebepunkte für die Externa der Kinder
- Modell einer Stufenplantreppe
- Materialien, Symbole und Modelle zum Füllen der gelben und der roten Stufe: Cremes aus Stufe 2 und 3, Bäder für Stufe 2 und 3, Umschläge, Handschuhe, Auslöser, Verpackung eines juckreizhemmenden Medikaments, Entspannung, Stressbewältigung, Verbandsmaterialien, Hygiene, nicht Schwimmen gehen, Verpackung eines Antibiotikums, Arzt
- Kochsalzlösung, Baumwollkompressen, Nierenschalen
- Zerrspiegel
- Spatel, Watteträger, Gaze, Elastomull haft oder Schlauchverband, Baumwollwickel, Isomatten, Bocciakugeln, Kassettenrekorder, Entspannungsmusik
- Schatzkarte Nr. 4: "Ablenken, Spielen"

Einsatz der Kratzalternative "Eincremen"

Besprechen der Aufgabe für zu Hause

1
K4

Kinder 4 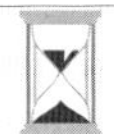 10 Minuten

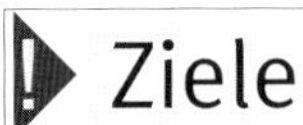

Der Trainer und die Kinder erhalten Rückmeldung wie das Einsetzen der Kratzalternative: "Eincremen" empfunden wurde.

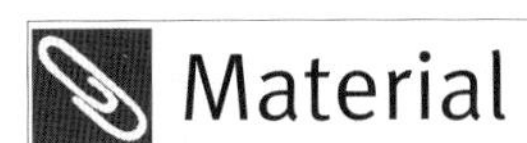

Stempel

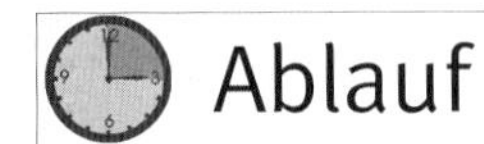

1. Der Trainer und die Kinder finden sich im Kreis zusammen.
2. Der Trainer begrüßt alle Kinder und fragt wie es ihnen in der vergangenen Woche gegangen ist.
3. Der Trainer bespricht mit jedem Kind, ob es die Kratzalternative: "Eincremen" eingesetzt hat und wie es die Kratzalternative empfunden hat.
4. Jedes Kind, das die Aufgabe zu Hause durchgeführt hat, bekommt zur Belohnung einen Stempel in seinen Trainingspass.

Stufenplan

Stufe 2 des Stufenplans: Anlegen von Umschlägen

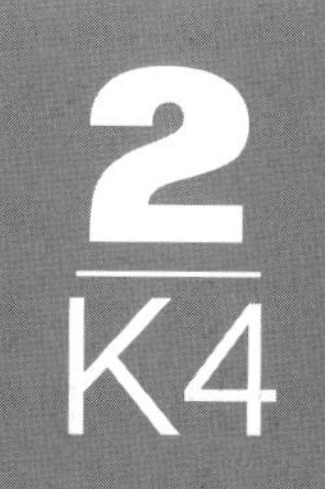

Kinder 4 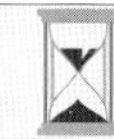 25 – 30 Minuten

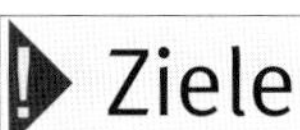

Vermittlung von Wissen zur Hautpflege und zum alltäglichen Verhalten bei einer Neurodermitis mit dem Schweregrad 2

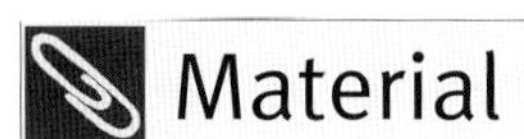

- Pflegecremes der Stufe 2 der Kinder
- Hautpflegeprodukte der Stufe 2: Cremes, Salben
- gelbe Klebepunkte
- Modell einer Stufenplantreppe
- Materialien, Symbole und Modelle zum Füllen der gelben Stufe: Creme aus Stufe 2, Ölbad aus Stufe 2, Umschläge, Handschuhe, Auslöser, Verpackung eines juckreizstillenden Medikaments, Entspannung, Stressbewältigung
- Utensilien für Kochsalzumschläge: Kochsalzlösung, Baumwollkompressen, Nierenschalen

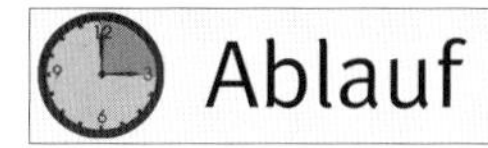

1. Der Trainer und Kinder sitzen im Kreis und der Trainer stellt das Thema der kommenden Schulungseinheit vor: die 2. Stufe des Stufenplans.
2. Der Trainer wiederholt mit den Kindern, wie die Haut beim Schweregrad 2 aussieht und was sie an Pflegeprodukten benötigt. (Die Kinder sollten weniger fette Salbengrundlagen benutzen).
3. Jedes Kind darf eine Creme/Salbe aus seinem Sortiment von zu Hause vorstellen, die es auf Hautstellen der Stufe 2 cremt.
4. Besitzt ein Kind keine Creme/Salbe für die Hautstufe 2, darf es sich aus dem Sortiment des Trainers eine Creme/Salbe aussuchen.
5. Auf alle Cremes/Salben der Kinder der Hautstufe 2 wird zur besseren Erkennung ein gelber Klebepunkt geklebt.
6. Gemeinsam mit den Kindern werden die Inhalte der Stufe 2 des Stufenplans erarbeitet und gegebenenfalls wiederholt.
7. Die Kinder legen je nach Thema die Materialien für die Stufe 2 in die gelbe Stufenplantreppenstufe hinein.
8. Abschließend wird die Durchführung von Kochsalzumschlägen bzw. Teeumschlägen durchgesprochen, und die Kochsalzumschläge werden praktisch geübt. (Trainerinfo 7: Kochsalzumschläge, Teeumschläge).
9. Der Trainer tränkt in einer Nierenschale einige Baumwollkompressen mit Kochsalzlösung.
10. Die Kinder cremen sich eine Stelle am Unterarm dünn ein.

⓫ Jedes Kind wird aufgefordert, sich eine Kompresse zu nehmen und sie auf die eingecremte Stelle zu legen.

⓬ Die Kinder fühlen, wie sich der Umschlag anfühlt.

⓭ Die Kinder werden aufgefordert, mit der freien Hand ca. 1/2 cm über der Kompresse zu fühlen, wie die Körperwärme aufsteigt.

⓮ Nach etwa 10 Minuten wird die Kompresse vom Arm genommen und die Kinder werden wiederum aufgefordert zu fühlen, wie lange die kühlende Wirkung der Kompresse noch anhält.

⓯ Der Trainer gibt den Kindern den Hinweis, dass sie auch Umschläge mit kühlem Leitungswasser machen können.

Körperwahrnehmung
Auseinandersetzung mit den eigenen spiegelbildlichen Verzerrungen

3
K4

Kinder 4 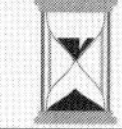 5 – 10 Minuten

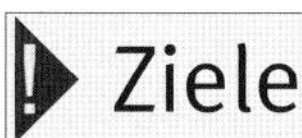

Im Kontakt mit anderen Kindern sollen eventuelle Ängste im Umgang mit dem eigenen Aussehen abgebaut werden.

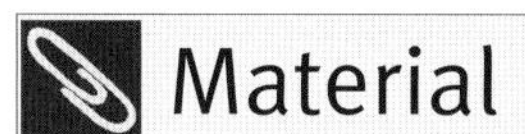

- mehrere flexible Handspiegel (ein Spiegel für zwei Kinder)
- 1 – 2 große flexible Spiegel, in denen die Kinder mit dem ganzen Körper abgebildet werden können

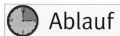

1. Vor einer Pause oder dem Abschluss einer Einheit werden die Spiegel in die Mitte des Stuhlkreises gestellt.
2. Die Kinder werden motiviert, jeweils zu zweit in einen Spiegel zu sehen.
3. Abwechselnd biegt und dreht ein Kind den Spiegel.
4. Sie können über das Gesehene reden:
   "Was ist gruselig?"
   "Was ist lustig?"

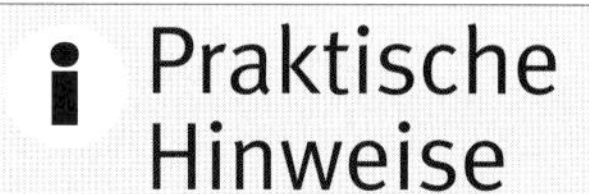

Kinder sollten möglichst selbständig den Spiegel nehmen und bewegen. Ein auflockerndes Element nach einer stark inhaltlich orientierten Stunde. Die Kinder schauen gerne in den Spiegel, reden jedoch nur bedingt über das Gesehene. Sie haben viel Spaß an den vielen Veränderungsmöglichkeiten.

Hautpflege beim Schweregrad 3

Stufe 3 des Stufenplans, Anlegen von Verbänden

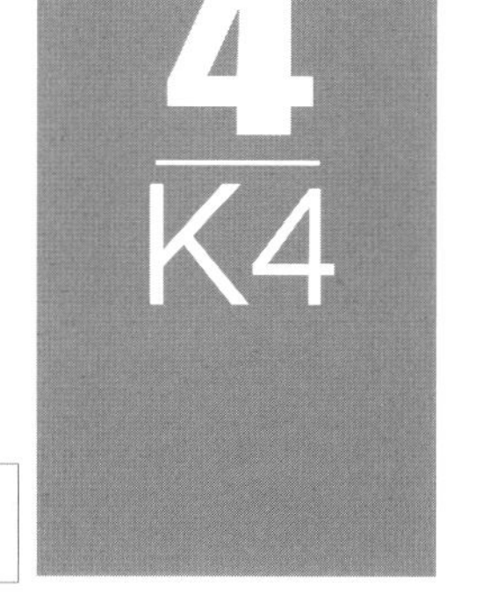

Kinder 4 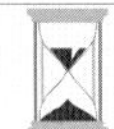 45 Minuten

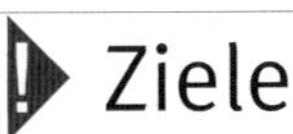

Vermittlung von Wissen zur Hautpflege und zum alltäglichen Verhalten bei einer Neurodermitis des Schweregrads 3

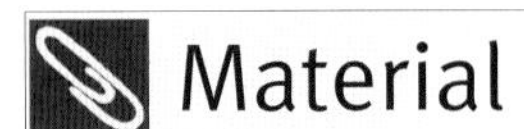

- Kopie des Stufenplans für die Kinder
- Hautpflegeprodukte der Kinder
- rote Klebepunkte
- Modell einer Stufenplantreppe
- Materialien, Symbole und Modelle zum Füllen der roten Stufe: Creme aus Stufe 3, Bad aus Stufe 3, Hygiene, Verband, Umschläge, nicht Schwimmen, Auslöser, Verpackung eines juckreizstillenden Medikaments, Verpackung von Antibiotika, Arzt, Stressbewältigung, Entspannung
- Heilsalben und wässrige Lösungen der Stufe 3
- Spatel, Baumwolltupfer, Wattestäbchen, Nierenschalen
- Verbandsmaterial: Gaze, Baumwolltupfer, Baumwollwickel, Elastomull haft oder Schlauchverband, Pflasterstreifen, Scheren

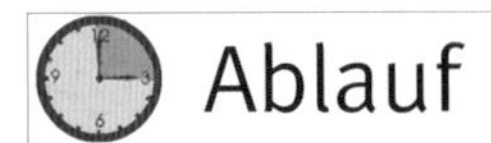

1. Der Trainer leitet über zum Thema Stufe 3 des Stufenplans.
2. Der Trainer wiederholt mit den Kindern, wie die Haut mit dem Schweregrad 3 aussehen kann.
3. Der Trainer fragt in die Runde, wer schon einmal den Schweregrad 3 an seiner Haut erlebt hat und wie die Haut versorgt wurde.
4. Besitzen Kinder Heilsalben bzw. wässrige Lösungen für die Stufe 3, so werden auf diese Hautpflegeprodukte zur besseren Erkennung rote Klebepunkte geklebt.
5. Der Trainer stellt den Kindern einige Heilsalben und wässrige Lösungen für den Schweregrad 3 vor und erklärt, wann welches Produkt seine Anwendung finden sollte.
6. Der Trainer bespricht mit den Kindern die Wirkstoffe der Produkte und die Technik des Auftragens auf die Haut. (Trainerinfo 5: Hygiene und Technik des Eincremens).
7. Gemeinsam mit den Kindern werden die weiteren Themen der Stufe 3 des Stufenplans erarbeitet.
8. Die Kinder legen je nach Thema die Materialien für die Stufe 3 in die rote Stufenplantreppenstufe hinein.

9. Nun haben die Kinder einen Überblick auf den kompletten Stufenplan. Die Kinder bekommen vom Trainer ihren eigenen Stufenplan auf Papier ausgehändigt.
10. Abschließend bespricht und übt der Trainer das Anlegen von Verbänden.
11. Der Trainer bespricht Situationen, in denen es sinnvoll ist, Verbände anzulegen. Er fragt die Kinder, wer schon einmal Verbände eingesetzt hat.
12. Der Trainer stellt die Verbandsmaterialien vor: Salbe, Spatel, Gaze, Kompressen, Mullbinden, Elastomull haft.
13. Der Trainer macht am Unterarm oder an der Hand eines Kindes vor, wie Verbände angelegt werden. Zum Vergleich der Verbandsmaterialien macht er einen Verband mit einer Mullbinde, den anderen mit Elastomull haft oder tubifast-Schlauchverband.
14. Beim Anlegen der Verbände gibt der Trainer praktische Tipps und wiederholt mit den Kindern die hygienischen Aspekte.
15. Der Trainer fordert die Kinder auf, sich zu zweit zusammen zu finden, um das Anlegen der Verbände gegenseitig zu üben.
16. Der Trainer verteilt die Verbandsmaterialien an die Kinder.
17. Die Kinder legen sich gegenseitig Verbände mit Mullbinden und Elastomull haft oder Schlauchverband an.
18. Der Trainer geht von Kind zu Kind und gibt gegebenenfalls Hilfestellung beim Anlegen der Verbände.
19. Der Trainer fordert die Kinder auf, zu spüren, wie sich die Verbände anfühlen.

Ruheübung: "Ballmassage"

Kinder 4 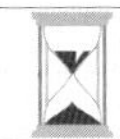 20 Minuten

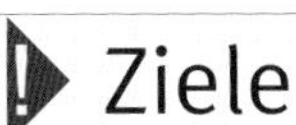 Ziele

Kennenlernen einer gemeinsamen Ruheübung für Eltern und Kinder.

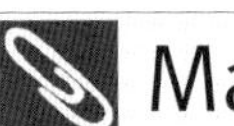 Material

- Isomatten
- Bocciakugeln
- Kassettenrekorder
- Entspannungsmusik
- Stempel

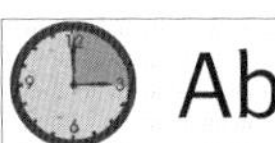 Ablauf

1. Die Eltern bzw. ein Elternteil und das Kind finden sich paarweise zusammen und suchen sich Platz auf einer Isomatte.
2. Der Trainer erklärt den Ablauf der Ruheübung.
3. Die Kinder legen sich auf dem Bauch auf die Isomatte. Die Eltern sitzen oder knien daneben.
4. Der Trainer teilt an jedes Elternteil zwei Bocciakugeln aus.
5. Die Eltern werden aufgefordert, mit den Kugeln über Rücken, Nacken, Po, Beine und Arme der Kinder zu rollen. Dabei können sie den Druck variieren, mal mit einer, mal mit zwei Kugeln rollen, mit beiden symmetrisch oder asymmetrisch kugeln.
6. Der Trainer stellt eine Entspannungsmusik an.
7. Nach ca. 5 Minuten werden die Rollen getauscht.
8. Ein Elternteil legt sich auf den Bauch auf die Isomatte, die Kinder bekommen die Kugeln und massieren ihre Eltern.
9. Nach ca. 5 Minuten stellt der Trainer die Entspannungsmusik ab und teilt den Eltern und Kindern mit, dass die Ruheübung langsam beendet wird.
10. Im Anschluss an die Übung werden in großer Runde Erfahrungen ausgetauscht. Dabei können Kinder und Eltern erzählen, was ihnen besonders gut bzw. nicht gefallen hat.
11. Alle Kinder, die bei der Ballmassage mitgemacht haben, bekommen zur Belohnung einen Stempel in ihren Trainingspass.

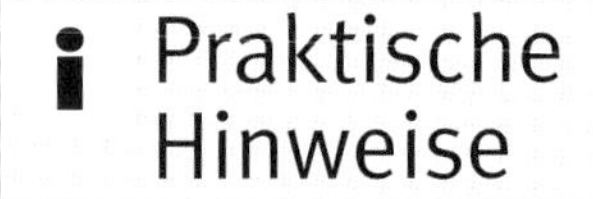

Prinzipiell kann diese Übung auch mit den noppigen Massagebällen durchgeführt werden. Für Neurodermitiskinder eignen sie sich jedoch nicht, da die Noppen auf der Haut Juckreiz erzeugen können. Im Allgemeinen ist diese Ruheübung bei den Teilnehmern immer sehr beliebt.

Aufgabe für zu Hause

Kratzreduktion durch Einsetzen des Schatzes Nr. 4: "Wenn es juckt: Ablenken, Spielen"

6
K4

Kinder 4 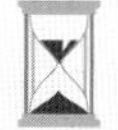 5 Minuten

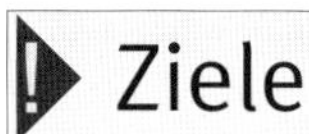

Ziele

- Förderung des Einsatzes von Kratzalternativen
- Kinder werden angeregt, die Schulungsinhalte im Alltag umzusetzen

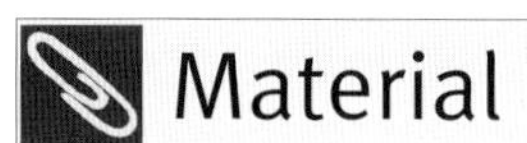

Material

- Schatzkarte Nr. 4: Wenn es juckt: "Ablenken, Spielen"

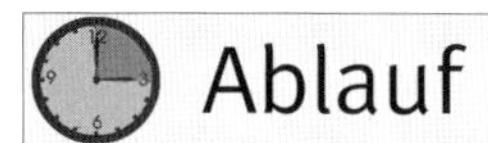

Ablauf

1. Der Trainer zeigt den Kindern die Schatzkarte Nr. 4: "Wenn es juckt: Ablenken, Spielen".
2. Der Trainer überlegt gemeinsam mit den Kindern, was sie unternehmen können, um sich vom Juckreiz durch Spielen ablenken zu können.
3. Der Trainer erklärt den Kindern, dass sie diesen neuen Schatz bis zur nächsten Woche ausprobieren sollen.
4. Der Trainer verteilt die Schatzkarte an die Kinder.
5. Die Kinder werden darauf hingewiesen, die Karte in gut sichtbarer Position in ihrem Zimmer aufzuhängen.
6. In der nächsten Woche sollen die Kinder berichten können, womit sie sich abgelenkt haben und ob sie mit der neuen Kratzalternative Erfolg gehabt haben.

Ernährung, Alltag- und Stressbewältigung
Gliederung

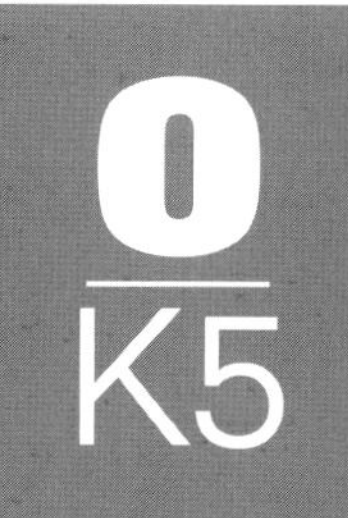

Kinder 5

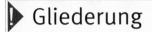

1. Besprechen der Aufgabe für zu Hause
2. Ernährungsspiel
3. Buchlesung und Besprechung "Irgendwie Anders"
4. Rollenspiele zur Alltagsbewältigung
5. Ruheübung: "Wettermassage"
6. Aufgabe für zu Hause: Kratzreduktion durch Einsetzen des Schatzes Nr. 5: "Entspannung", Vorbereitung auf den Videospot (1. und 2. Variante)

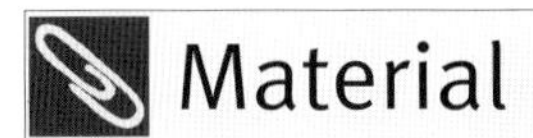

- Stempel, Arbeitsmappen der Kinder
- Ernährungsspiel
- Videokamera, Videokassette, Fernseher, evtl. Stativ, diverse Requisiten
- Kinderbuch: "Irgendwie anders"
- Isomatten, Entspannungsmusik, Kassettenrekorder
- Schatzkarte Nr. 5: "Entspannung"

Einsatz der Kratzalternative "Ablenken, Spielen"

Besprechen der Aufgabe für zu Hause

1
K5

Kinder 5 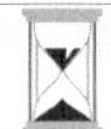 10 Minuten

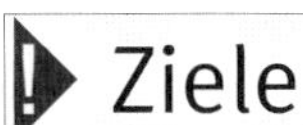

Der Trainer und die Kinder erhalten Rückmeldung wie das Einsetzen der Kratzalternative: "Ablenken, Spielen" empfunden wurde.

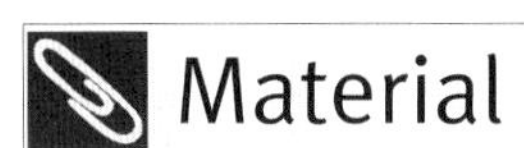

Stempel

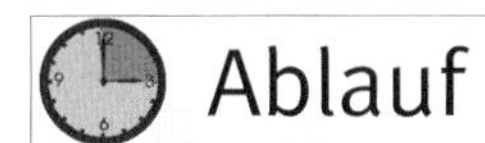

1. Der Trainer und Kinder finden sich im Kreis zusammen.
2. Der Trainer begrüßt alle Kinder und fragt wie es ihnen in der vergangenen Woche gegangen ist.
3. Der Trainer bespricht mit jedem Kind , ob es die Kratzalternative: "Ablenken, Spielen" eingesetzt hat und wie es die Kratzalternative empfunden hat.
4. Jedes Kind, das die Aufgabe für zu Hause gemacht hat, bekommt zur Belohnung einen Stempel in seinen Trainingspass.

Ernährung

Gesunde Ernährung bei Neurodermitis

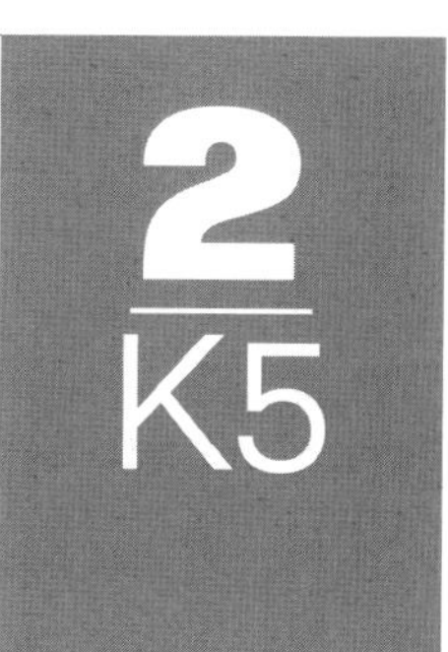

Kinder 5 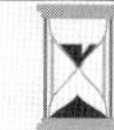 20 – 30 Minuten

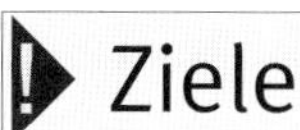 Ziele

- Kennenlernen der Gruppe bzw. des Trainers, falls bisher noch nicht geschehen.
- Erlernen von Regeln einer gesunden (vollwertigen) Ernährung
- Erweiterung des Wissens über Ernährung und Neurodermitis
- Stärkung der Eigenverantwortlichkeit bei der Ernährung

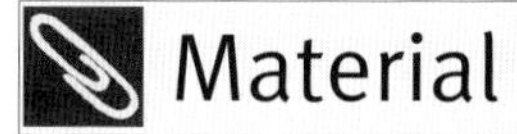 Material

- Nahrungsmittelpyramide (erhältlich bei: SCHUBI Lernmedien GmbH, Zeppelinstraße 8, 78244 Gottmadingen) oder
- Lebensmittelpyramide selbst gebastelt aus Karton mit verschiedenen Lebensmittelkarten

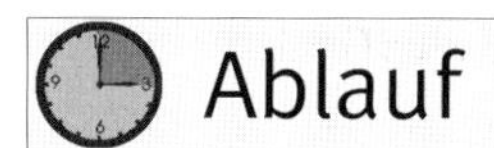 Ablauf

❶ Vorstellen der leeren Pyramide. “Kennt jemand diese Pyramide?”

❷ Die Kinder sollen nun die Pyramide mit den Nahrungsmitteldreiecken (oder Bilder von Lebensmitteln) füllen, je nachdem wie wichtig oder unwichtig ihnen die Nahrungsmittel sind oder von welchen Nahrungsmitteln sie viel essen oder trinken und von welchen ganz wenig.

❸ In Diskussion zwischen den Kindern über die Wichtigkeit zunächst nicht eingreifen.

❹ Der Trainer erklärt die unterschiedlichen Stufen der Pyramide und die Wichtigkeit der einzelnen Nahrungsmittelgruppen. Er geht darauf ein, warum die Nahrungsmittelgruppen aufeinander aufbauen, wie sie im Mengenverhältnis zueinander stehen und korrigiert u.U. in Diskussion mit den Kindern die zusammengesetzte Pyramide.

❺ Der Trainer fragt nach Nahrungsmittelunverträglichkeiten. Die Kinder legen die Nahrungsmittel, die sie vielleicht nicht essen sollen oder nicht vertragen, an den Rand der Pyramide vor sich ab.

❻ Der Trainer beurteilt, ob die Ernährung noch vollwertig ist, trotz Herauslassen von Nahrungsmitteln und erklärt es den Kindern: “Nimmt man also einen ganze Nahrungsmittelgruppe von unten heraus, dann stürzt die Pyramide zusammen, nimmt man aber nur etwas von ganz oben weg z.B. Süßigkeiten, passiert gar nichts”.

❼ Trainer fasst das Gesagte, Gelegte und Gelernte zusammen.

Stärkung der Selbstsicherheit, Umgang mit Ausgrenzung

Buchlesung und Besprechung "Irgendwie Anders"

3 / K5

Kinder 5  15 Minuten

Literaturhinweis siehe Anhang

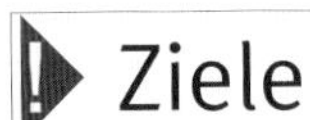

Ziele

- Stärkung der Selbstsicherheit und eines positiven Selbstbildes als ein zentraler Bestandteil in der erfolgreichen Neurodermitisschulung
- Erkennen von harmonischen sozialen Beziehungen und psychischem Wohlbefinden als eine wichtige Grundlage zum Erwerb von Handlungskompetenz
- Umsetzung von neu erworbenen Handlungsstrategien
- Bewältigungsressourcen des einzelnen herausstellen

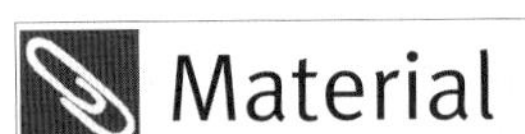

Material

Kinderbuch "Irgendwie anders" (Literaturhinweis siehe im Anhang)

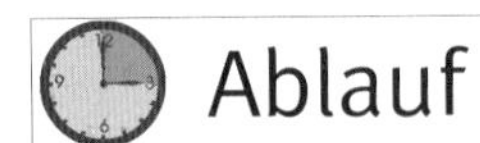

Ablauf

1. Kinder werden aufgefordert, sich gemütlich auf ein Mattenlager zu legen oder zu setzen. "Nun hört genau zu, denn es wird eine besondere Geschichte vorgelesen. In der Geschichte geht es um das Anderssein, Ausgeschlossen werden, keine Freunde finden. Es ist die Geschichte von 'Irgendwie Anders'."
2. Patienten folgen der Geschichte und werden an einigen Stellen aufgefordert, das Verhalten der Figuren zu bewerten, zu berichtigen. "Wer fühlt sich jetzt 'Irgendwie Anders'? Hat zu dir auch schon mal ein Kind gesagt, dass es nicht mit dir spielen will, weil deine Hände aufgekratzt sind?"
3. Die Kinder werden ermuntert, eigene, ähnliche Erlebnisse zu erzählen. Grundlegend ist eine vertrauensvolle Atmosphäre zu schaffen. Trainer hat die verantwortungsvolle Aufgabe, niemals die Situation aufkommen zu lassen, dass eines der Kinder bloßgestellt oder lächerlich gemacht wird.
4. Übertragung der erlebten Situationen auf ein Spiel der Fingerpuppen oder Handpuppen geeignet. Die Gruppe hilft, bei der Aufarbeitung dieser Themen die eigene Rolle der einzelnen Kinder darzustellen und Handlungsmöglichkeiten anzubieten.
5. Anschließend wird ausgewertet, z.B.: "Wie hast du dich gefühlt in deiner Rolle? Was hat dir geholfen? Was war weniger hilfreich? Wie hätte es anders ausgehen können? Was hätte dir besser helfen können?"

❻ Wichtig ist, Gelassenheit und ein wenig Verständnis für Neugier und Unwissenheit der anderen zu schaffen.

❼ Buchbeispiel ist ebenfalls gut für die Darstellung der positiven Rolle guter Freunde bei der Krankheitsbewältigung geeignet.

❽ Gemeinsam herausfinden, was an einem Freund wichtig ist, inwieweit soziale Unterstützung zu erwarten ist, weshalb ihre Freunde wohl mit ihnen gern zusammen sind.

❾ Eigene Stärken und gute Eigenschaften herausstellen.

❿ Erarbeiten, ob der visuelle Eindruck der Haut eigentlich für eine Freundschaft wichtig ist, dass er auf jeden Fall nicht entscheidend ist.

Rollenspiele zur Alltagsbewältigung

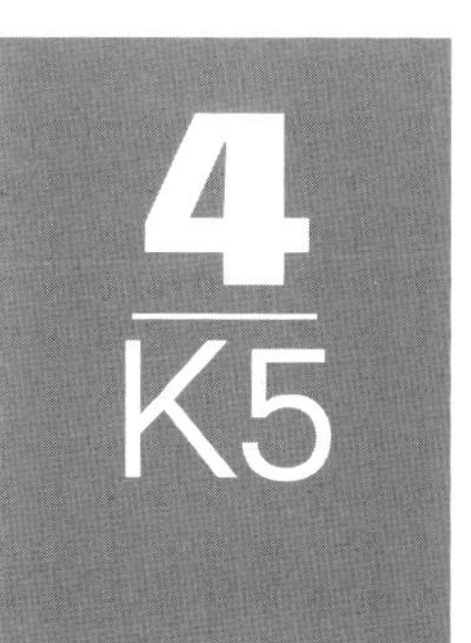

Kinder 5 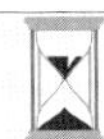 50 – 60 Minuten

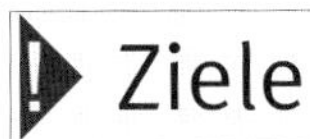

Ziele

Verhaltensdiagnostik und Einüben von neuem Verhalten. In geschützter Atmosphäre kann neues Verhalten ausprobiert werden, dabei lernen die Kinder voneinander. Außerdem bieten Rollenspiele eine gute Möglichkeit, Schulungsinhalte zu üben und zu wiederholen.

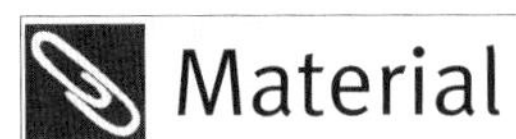

Material

- Videokamera
- Videokassette
- Monitor
- evtl. Stativ
- diverse Requisiten

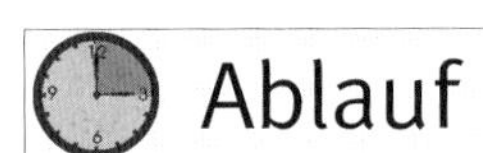

Ablauf

❶ Einstieg: mit der Videokamera vertraut machen , z.B. durch "Probeaufnahme", Kinder stellen sich nacheinander vor, berichten, was sie an der Neurodermitis besonders stört (wichtig für Themensammlung).

❷ Themen sammeln: i.d.R. sind in den Familiengesprächen, Elternrunden oder vorherigen Kindereinheiten Themen deutlich geworden, die sich als "Stoff" für die Rollenspiele eignen. Es bietet sich an, mit den anderen Kursleitern vor Beginn dieser Einheit Rücksprache zu halten. Außerdem lassen sich durch die "Probeaufnahmen" (s.o.) Themen sammeln.

❸ Rollen verteilen: Vor Beginn des Rollenspieles wird festgelegt, wer welche Rolle spielt, nach Möglichkeit sollte jedes Kind mitspielen.

❹ Spielszene: Es empfiehlt sich vor jedem Rollenspiel die Ausgangssituation, die zu übende Verhaltensstrategie und das Ziel des Rollenspieles zu klären. Wie detailliert diese Vorgaben sein müssen, hängt von der Zusammensetzung der Schulungsgruppe ab. Einige Gruppen "sprudeln über" vor eigenen Ideen und entwickeln aus dem Spiel heraus neue Szenen, andere brauchen ganz gezielte Hinweise und Vorschläge des Trainers.

❺ Hilfestellungen: Der Spielverlauf wird unterbrochen ("eingefroren": jeder verharrt auf seinem Platz), gemeinsam wird überlegt, wie es an dieser Stelle weitergeht oder welche anderen Lösungen denkbar sind, dann wird die Szene wieder "aufgetaut" und es geht weiter, oder: der Trainer begleitet die Kinder wie ein Schatten und flüstert vor; etc.

❻ Rückmeldung und Videofeedback: Nach Spielende wird das Rollenspiel besprochen und ggf. eine Videoaufnahme angesehen. Dabei entsteht eine gute Möglichkeit zum Erfahrungsaustausch ("kennst du das aus eigener Erfahrung?", "Was hätte man noch machen können?", ...). Evtl. wird die Situation in einem weiteren Rollenspiel mit einer anderen Lösungsmöglichkeit durchgespielt.

i Praktische Hinweise

Um Rollenspiele durchzuführen, sind Videoaufnahmen nicht zwingend erforderlich.
Der Trainer sollte akzeptieren, wenn eine Kindergruppe die Rollenspiele nicht aufzeichnen möchte.

Ruheübung: "Wetter-massage"

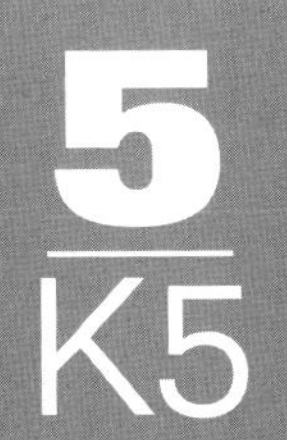

Kinder 5 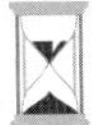 15 Minuten

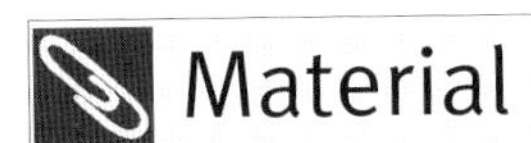

Material

- Isomatten
- Evtl. Entspannungsmusik
- Kassettenrekorder
- Stempel

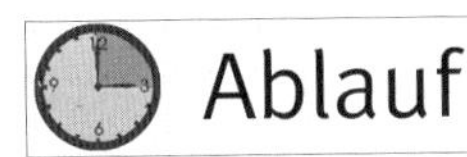

Ablauf

1. Ein Kind legt sich bäuchlings auf eine Matte, alle anderen knien sich um dieses Kind herum.
2. Der Trainer erzählt zu der Massage eine Wettergeschichte und zeigt den Kindern, was sie tun können: "Die Sonne scheint warm und angenehm". Die Hände werden überall für kurze Zeit flach auf den Körper gelegt. "Jetzt kommt leichter Wind auf". Mit den Händen den ganzen Körper vom Kopf beginnend zu den Füßen sanft abstreichen. "Nun wird der Wind stärker". Den Körper mit mehr Druck abstreichen, auch durch die Haare streichen. "Dicke Wolken kommen auf und die ersten Regentropfen fallen". Mit den Fingerkuppen sanft auf dem Körper "Klavier spielen". "Der Regen wird stärker, es gibt einen richtigen Regenschauer". Mit den Fingern stärker auf den Körper tupfen, dann mit der hohlen Hand den Körper abklopfen (den Kindern genau zeigen, wie sie die Hände halten sollen!). "Die Wolken ziehen langsam weiter, der Regen wird schwächer". Mit den Fingerkuppen wieder sanft "Klavier spielen". "Es kommt sanfter Wind auf": Wieder ganz sanft vom Kopf beginnend den Körper abstreichen. "Die Sonne scheint wieder warm und angenehm und trocknet den Regen". Die Hände sanft zum Schluss auf den Körper legen.
3. Jedes Kind sollte einmal in den Genuss der Massage kommen.
4. Jedes Kind, das sich an der Massage beteiligt hat, bekommt zur Belohnung einen Stempel in seinen Trainingspass.

Praktische Hinweise

Bei jüngeren Kindern eignet sich diese Massage mit Geschichte als Gemeinschaftsübung, bei älteren Kindern besser als Partnerübung.

Aufgabe für zu Hause [1]

Kratzreduktion durch Einsetzen des Schatzes Nr. 5: "Wenn es juckt: Entspannung" Vorbereitung Videospot

6
K5

Kinder 5 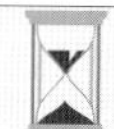 5 Minuten

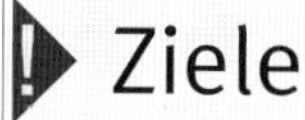

■ Förderung des Einsatzes von Kratzalternativen
■ Das teilnehmende Kind soll sich zu Hause überlegen, welchen wesentlichen Schulungsinhalt es als Videospot darstellen will

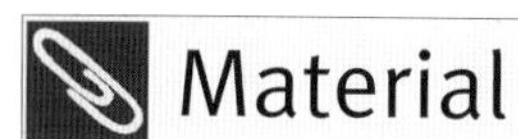

■ Schatzkarte Nr. 5: "Wenn es juckt: Entspannung"
■ einen Gegenstand aus dem Schulungsablauf (z.B. Kratzgegenstand)

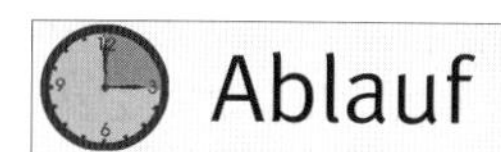

❶ Der Trainer zeigt den Kindern die Schatzkarte Nr. 5: "Wenn es juckt: Entspannung".
❷ Der Trainer überlegt gemeinsam mit den Kindern, wie sie sich in Juckreizattacken beruhigen können.
❸ Der Trainer erklärt den Kindern, dass sie diesen neuen Schatz bis zur nächsten Woche ausprobieren sollen.
❹ Der Trainer verteilt die Schatzkarten an die Kinder.
❺ Der Trainer bereitet die Kinder auf das Abschlusstreffen vor. Eine besondere Überraschung für die Eltern soll dabei ein kleiner Videofilm sein.
❻ Mit einem Gegenstand (z.B. Kratzgegenstand) demonstriert der Trainer, wie ein Spot aussehen kann (z.B. wird der Gegenstand von der/die hoch gehalten und er/sie sagt: "Kratzen, na klar, ...Pause ...mein Kratzstein!").
❼ Die Kinder überlegen sich zu Hause, was sie beim nächsten Treffen mitbringen, bzw. welchen Gegenstand aus der Schulung sie für einen Spot benutzen möchten.
❽ Damit es eine Überraschung bleibt, werden die Kinder aufgefordert, nichts von den Videospots den Eltern zu erzählen.

i Praktische Hinweise

Der Trainer sollte bei dem Gespräch im Blick haben, was sich bei dem einzelnen Kind während der Schulung als zentrales Thema herausgestellt hat und das Kind darauf orientieren (d.h. evtl. einen Tipp geben, welchen Gegenstand es benutzen kann). Das Beispiel des Trainers sollte so einfach wie möglich sein, um Leistungsdruck vorzubeugen.
Ein Kind hat einmal ein Spieltelefon mitgebracht und sein Thema "Freunde und Aussehen" mit Hilfe dieses Telefons beeindruckend dargestellt.

Aufgabe für zu Hause [2]

Kratzreduktion durch Einsetzen des Schatzes Nr. 5: "Wenn es juckt: Entspannung" Vorbereitung auf einen Videofilm: „Talkshow: Gesundheitsmagazin"

7
K5

Kinder 5 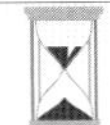 ca. 5 Minuten

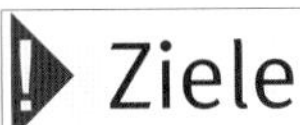

- Förderung des Einsatzes von Kratzalternativen
- Wiederholung und Festigung der Schulungsinhalte

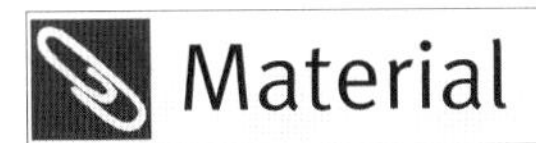

- Schatzkarte Nr. 5: "Wenn es juckt: Entspannung"
- Es bleibt den Kindern freigestellt, welche Materialien sie für die Darstellung ihrer Rolle benutzen möchten.

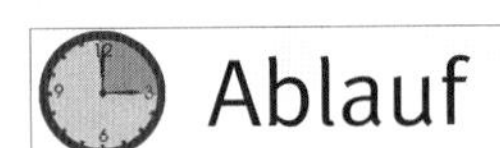

❶ Der Trainer zeigt den Kindern die Schatzkarte Nr. 5: "Wenn es juckt: Entspannung".

❷ Der Trainer überlegt gemeinsam mit den Kindern, wie sie sich in Juckreizattacken beruhigen können.

❸ Der Trainer erklärt den Kindern, dass sie diesen neuen Schatz bis zur nächsten Woche ausprobieren sollen.

❹ Der Trainer verteilt Schatzkarten an die Kinder.

❺ Der Trainer bereitet die Kinder auf das Abschlusstreffen vor. Eine besondere Überraschung für die Eltern soll dabei ein kleiner Videofilm sein. Es soll mit den Kindern die Talkshow: "Gesundheitsmagazin" zum Thema "Neurodermitis" dargestellt werden. Die Leitfigur wird als Moderator die Kinder durch die Talkshow führen.

❻ Trainer bespricht mit den Kindern die Rollenzuteilung. Jedes Kind soll in der nächsten Woche einen Gesundheitsexperten für ein spezielles Thema der Neurodermitis darstellen.

❼ Mögliche Expertenthemen können sein: Eincremen, Auslöser, Haut, Kratzalternativen, Baden/Duschen, Entspannungsübungen.

❽ Die Kinder dürfen ihre Rolle mit Schulungsmaterialien darstellen, z.B. Eincremeutensilien, Coldpack, Hautmodell ... .

❾ Die Kinder werden aufgefordert, in der kommenden Woche ihre Rolle vorzubereiten, so dass zu Beginn der letzten Einheit das Video für die Eltern gedreht werden kann.

Reflexion und Abschluss
Gliederung

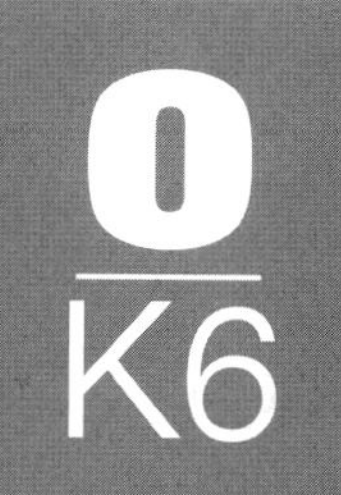

Kinder 6

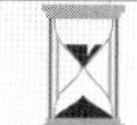

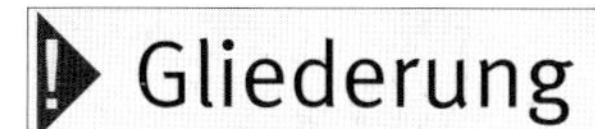

Gliederung

❶ Aufgabe für zu Hause: 1. Variante: Darstellung eines wesentlichen Schulungsinhalts in einem kurzen Video Spot, oder 2. Variante: Drehen des Videofilms "Gesundheitsmagazin zum Thema Neurodermitis".
❷ Schutzmantelspiel
❸ Gemeinsames Anschauen des Videofilms
❹ Abschlussspiel : "Montagsmaler" (1. Variante) oder
❺ Abschlussspiel : "Wetten, dass" (2.Variante)
❻ Abschlussrunde

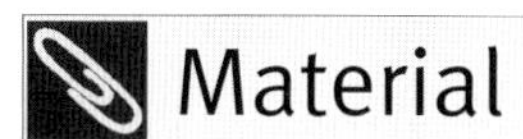

Material

- Leitfigur, Stempel, Arbeitsmappen der Kinder
- Videorekorder, Videokassette, Verbindungskabel, Fernseher
- Mitgebrachte Gegenstände der Kinder bzw. Schulungsmaterialien
- Ein großes Tuch als Hintergrundprogramm, Kordel zur Befestigung
- Evtl. Kartenständer
- Schutzmantelspiel
- Montagsmalerspiel: Tafel oder Flipchart, Kreide oder Stifte, Karteikarten mit Begriffen der Schulung
- Wetten, dass-Spiel: Verkleidungsmaterial, Mikrofon, Videokamera
- Karteikarten der 1. Einheit
- Urkunden (s. Trainerinfo 9)

Aufgabe für zu Hause / Reflexion und Wiederholung

Besprechen der Kratzalternative: "Entspannung" / Darstellung eines wesentlichen Schulungsinhalts in einem kurzen Videospot

1a
K6

Kinder 6 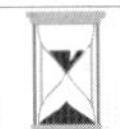 ca. 45 Minuten

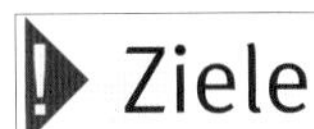

- Förderung eigener Kompetenz im Umgang mit der Krankheit
- Wiederholung und Vertiefung der Schulungsinhalte

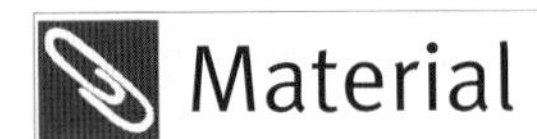

- Stempel
- 1 Camcorder, Verbindungskabel
- 1 Video-Kassette
- Gegenstände aus dem Seminar (z.B. Kühlakku)
- 1 großes Tuch als Hintergrundprogramm
- Kordel zur Befestigung
- evtl. Kartenständer
- kleiner ruhiger Raum oder abgetrennte Ecke
- 1 Fernsehmonitor

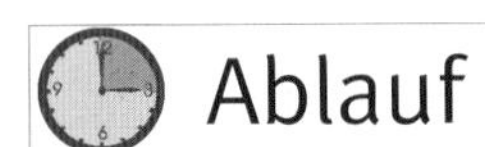

1. Der Trainer und die Kinder finden sich im Kreis zusammen.
2. Der Trainer begrüßt alle Kinder und fragt wie es ihnen in der vergangenen Woche gegangen ist.
3. Der Trainer bespricht mit jedem Kind, wie es das Einsetzen der neuen Kratzalternative "Entspannung" in der letzten Woche empfunden hat.
4. Der Trainer leitet über zum Thema "Drehen eines Videospots".
5. Jedes Kind, das die neue Kratzalternative ausprobiert hat und einen Gegenstand von zu Hause mitgebracht hat, um damit einen Videospot zu drehen, bekommt zur Belohnung einen Stempel in seinen Trainingspass.
6. Vorinformation der Kinder in Einheit 5 mit der Aufforderung, evtl. einen Gegenstand von zu Hause mitzubringen, aber auch eine Idee zu entwickeln. Geheimnis/Überraschung gegenüber den Eltern am Abschlusstag verdeutlichen.
7. Vorbesprechung des Spots mit dem vom Kind ausgesuchten Gegenstand.

8 Probe einer Szene mit dem Gegenstand. Jedes Kind sollte zu einem anderen Seminarinhalt eine Szene darstellen. Die Probe maximal 2 x wiederholen. Dem Kind Aufzeichnungsbeginn und Aufzeichnungsende deutlich machen.
9 Aufzeichnung: Damit zwischen den Spots der Kinder eine kleine Pause entsteht, mit FADE-Taste vor der Aufnahme abblenden: Aufnahme, dem Kind Aufnahmebeginn signalisieren, Kind spielt Szene, mit FADE-Taste abblenden, PAUSE-TASTE drücken.
10 Kind mit Lob entlassen.
11 Nächstes Kind in das Fernsehstudio bitten, wie bei 2. verfahren.
12 Auf dem Videoband werden somit die verschiedenen Schulungsinhalte angesprochen.
13 Aufführung der Spots vor den Eltern:
erste Möglichkeit: nacheinander die Spots zeigen.
zweite Möglichkeit: im Rahmen eines Ratespiels, in dem der Spot die Kandidaten vorstellt.

i Praktische Hinweise

Zeit: Vorinformation in Einheit 5: 3 – 5 Minuten, Drehen der Videospots in Einheit 6: 30 Minuten, Präsentation der Videospots in Einheit 6: 5 – 10 Minuten.
Die Kinder sind gespannt darauf, wie ihre Eltern auf ihren Film reagieren. Eltern sind oft auf ihre Kinder stolz, dass sie sich so was getraut haben. Alle haben Spaß, und es lassen sich spielerisch viele Inhalte des Seminars vermitteln.

Aufgabe für zu Hause / Reflexion und Wiederholung

Besprechen der Kratzalternative: "Entspannung" / Drehen des Videos: "Gesundheitsmagazin zum Thema Neurodermitis"

1b

K6

Kinder 6 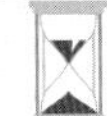 30 Minuten

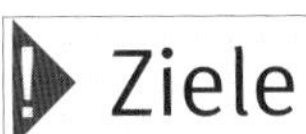

Ziele

Wiederholung und Vertiefung der Schulungsinhalte

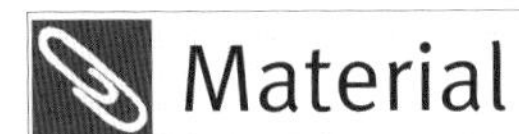

Material

- Stempel
- 1 Camcorder, Verbindungskabel, 1 Videocassette, Fernseher
- evtl. Schulungsmaterialien
- Leitfigur

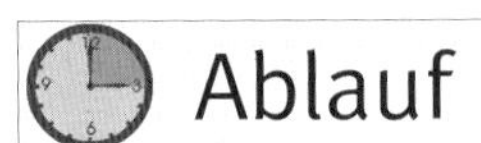

Ablauf

1. Der Trainer und die Kinder finden sich im Kreis zusammen.
2. Der Trainer begrüßt alle Kinder und fragt, wie es ihnen in der vergangenen Woche gegangen ist.
3. Der Trainer bespricht mit jedem Kind, wie es das Einsetzen der neuen Kratzalternative "Entspannung" in der letzten Woche empfunden hat.
4. Der Trainer leitet über zum Thema "Drehen eines Videos: Gesundheitsmagazin".
5. Der Trainer fragt, ob sich die Kinder auf ihre Expertenrollen vorbereitet haben.
6. Der Trainer verteilt Stempel in die Trainingspässe.
7. Der Trainer bespricht Ablauf des Videodrehs und macht den Camcorder startklar.
8. Der Trainer, die Leitfigur und die Kinder setzen sich in einen Halbkreis.
9. Der Trainer übernimmt mit der Leitfigur die Moderation der Talkshow. Die Leitfigur begrüßt alle Zuschauer zu Hause vor dem Fernseher und die Gesundheitsexperten zum Thema "Neurodermitis".
10. Die Leitfigur spricht der Reihe nach jeden Experten an und bittet ihn, das Wissen zu seinem Spezialthema zu erzählen. Sollte ein Experte mal den Faden verlieren, gibt die Leitfigur Hilfestellung und Unterstützung bzw. fragt die anderen Experten um Rat.

Wiederholung, Festigung
Schutzmantelspiel

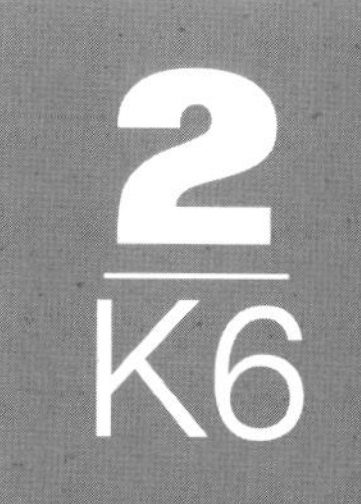

Kinder 6 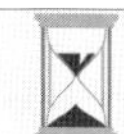 15 Minuten

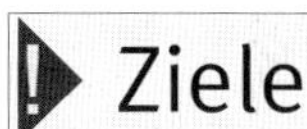

Ziele

- Abwandlung bekannter und erlernter Konzepte zur Juckreizbewältigung
- Wiederholung und Festigung
- Übertragung der Schulungsinhalte auf individuelle Krankheitssituation

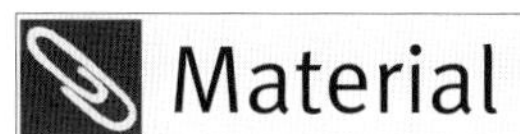

Material

- Umhang als "Schutzmantel der Haut"
- Symbolkarten für das Schutzmantelspiel (siehe Trainerinfo 8)

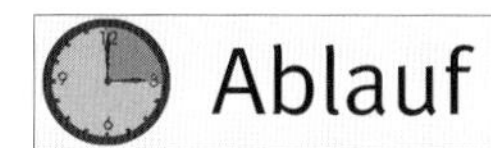

Ablauf

1. Die Kinder bilden am Boden auf den Matten einen Kreis.
2. Der Schutzmantel wird durch einen vorbereiteten Umhang bildlich gemacht.
3. Ein Kind wird aus der Gruppe gewählt, welches den noch völlig leeren Umhang überzieht. Dieses Kind setzt sich in die Mitte des Kreises.
4. Im Kreis werden nun viele Symbolkarten verteilt, auf diesen Karten befinden sich Hinweise in Schrift und Bildern, wie zum Beispiel Ölbad, viele Bonbons lutschen, Meer, Sonne, Streit, Ruhe, Eincremen usw.
5. Die Symbolkarten werden von den Kindern im Außenkreis dem Patienten mit dem Schutzmantel der Reihe nach angeboten (jedes Kind nimmt immer nur eine Karte).
6. Kind in der Mitte muss nun entscheiden, ob und warum dieses gut oder nicht gut für den Schutz seiner Haut ist.
7. Gemeinsam kann wiederholt werden, was dazu gelernt wurde; auch Kinder im Kreis sind gefragt.
8. Entscheidungen auf die individuelle Krankheitssituation abstimmen.
9. Am Ende befinden sich viele hilfreiche Dinge auf dem Umhang. Gemeinsam kann man das Ergebnis betrachten und vielleicht auftretende Fehler begründet korrigiere.
10. Spiel lässt sich durchaus wiederholen. Die Kinder erleben in diesem Spiel, wie viel Handlungskompetenz und Ressourcen sie zur Krankheitsbewältigung bereits aufgebaut haben. Schützende Maßnahmen, wie Eincremen, sich in ein Ölbad legen, mit guten Freunden Spaß haben, werden vom Trainer betont. Das Spiel endet mit der Frage an alle: "Was tut Dir besonders gut?" Alle Patienten sollten hierauf wenigstens eine richtige Antwort geben können.

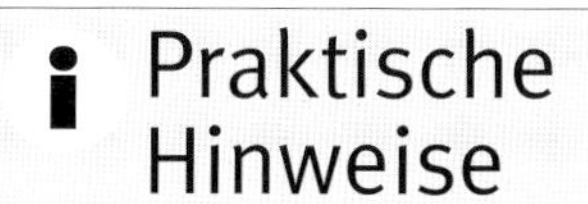

Praktische Hinweise

Die Zeit reicht nur zum einmaligen Spiel. Die Kinder können die Aufgaben gut lösen.

Reflexion und Wiederholung der Schulungsinhalte

3
K6

Gemeinsames Anschauen des Videofilms

Kinder 6 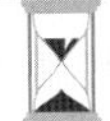 ca. 20 Minuten

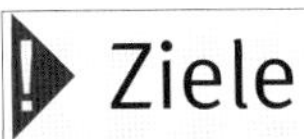

Wiederholung der Schulungsinhalte

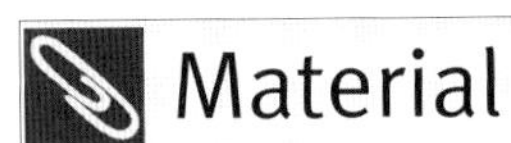

- Fernseher
- Videorekorder

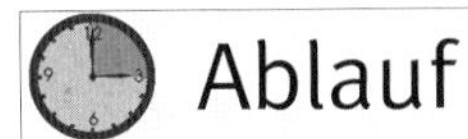

1. Trainer begrüßt die dazugekommenen Eltern.
2. Trainer erklärt den Eltern, dass die Kinder eine Überraschung für sie vorbereitet haben.
3. Alle schauen gemeinsam den Videofilm: “Gesundheitsmagazin zum Thema Neurodermitis” an.

Abschlussspiel 1. Variante

Wiederholungsspiel: “Montagsmaler”

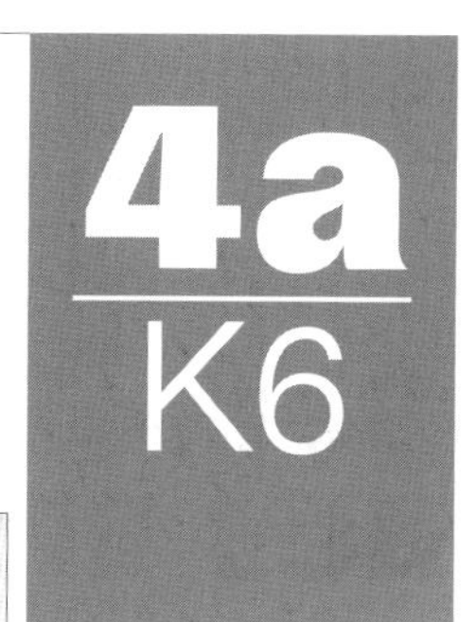

Kinder 6 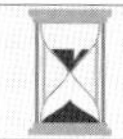 15 Minuten

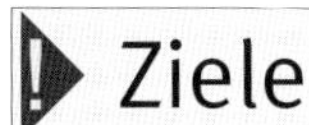

Wiederholung und Zusammenfassung des Kursinhaltes; Wissen und Kompetenz der Kinder wird den Eltern demonstriert.

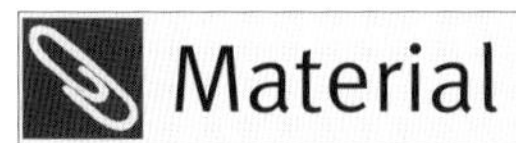

- Tafel oder Flip-Chart
- Kreide oder Stifte
- Karteikarten mit Begriffen aus der Schulung

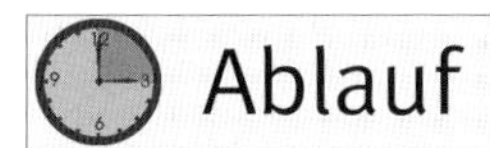

❶ Dieses Spiel wird als Wettkampf zwischen zwei Gruppen gespielt (z.B. Jungen gegen Mädchen oder Eltern gegen Kinder).

❷ Der Trainer hat Karteikarten vorbereitet, auf denen jeweils ein Begriff aus der Neurodermitisschulung aufgeschrieben ist (z.B. Hausstaubmilbe, eincremen, Entspannung, Katze, baden, ...).

❸ Abwechselnd malt ein Kind bzw. ein Erwachsener aus der ersten und zweiten Gruppe, alle anderen raten. Die Mannschaft, deren Teilnehmer den Begriff erraten hat, bekommt einen Punkt. Kann sie die vom Kursleiter gestellte Wiederholungsfrage beantworten, gibt es einen zusätzlichen Punkt.

❹ Die Fragen zu den Begriffen können wie folgt lauten:
Hausstaubmilbe: “Wo kommen Hausstaubmilben vor, was kann man tun, um sie zu reduzieren?”
Katze: “Was hat eine Katze mit Neurodermitis zu tun?” – “Kann man diesen Auslöser vermeiden?”
Eincremen: “Was muss man beim Eincremen beachten?”
Entspannung. “Welche Möglichkeiten der Entspannung kennst Du?” – “Warum ist das wichtig?”

Abschlussspiel 2. Variante

Wiederholungsspiel: "Wetten, dass"

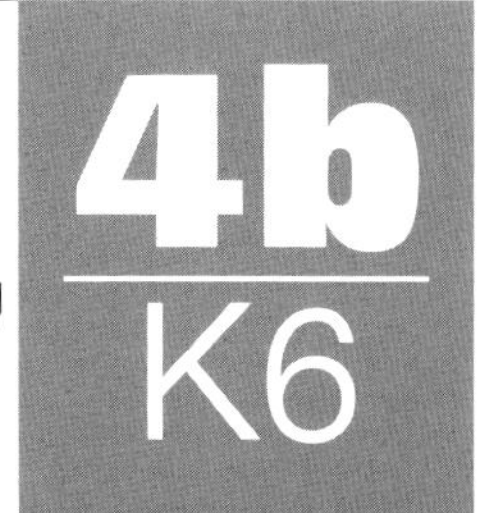

Kinder 5

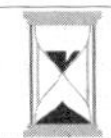 30 Minuten (und 20 Min. Vorbereitung)

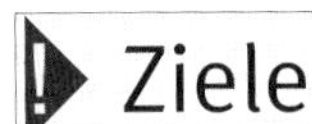

Ziele

Festigung der neu entstandenen Kompetenzen und Kontakte. Förderung des Vertrauens der Eltern in die Kompetenzen der Kinder. Integration der Kompetenzen in den Alltag.

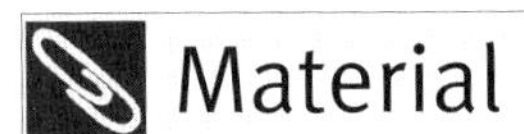

Material

- großer Raum für Eltern und Kinder gemeinsam
- Bühne und Showcouch
- Publikumsstuhlreihen
- Verkleidungsmaterial
- Mikrofon
- Videokamera

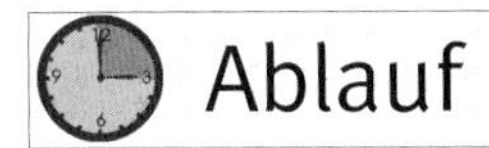

Ablauf

1. Die Kinder werden in der Einheit vorher über das Spiel informiert und drehen Videospots als Einstieg. "Thomas Gottschalk" wird bestimmt.
2. Die Trainer überlegen sich Wettfragen zum Thema Neurodermitis.
3. Die "Bühne" wird eingerichtet.
4. "Thomas Gottschalk" wird vom Trainer vorgestellt und begrüßt das Publikum. Er stellt einzeln die Kandidaten (Kinder) anhand der Videospots vor. Die Kandidaten nehmen auf der Couch Platz. "Thomas Gottschalk" befragt sie nach ihren Hobbys etc.
5. Die Kandidaten wählen Wettpaten aus dem Publikum. Wettpaten setzen sich mit auf die Couch.
6. Die Wette wird vorgestellt und Wettpaten gefragt, ob Kandidat die Aufgabe erfüllen kann. Falls der Wettpate die Wette verliert, wird ein Wetteinsatz festgelegt.
7. Der Wettkandidat versucht die Frage zu beantworten.
8. Falls die Frage falsch beantwortet wird, wird der Wetteinsatz eingelöst.
9. Auch bei richtigen Antworten kann – als besondere Überraschung – am Ende der Wetteinsatz eingelöst werden.

i Praktische Hinweise

Diese spielerische Form der Wissensdemonstration macht Kindern und Eltern Spaß. Falls genügend Zeit vorhanden, können auch den Eltern oder Geschwistern in gleicher Art und Weise Fragen gestellt werden. Es entsteht eine gelöste Stimmung und die Kinder helfen sich untereinander. Je nach Altersgruppe kann ein Trainer die Rolle des Quizmasters übernehmen.

Abschlussrunde
Kurze Reflexion der Schulung, Abschluss

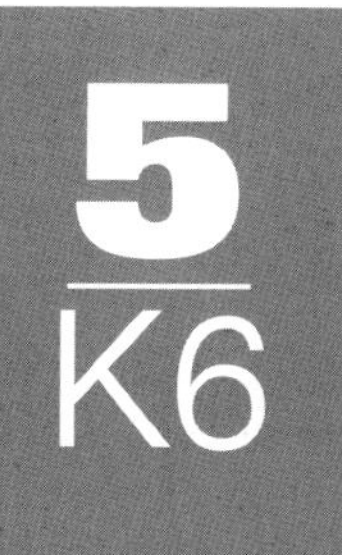

Kinder 6 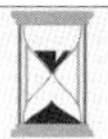 20 Minuten

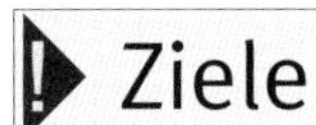

Die Trainer sollen kurze Rückmeldung zum Ablauf der Schulung bekommen.

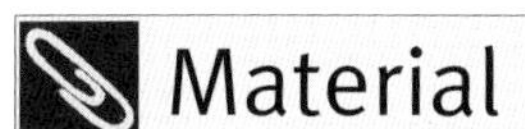

- Leitfigur
- Karteikarten der 1. Einheit
- Urkunden (siehe Trainerinfo 9)

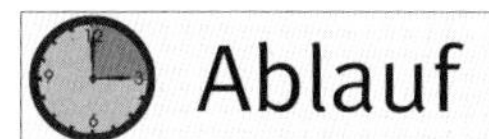

1. Eltern, Kinder, Trainer und Leitfigur finden sich im Kreis zusammen.
2. Die Trainer nehmen Karteikarten zur Hand. Mit den Kindern und Eltern werden die einzelnen Karten vorgelesen und besprochen, ob die Fragen geklärt sind bzw. ob dazu noch Klärungsbedarf besteht.
3. Die Trainer loben die Kinder, weil sie gut mitgemacht haben. Jedes Kind bekommt als Andenken an die Schulung und als Anerkennung eine Urkunde verliehen.
4. Jeder hat die Möglichkeit zu sagen, was ihm an der Schulung gefallen hat und was ihm nicht gefallen hat. Die Leitfigur kommt natürlich auch zu Wort.
5. Die Trainer wünschen allen Anwesenden alles Gute.

Kinder
Arbeitsblätter

Gliederung

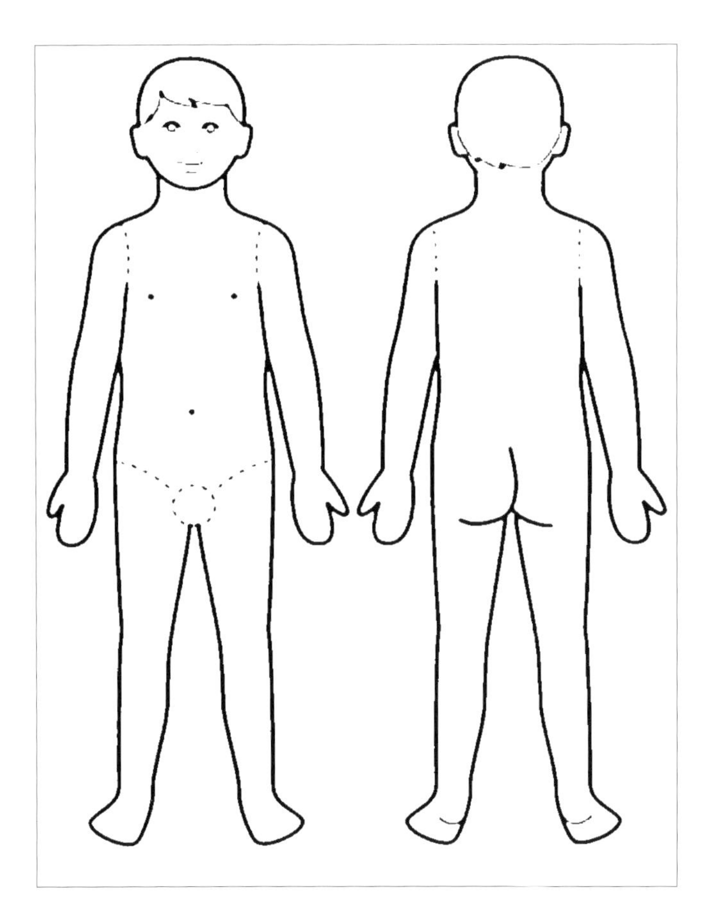

Hier kannst Du Deine betroffenen Hautstellen einzeichnen

Arbeitsblatt Kinder 1. Körperschema.

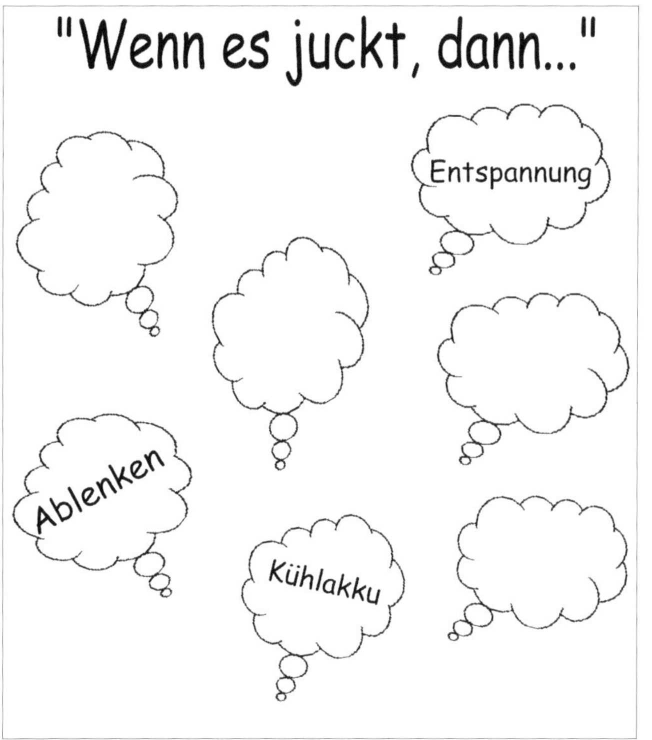

Arbeitsblatt Kinder 2. Wenn es juckt, dann... Tipps und Tricks

Die Arbeitsblätter auf den folgenden Seiten können in Originalgröße zum Ausdruck unter www.neurodermitisschulung heruntergeladen werden.

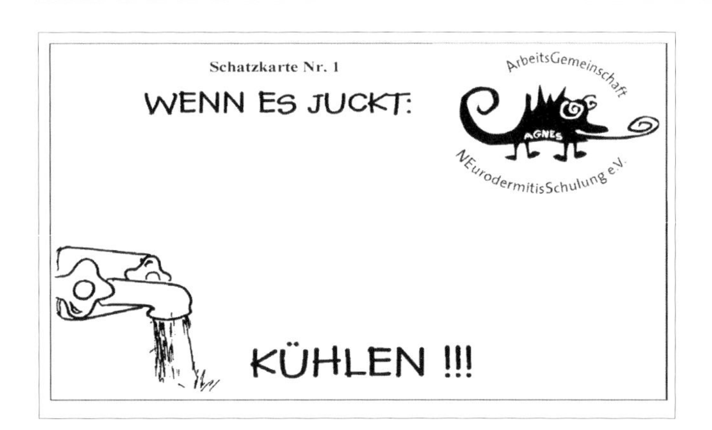

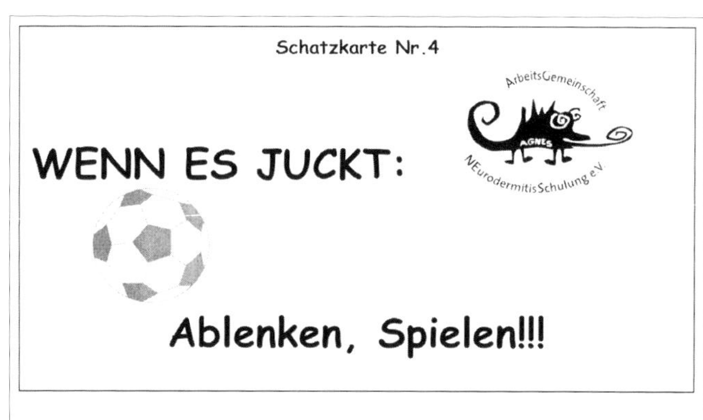

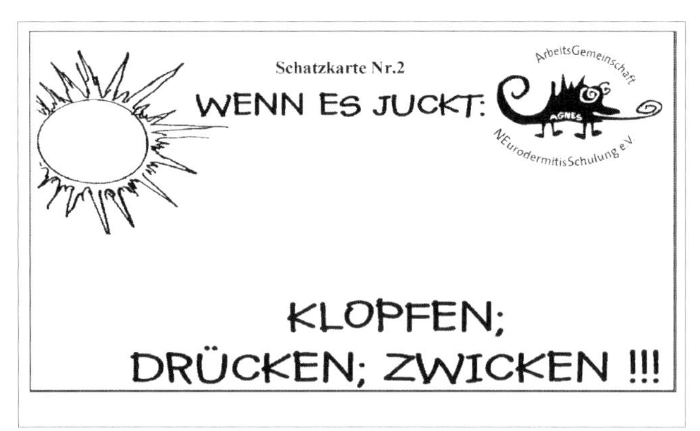

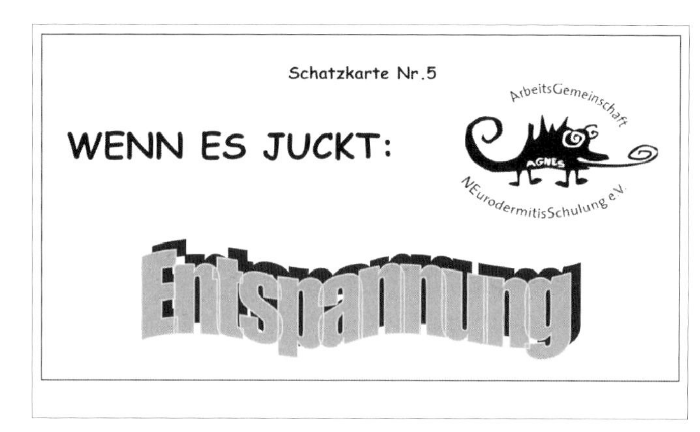

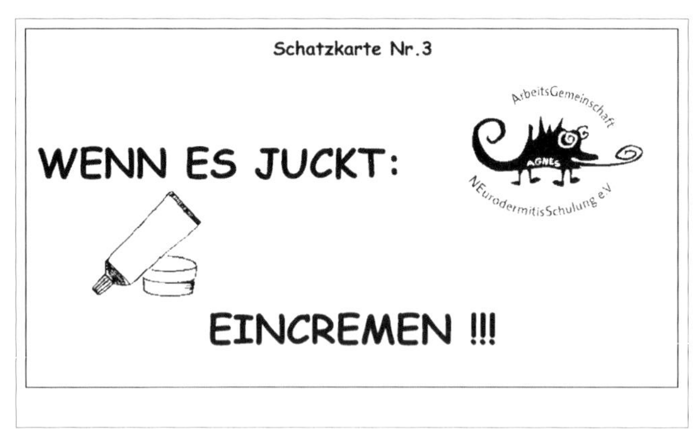

Arbeitsblatt Kinder 3. Mit freundlicher Genehmigung des Urban & Vogel Verlags. Verändert nach [Scheewe S., K. Wilke-Clausen (1999) Pingu Piekfein – ein Neurodermitis-Schulungsprogramm für Kinder. Urban & Vogel, München, ISBN 3-86094-108-9].

Du bekommst einen Stempel, wenn	ArbeitsGemeinschaft AGNES NEurodermitisSchulung e.V.
• du beim ND-Treff mitgemacht hast • du am Entspannungstraining teilgenommen hast • du deine Aufgabe für zu Hause gemacht hast • du eine Kratzalternative ausprobiert hast • du dich eine Woche regelmäßig eingecremt hast • du etwas besonders Gutes für dich und deine Haut hetan hast	Neurodermitistreff Name: .... Kurs: ....

Trainings-pass	1. Treffen	2. Treffen	3. Treffen	4. Treffen	5. Treffen	6. Treffen
ND Treff						
Entspannungs-training						
Aufgaben für zu Hause						
Kratzalternative						
regelmäßig eingecremt						
etwas Gutes für dich und deine Haut getan						

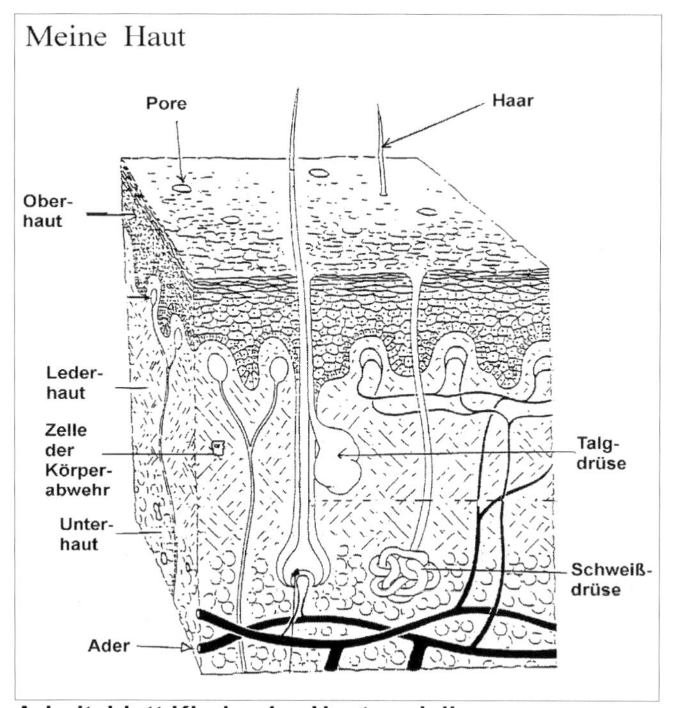

Arbeitsblatt Kinder 4. Hautmodell

Auf dieser Seite kannst Du Materialien vom Fühl mal!-Spiel aufkleben, die sich so ähnlich anfühlen wie die Oberfläche Deiner Haut.

Arbeitsblatt Kinder 5. Fühl mal! -Spiel.
Mit freundlicher Genehmigung des Urban & Vogel Verlags. Verändert nach [Scheewe S., K. Wilke-Clausen (1999) Pingu Piekfein – ein Neurodermitis-Schulungsprogramm für Kinder. Urban & Vogel, München. ISBN 3-86094-108-9).

Die Arbeitsblätter auf diesen Seiten können in Originalgröße zum Ausdruck unter www.neurodermitis-schulung heruntergeladen werden.

Was verschlimmert meine Neurodermitis?
Was habe ich festgestellt, was wurde getestet?

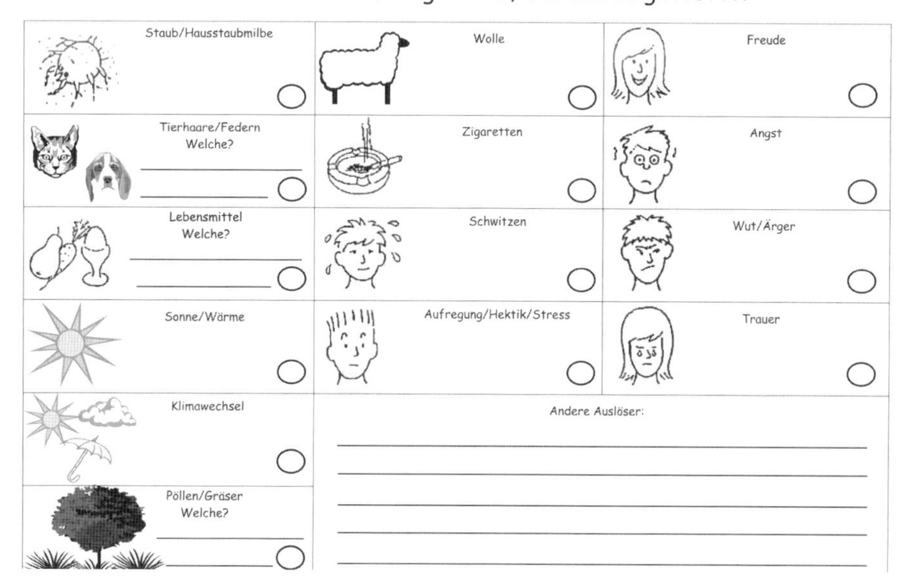

Arbeitsblatt Kinder 6. Auslöser.

Aufgaben für zu Hause

1. Bitte probiere bis zur nächsten Woche eine neue Kratzalternative (Drücken, Klopfen, Massieren einer juckenden Hautstelle) aus Deiner Schatzkiste aus und berichte uns in der nächsten Stunde Deine Erfahrungen.
2. Bitte erzähle uns in der nächsten Woche, wie Du Dich zu Hause eincremst. Dazu kannst Du Dir z.B. folgende Gedanken machen:
   - Gefällt Dir das Eincremen?
   - Wie oft cremst Du Dich ein? – Oder cremt Dich jemand anderes ein?
   - Musst Du beim Eincremen irgendetwas beachten?
3. Bitte bringe zur nächsten Stunde Deine Lotionen, Cremes, Salben und Kosmetikprodukte (Shampoo, Duschgel...) mit!

Arbeitsblatt Kinder 7. Aufgabe für zu Hause zum 3.Treffen

Die Arbeitsblätter auf diesen Seiten können in Originalgröße zum Ausdruck unter www.neurodermitis-schulung heruntergeladen werden.

Arbeitsblatt Kinder 8:

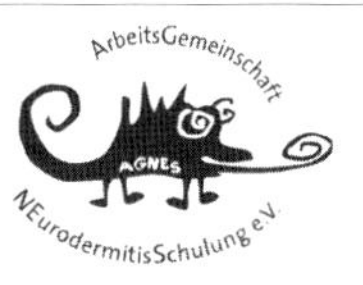

Eincremetechnik

1. Du solltest Dich regelmäßig nach jedem Baden oder Duschen, mindestens aber zweimal täglich, eincremen.
2. Erst die Hände waschen!
3. Die Cremetöpfe und Tuben kurz vor dem Eincremen öffnen und am Ende wieder gut schließen, damit sie nicht verschmutzen.
4. Nimm die Creme mit einem Holzspatel oder Löffel aus dem Cremetopf! So bleibt die Creme sauber.
5. Creme Deinen Körper von oben nach unten ein (Gesicht, Hals, Arme, Bauch, Rücken, Füße, Beine, Gesäß zum Schluss).
6. Schmerzt Deine Haut beim Eincremen, so kannst Du die Creme vorsichtig einklopfen.
7. Die Creme sorgfältig verteilen! Schau' Dich dabei einmal im Spiegel an!
8. Wenn Creme übrig bleibt, nicht wieder in den Topf zurück tun. Die Creme kann sonst verderben.

Vorsicht!

9. Wenn Du eine Kortisonsalbe benutzt, schützt Dich ein Einmalhandschuh besonders gut. Solltest Du diesen nicht benutzen, wasche Deine Hände nach dem Eincremen der Kortisonsalbe gründlich und creme sie dann mit Deiner Pflegecreme ein.

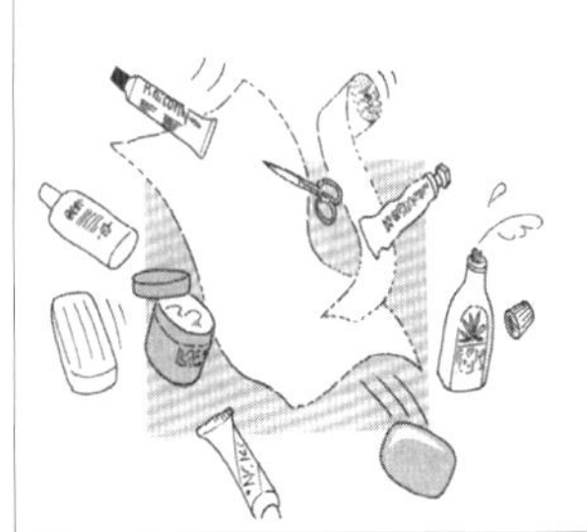

Arbeitsblatt Kinder 8: Eincremetechnik

Arbeitsblatt Kinder 9: Baden und Duschen

Wenn Du badest oder duscht, bedenke:

- nicht zu oft: 2-3 mal pro Woche
- nicht zu lang: ca. 10 Minuten
- nicht zu warm: bis 35 Grad

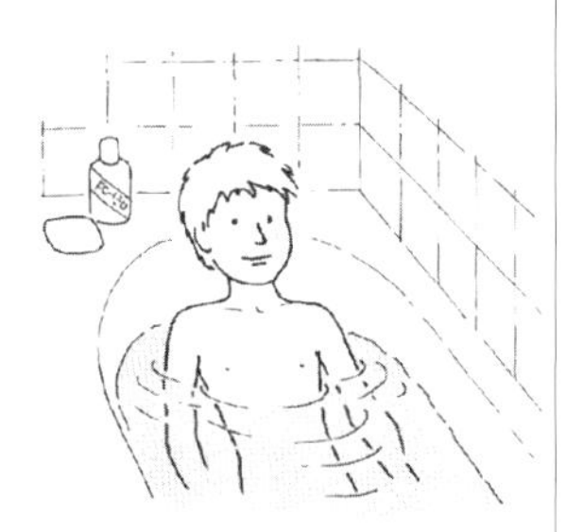

Dein Duschbad sollte so sein:

- ölhaltig und rückfettend
- „seifenfrei" = pH- Wert= 5,5
- ohne Parfüm
- ohne Farbstoffe

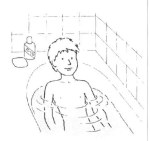

.... und wenn Du aus der Wanne kommst:

- nicht abrubbeln
- Körper vorsichtig abtupfen
- Eincremen nicht vergessen

Arbeitsblatt Kinder 9. Baden und Duschen. Mit freundlicher Genehmigung des Urban & Vogel Verlags. Verändert nach [Scheewe S., K. Wilke-Clausen (1999) Pingu Piekfein – ein Neurodermitis-Schulungsprogramm für Kinder. Urban & Vogel, München, ISBN 3-86094-108-9)].

Mein Stufenplan

Wenn es meiner Haut sehr schlecht geht (Hautbefund: stärkere Rötung mit Kratzspuren, starker Juckreiz) kommt dazu:

Hautpflege (Creme- und Wasserbehandlung)

- Heilcremes aus Stufe 3, wässrige Lösungen
- Bad aus Stufe 3, z. B. gerbendes Bad
- Auf Hygiene achten
- Haut bei Bedarf verbinden

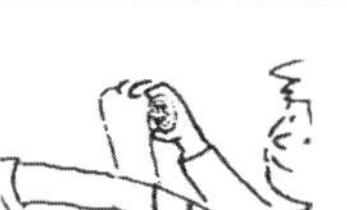

- Umschläge anlegen

Weiteres

- Sport soweit wie möglich, nicht schwimmen gehen
- Auslöser meiden
- Evtl. juckreizhemmende Medikamente u. Antibiotika einnehmen
- Evtl. zum Arzt gehen

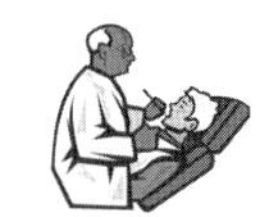

- Stressbewältigung, Entspannung

Wenn es meiner Haut schlechter geht (Hautbefund: Juckreiz mit Rötung, Kratzspuren, Knötchen), kommt dazu:

Hautpflege (Creme- und Wasserbehandlung)

- Cremes aus Stufe 2, regelmäßig eincremen

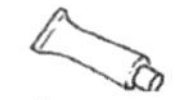

- Bad aus Stufe 2, z. B. Ölbäder, Haut nach dem Bad trocken tupfen (Cremereste nicht abrubbeln)

- Feuchte Umschläge mit Wasser, Kochsalz- bzw. Teeumschläge

Weiteres

- Bei Juckreiz Kratzalternativen einsetzen, nachts Handschuhe anziehen
- Auslöser meiden
- Evtl. juckreizhemmende Medikamente einnehmen
- Stressbewältigung, Entspannung

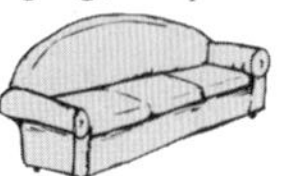

- Wut nicht herunter schlucken

Wenn es meiner Haut gut geht (Hautbefund: Symptomfreiheit, leichte Trockenheit, minimale Rötung):

Hautpflege (Creme- und Wasserbehandlung)

- Cremes aus Stufe 1, bei trockener Haut zur Vorbeugung von Verschlechterung 2x tgl. eincremen

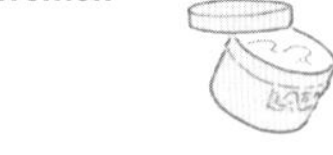

- Bad aus Stufe 1, z. B. Ölbäder, medizinisches Bad nach Beipackzettel dosieren, nicht wärmer als 35°C, Badedauer 10 Minuten, evtl. vorher dünn eincremen

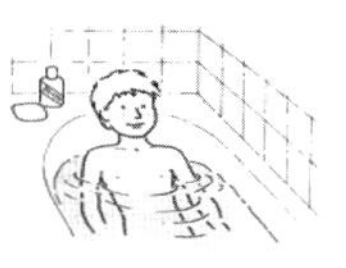

- Keine Seifen zur Körperreinigung benutzen

Weiteres

- Nach Sport und Schwitzen waschen oder duschen – hinterher eincremen
- Evtl. Saunagänge, regelmäßig Wechselduschen
- Auslöser meiden

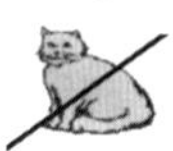

- Zeit für Entspannung in den Tag einplanen
- Jeden Tag etwas Schönes machen, worauf man sich freuen kann

Arbeitsblatt Kinder 10. Mein Stufenplan (zum Ausmalen, Stufe 1: grün, Stufe 2: gelb, Stufe 3: rot). Eine farbige Version dieses Stufenplans kann unter www.neurodermitisschulung.de heruntergeladen werden.

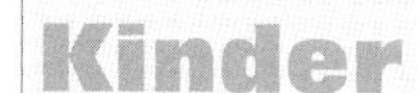

Trainerinfo 1: Beispiel einer Leitfigur

Die Leitfigur heißt Klementine. Sie ist frech, oft auch schlau, findet unkonventionelle Lösungen (Tipps und Tricks gegen das blöde Jucken) und macht Fehler. Ihr Einsatz und ihre Charakterausprägung im Spiel hängt stark von der Schulungsgruppe ab. In der einen Gruppe hat sie mehr die Rolle der Chaotin, die von den Kindern in vernünftige Bahnen gelenkt werden kann. In einer anderen Gruppe hat sie die Rolle einer Freundin, der man Dinge von sich erzählen kann, die in der Schulungsgruppe sonst nicht zur Sprache kommen würden.

Klementine steht mit beiden Beinen im Leben und kann traurige, krisenhafte Situationen, die sie mal schwerer, mal leichter überwunden hat, erleben. Darum kann sie Kinder gut verstehen und schafft es immer wieder, gut gelaunt zu werden, achtet eben auf ihr Wohlbefinden, ... gönnt sich etwas Gutes, ... hat in entsprechenden Situationen ein lustiges Spiel oder eine schöne Geschichte parat.

Klementine ist eine lebendige Teilnehmerin, die auch von den Kindern bespielt werden kann. Manchmal ist sie auch Mitspielerin im Gruppenspiel, z.B. wenn ein Kind fehlt, oder wenn sich jemand nicht traut, im Kreis mit zu spielen.

Mit ihren beweglichen und spielbaren Händen kann sie gerade bei der Vermittlung der Schulungsinhalte, wie beispielsweise bei den Kratzalternativen, eine wichtige Bedeutung auch als Vorbild haben.

Mögliche Einleitung mit Klementine bei der Kennlernrunde:

“Wir haben noch eine Teilnehmerin ... ja wo ist sie denn?” ... zum zweiten Trainer gerichtet. “Die schläft bestimmt schon wieder. Aber wir wollen sie in unserer Runde jetzt auch vorstellen” ... Klementine wird gesucht und unter einem Pullover/Decke schlafend gefunden und geweckt. Während sie erwacht, wird sie kurz vorgestellt.

“Klementine ist schon lange in unseren Kursen dabei. Sie weiß sehr viel, manchmal vergisst sie das ein oder andere. Sie lebt schon lange hier im Kinderkrankenhaus (Arztpraxis) und freut sich immer wieder auf neue Kinder ... und dann hat sie auch diese Krankheit ... aber das kann sie euch wohl besser selber erzählen”. Nachdem Klementine sich ausgiebig die Augen gerieben und gegähnt hat, erzählt sie kurz von ihrer Krankheit mit dem komischen Namen: “Neurotermitis näh äh ...” – sie läßt den richtigen Namen durch die Kinder oder einem Erwachsenen erklären. “Ich kann mir diesen schwierigen Namen nicht merken ...”

Trainerinfo 2: Hautaufbau

Aufbau und Aufgaben der gesunden Haut:

- Zum leichteren Verständnis kann der Aufbau der Haut mit einem Haus verglichen werden.
- Das Hauthaus besteht aus drei Etagen: aus Oberhaut, Lederhaut und Unterhaut.
- Die Oberhaut stellt das Dach des Hauses dar. Wie ein richtiges Dach die Aufgabe hat, ein Haus vor Regen, Schnee und Wind zu schützen, schützt die Oberhaut den Körper vor Staub, Schmutz und Wasser.
- Die winzigen Öffnungen auf der Oberhaut sind wie Schornsteine auf einem Dach. In der Haut werden die Schornsteine Poren genannt.
- Aus den Poren kommt der Schweiß, so dass der Körper gekühlt werden kann, wenn es zu warm ist.
- Der Schweiß wird in der Schweißdrüse gebildet, die tiefer in der Haut sitzt. Die Schweißdrüsen können im Hauthaus mit einer Kühlanlage verglichen werden.
- Auf der Oberhaut sind kleine Härchen zu sehen. Wenn dem Körper zu kalt wird, stellen sich die Härchen auf. Man hat eine Gänsehaut.
- Die 2. Etage des Hauses heißt in der Haut Lederhaut. In der Lederhaut wachsen die Härchen aus einem Haarbalg durch die Oberhaut hindurch. Außerdem befinden sich an den Haaren die Talgdrüsen, die Fettmaschinen der Haut.
- Durch die Absonderung von Fett aus den Talgdrüsen und Schweiß aus den Schweißdrüsen bleibt die Haut geschmeidig und bekommt einen besonders guten Schutzmantel.
- Die Adern in der Lederhaut können mit Wasserleitungen in einem Haus verglichen werden. Die Adern transportieren das Blut in die Haut und versorgen die Haut mit Wasser, Sauerstoff und Nahrung.
- Die 1. Etage des Hauthauses heißt Unterhaut. In der Unterhaut befindet sich das Fettgewebe, so dass der Körper gepolstert ist und warm gehalten werden kann.
- Der menschliche Körper hat ein Abwehrsystem, das auch in der Haut vorhanden ist. Das Abwehrsystem kann mit Polizisten verglichen werden. Sie passen im Hauthaus auf, dass alles okay ist. Dringen Schmutz oder Bakterien in die Haut ein, schlagen die Polizisten Alarm und versuchen die "Eindringlinge" zu bekämpfen.

(Literaturhinweis siehe Anhang, Buch: "Das juckt uns nicht")

Was in der Neurodermitishaut anders ist:

- In der gesunden Haut bilden die Talgdrüsen fleißig Fett, und die Schweißdrüsen sondern Schweiß ab. Durch das Absondern von Fett und Schweiß auf die Oberhaut ist die Haut gut geschützt und bleibt geschmeidig. In der Neurodermitishaut sind die Talg- und Schweißdrüsen nicht so fleißig. Sie arbeiten nicht genug. Deshalb ist die Neurodermitishaut nicht so geschmeidig, sondern eher trocken und rot. Zudem ist die Haut nicht so geschützt (das Dach des Hauthauses bekommt Risse), so dass Schmutz in die Haut eindringen kann und sich die Haut entzünden kann.
- Das Abwehrsystem der Haut bzw. die Polizisten sind sehr fleißig und arbeiten zu viel. Die Haut reagiert deshalb überempfindlich und juckt schneller als gesunde Haut.

Trainerinfo 3: Basteltipps für ein Hautmodell

Bastelmaterialien:

- Holzplatten = Hautmodell.
- Farbe = zum Anmalen der Hautbestandteile.
- schwarzer Edding = zum Beschriften der Hautbestandteile.
- Schaumgummimatte = Oberhaut.
- Schnürsenkel = Haare.
- Ernährungssonden = Verbindung von Schweißdrüse zur Pore.
- Ernährungssonden = Verbindung von Talgdrüse zum Haaransatz.
- 5 ml Spritzen mit Lotion = Talgdrüsen.
- 5 ml- Spritzen mit Wasser = Schweißdrüsen.
- rotes Kabel = Adern.
- Schaumgummikugeln = Haarzwiebeln.

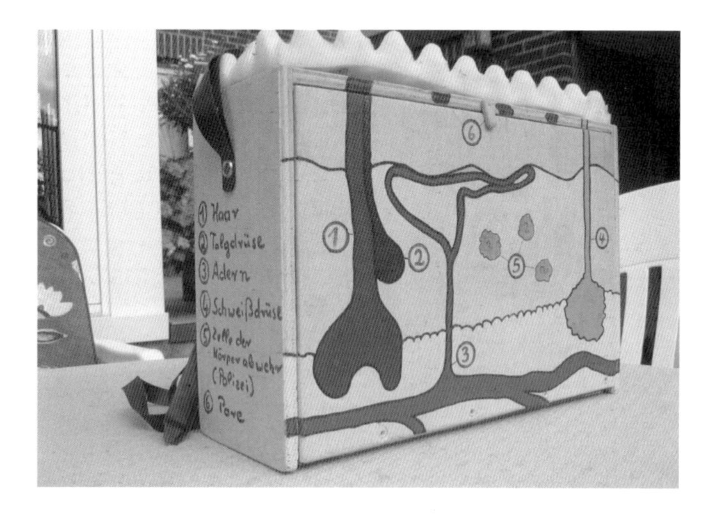

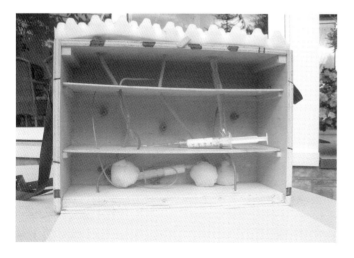

Trainerinfo 4: Auslöser

Es gibt diverse Auslöser, die einen akuten Neurodermitisschub bzw. eine Hautverschlechterung verursachen können. Die Auslöser sind von unterschiedlichem Ursprung. Einige Auslöser reizen die Haut mechanisch, andere beruhen auf einer Allergie und einige sind psychischer Natur.

Viele Auslöser lassen sich durch vorbeugende Maßnahmen vermeiden – andere sind nicht immer ganz vermeidbar.

Vermeidbare Auslöser

Hausstaubmilben

Bei einer Hausstaubmilbenallergie richtet sich die Allergie nicht direkt gegen die Milbe, sondern gegen den Milbenkot.

Zur Vorbeugung und Behandlung einer Milbenallergie gehört die Durchführung einer Milbensanierung. Meist genügt es, das Zimmer des Kindes (Schlaf- und Spielbereich) zu sanieren. Durch eine Sanierung lässt sich eine Verringerung der Milbenzahl erreichen.

Nahrungsmittel

Einige Kinder sind allergisch auf bestimmte Nahrungsmittel, wie z.B. Ei, Milch, Nüsse, Fisch, Zitrusfrüchte. Bei einer durch sorgfältige Diagnostik nachgewiesenen Nahrungsmittelallergie müssen die Kinder diese Nahrungsmittel von ihrem Kostplan streichen. Eine pauschale Diät für Neurodermitiker ist nicht zu empfehlen.

Wolle und Synthetik

Die direkte Einwirkung von Wolle- oder bestimmten Synthetikfasern können mikroskopisch kleine Hautverletzungen und -reizungen auslösen, die dann wiederum den Juckreiz bewirken.

Neurodermitiker sollten deshalb keine Kleidungsstücke aus Schafwolle tragen. Kleidung aus Baumwolle ist besser verträglich.

Schimmelpilze

Für den Schlafbereich sind Topfpflanzen sehr ungünstig, da sie immer Schimmelpilze enthalten.

Gibt es Schimmelbefall und feuchte Stellen in der Wohnung, so sollten diese Stellen saniert werden.

Tierhaare und Federn

Sind Kinder allergisch auf Tierhaare (Hund, Katze, Kaninchen ...) oder Federn, so bleibt leider kaum eine andere Möglichkeit, als die Tiere abzuschaffen. Felltragende oder federtragende Haustiere sollten im Wohnbereich besser gar nicht erst angeschafft werden.

Zigarettenrauch

In den Wohnungen sollte generell nicht geraucht werden. Eine Alternative wäre, ein Raucherzimmer einzuführen, zu dem die Kinder dann keinen Zutritt haben sollten.

Nickel, Kobalt

Kinder sollten Schmuck aus anderen Materialien tragen und die Ohrläppchen am besten gar nicht durchstechen lassen.

Schwer vermeidbare Auslöser

Bei Auslösern, die sich nur schwer vermeiden lassen, gibt es dennoch einige Möglichkeiten mit ihnen umzugehen, damit sie nicht zu großen Schaden anrichten.

Pollen

Wenn Kinder eine Pollenallergie haben, so ist es ratsam, den Polleninformationsdienst zu verfolgen. Kommen die Kinder während der Pollenflugzeit abends nach Hause, sollten sie sich duschen und die Haare waschen, um die Pollen abzuspülen. Die Kleidung sollten sie danach wechseln und die getragene Kleidung nicht in ihrem Kinderzimmer aufbewahren.

Das Schlafzimmer sollte abends gründlich gelüftet werden. Die Eltern sollten die Fenster schließen, wenn sie später zu Bett gehen, da ab Mitternacht die meisten Pollen fliegen.

Hitze, Schwitzen

Nach Sport oder wenn die Kinder im Sommer schwitzen, sollten sie sich abduschen und anschließend eincremen.

Gefühle wie Wut, Ärger, Kummer, Stress, Freude, Aufregung

Angst vor Klassenarbeiten, Schulstress, möglichen familiären Problemen, aber auch Freude und Kummer können sich direkt auf die Haut auswirken.

Gefühle als Auslöser sind unvermeidbar. Die Kinder sollten jedoch lernen, mit ihnen umzugehen.

Bei Wut, Ärger und Aufregung sollten die Kinder lernen, ihre Gefühle auszusprechen und sie somit nicht in sich "wüten zu lassen". Regelmäßige Entspannungs- bzw. Ruheübungen können beruhigend und juckreizlindernd wirken, und die Kinder können lernen, mit stressigen Situationen besser umzugehen.

Trainerinfo 5: Hygiene und Technik des Eincremens

Cremen von Pflegecremes

- Beim Cremen auf kurze Fingernägel achten.
- Neurodermitishaut regelmäßig eincremen – optimal ist morgens und abends.
- Auch gesunde Haut sollte zur Vorbeugung vor Verschlechterung des Hautzustandes regelmäßig eingecremt werden.
- Vor dem Cremen Hände waschen.
- Creme aus Cremetöpfen mit einem Spatel oder sauberem Löffel entnehmen.
- Cremereste aus Deckel und Gewinde des Cremetopfes entfernen.
- Den Körper von oben nach unten eincremen (Gesicht, Hals, Arme, Bauch, Rücken, Füße, Beine, Gesäß zum Schluss).
- Gesamte Haut dünn eincremen. Betroffene Hautstellen etwas dicker eincremen. Creme sanft einmassieren.
- Bei gereizter, kaputter Haut die Creme eher einklopfen anstatt sie einzustreichen.
- Evtl. Cremes im Kühlschrank lagern.

Cremen von Heilsalben

Grundsätzlich gelten dieselben Prinzipien wie beim Cremen von Pflegecremes.

Zusätzlich sollte folgendes beachtet werden:

- Beim Cremen von Haut des Schweregrades 3 sollte besonders viel Wert auf die hygienischen Maßnahmen gelegt werden.
- Es sollte immer zuerst die Heilsalbe aufgetragen werden. Danach kann eine Pflegecreme zum Spenden von Feuchtigkeit und Fett zusätzlich aufgetragen werden.
- Nach dem Eincremen von infizierter Haut oder nach dem Cremen mit Cortisonsalben oder mit topischen Calcineurinhibitoren sollten unbedingt die Hände gewaschen werden.
- Beim Cremen mit Cortisonsalben bzw. topischen Calcineurinhibitoren sollten die Eltern die Kinder beaufsichtigen.
- Vorsicht beim Gebrauch von Gummihandschuhen (Allergiegefahr!). Eventuell Einmalplastikhandschuhe benutzen.

Pinseln von wässrigen Lösungen

- Wässrige Lösungen werden auf nässende Hautstellen aufgetragen.
- Sie werden mit einem Stieltupfer bzw. Wattestäbchen auf die Haut getupft.
- Jeder Stieltupfer/Wattestäbchen darf nur einmal verwendet werden bzw. es darf immer nur mit einem sauberen Stieltupfer wässrige Lösung aus der Flasche entnommen werden.

Vorsicht! Die Farbstoffe der wässrigen Lösungen lassen sich schlecht aus der Kleidung wieder entfernen.

Trainerinfo 6: Stufenplan der Neurodermitis

Der Stufenplan stellt eine Hilfestellung bei der Hautpflege dar und gibt allgemeine Hinweise für das alltägliche Leben mit der Neurodermitis.

Der Stufenplan ist in drei Stufen eingeteilt, analog zu den drei Schweregraden der Neurodermitis. Er ist in die Ampelfarben unterteilt. Die erste Stufe hat die Farbe grün, die zweite Stufe die Farbe gelb und die dritte Stufe die Farbe rot.

Im Stufenplan werden für jeden Schweregrad der Neurodermitis folgende Themen behandelt: Salbentherapie, Bädertherapie, Auslöservermeidung, Kleidung bei Neurodermitis, Kratzalternativen, Tipps zum Verhalten bei Sport, Tipps zur Alltagsbewältigung.

Die Kinder sollten ihn zu Hause in gut sichtbarer Position in ihrem Zimmer aufhängen.

Praktische Hinweise:

Im Stufenplan wird stellvertretend für alle Externa (Lotion, Creme, Salbe, Fettsalbe) nur von "Creme" gesprochen.

Trainerinfo 7: Kochsalzumschläge, Teeumschläge

Kochsalzumschläge

Anwendung

- bei Juckreiz
- bei entzündeter, leicht nässender Haut

Wirkung

- juckreizlindernd, kühlend, desinfizierend, heilend

Vorbereitung

- Kompressen oder saubere, dünne Baumwolllappen, z.B. Stofftaschentücher oder Geschirrhandtücher.
- Kochsalzlösung (NaCl 0,9%) aus der Apotheke oder selbstgemachte Kochsalzlösung: in 1 l abgekochtem Wasser 9 g Kochsalz – ca. 1 Teelöffel – auflösen. Diese Lösung abkühlen lassen. Sie ist im Kühlschrank zwei Tage haltbar.

Durchführung

- Leicht nässende Hautstellen eventuell dünn eincremen, da es möglich ist, dass die Kochsalzlösung auf der Haut brennt.
- Kompressen oder Baumwolllappen mit der Kochsalzlösung tränken.
- Hierzu von der Kühlschrank-kalten Lösung vorher etwas Lösung in eine Schüssel geben und auf Zimmertemperatur anwärmen.
- Getränkten Lappen auf die juckende bzw. entzündete Hautstelle geben.
- Der Kochsalzumschlag sollte ca. 10 – 15 Minuten auf der Haut liegen bleiben.
- Nach Beendigung des Umschlags die Haut erneut eincremen.

Teeumschläge

Da Kochsalzumschläge auf stark nässender Haut brennen, sind Teeumschläge in dem Fall eine gute Alternative.

Anwendung

- bei Juckreiz
- bei entzündeter, stark nässender Haut

Wirkung

- kühlend, heilend, austrocknend bzw. gerbend.

Vorbereitung

- Kompressen oder dünne Baumwolllappen.
- 1 l starker schwarzer Tee, doppelt solange ziehen lassen wie üblich, auf Zimmertemperatur abkühlen lassen.

Durchführung

- Hautstelle dünn eincremen.
- Kompressen oder Baumwolllappen mit schwarzem Tee tränken.
- Getränkten Lappen auf die juckende bzw. entzündete Hautstelle legen.
- Der Teeumschlag sollte ca. 10 – 15 Minuten auf der Haut liegen bleiben.
- Nach Beendigung des Umschlages die Haut eincremen.

Trainerinfo 8: Schutzmantelspiel

Um das Schutzmantelspiel durchführen zu können benötigt man:

- einen Umhang mit angenähten Klettverschlüssen
- Symbolkarten, an deren Rückseite Klettverschlüsse angebracht sind

Mögliche Aussagen der Symbolkarten

Folgende Dinge sind gut für den Schutzmantel:

- Gesund essen
- Nägel kurz halten
- Entspannung
- Hobbys
- Hilfreiche Gedanken
- Kühlen
- Salbe
- Sonne
- Freunde
- Viel trinken
- Ölbad
- Ablenkung
- Gespräche
- Ruhe

Folgende Dinge sind schädlich für den Schutzmantel:

- Polyester
- Wolle
- Parfümbäder
- Stress
- Streit
- Zitrusfrüchte
- Milben
- Cola
- Scharfes Essen
- Rauchen
- Wut, Ärger

Trainerinfo 9: Urkunde

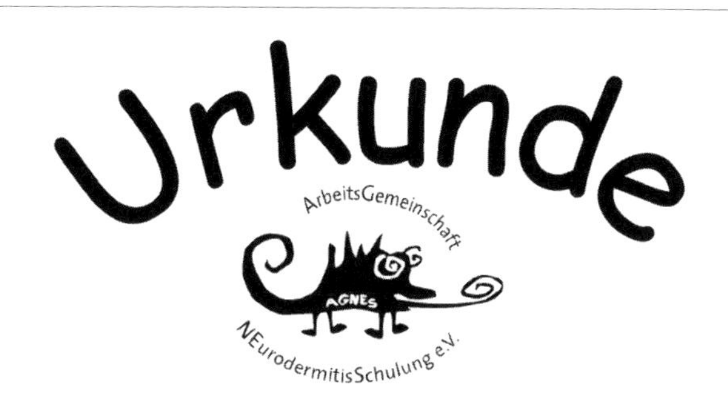

(Name)

hat vom ....
bis zum ...
am Neurodermitis-Kurs
erfolgreich teilgenommen.

Herzlichen Glückwunsch!!!

Literatur

Bollinger M (1987) Der Hase mit den himmelblauen Ohren. Artemis, Zürich

Broich J (1991) Anwärmspiele. Maternus, Köln

Brunner R (1991) Hörst Du die Stille? Kösel, München

Cave K (1994) Irgendwie anders. Friedrich Oetinger, Hamburg

Clausen K., Ciesla R., Köhnlein B., Schon M., Wenninger K., Werfel T (1998) Arbeitsgemeinschaft Neurodermitisschulung – "Methodik und Didaktik der Neurodermitisschulung". Prävention und Rehabilitation *10:* 198-202

Friedrich S, Friebel V (1989) Entspannung für Kinder. Rowohlt, Hamburg

Hampel P, Petermann F (1998) Anti-Streß-Training für Kinder. Psychologie Verlags Union, Weinheim

Hohmann M, Gieler U (1996) Behandlungskosten bei der atopischen Dermatitis. In: Riedl-Seifert RJ: Expert Report zu Bufexamac (70-80). Zuckschwerdt, München

Janosch (1988) Ich mach Dich gesund, sagte der Bär. Diogenes, Zürich

Kaufmann J (1976) Mein erstes Buch vom Körper. Otto Maier, Ravensburg

Könning J (1983) Körpertherapie für Jugendliche. Ein integratives Behandlungskonzept. Kinderhospital, Osnabrück

Krowatschek D (1995) Entspannung in der Schule. Borgmann, Dortmund

Lob-Corzilius T, Petermann F (Hrsg) (1997) Asthmaschulung – Wirksamkeit bei Kindern und Jugendlichen. Psychologie Verlags Union, Weinheim

Manteufel E, Seeger N (1994) Selbsterfahrung mit Kindern und Jugendlichen. Ein Praxisbuch. Kösel, München

Müller E (1991) Auf der Silberlichtstraße des Mondes. Fischer, Frankfurt

Müller E (1983) Du spürst unter deinen Füßen das Gras. Fischer, Frankfurt

Niebel G (1998) Wenn die Haut juckt, muß man nicht hilflos bleiben. Lern- und Übungshilfen für Eltern und Kinder. Hanseatisches Verlagskontor, Hamburg

Ohm D (1991) Progressive Relaxation. Trias, Stuttgart

Petermann F, Petermann U (1984) Kapitän Nemo. Training mit aggressiven Kindern. Schwarzenberg, München

Petermann F (1997) Patientenschulung und Patientenberatung – Ziele, Grundlagen und Perspektiven. In: Petermann F: Patientenschulung und Patientenberatung. 2 Aufl. Hogrefe, Göttingen, 1-21

Petermann F (Hrsg) (1998) Compliance und Selbstmanagement. Hogrefe, Göttingen

Petermann F, Warschburger P (Hrsg) (1999) Neurodermitis. Hogrefe, Göttingen

Scheewe S, Wilke-Clausen K (1999) Pingu Piekfein – Ein Neurodermitis-Schulungsprogramm für Kinder. Quintessenz, Urban & Vogel, München

Scheewe S, Warschburger P, Clausen K, Skusa-Freeman B, Petermann F (1997) Neurodermitis-Verhaltenstraining für Kinder, Jugendliche und ihre Eltern. MMV-Quintessenz, München

Stangier U., Gieler U, Ehlers A (1996) Neurodermitis bewältigen – Verhaltenstherapie, dermatologische Schulung, Autogenes Training. Springer, Berlin

Stockmann-Köckert F (1999) Gesundheitserziehung in der Kinderrehabilitation In: Petermann F, Warschburger P: Kinderrehabilitation. Hogrefe, Göttingen, 81-89

Szczepanski R, Schon M, Lob-Corzilius T (2002) Das juckt uns nicht. Trias, Stuttgart

Szczepanski R, Diepgen TL, Brockow K, Scheewe S (1998) Arbeitsgemeinschaft Neurodermitisschulung – Arbeitsgruppe "Medizinische Inhalte" Prävention und Rehabilitation *10:* 188-193

Vopel K (1990) Kinder ohne Streß. Teil 1: Bewegung im Schneckentempo. Teil 2: Im Wunderland der Phantasie. Teil 3: Reise mit dem Atem. Teil 4 : Zauberhände. Teil 5 . Ausflüge im Lotussitz. Isko Press, Hamburg

Warschburger P (1996) Psychologie der atopischen Dermatitis im Kindes- und Jugendalter. MMV-Quintessenz, München

Warschburger P, Schmidt-Ott G, Schon M, Wolf P, Wenninger K, Stangier U, Petermann F (1998) Arbeitsgemeinschaft Neurodermitisschulung – "Psychologische Inhalte der Neurodermitisschulung für Kinder und Jugendliche". Prävention und Rehabilitation *10:* 194-197

Weinberg E (1989) Autogenes Training mit Kindern. K.F. Haug, Heidelberg

Werfel T, Claes C, Kulp W, Greiner W, von der Schulenburg JM (2006) HTA-Bericht: Therapie der Neurodermitis. GMS Health Technol Assess (2006), www.egms.de

Werfel T (2005) Atopische Dermatitis. CD ROM. Thieme, Stuttgart

Werfel T, Reese I (2006): Diätetik in der Allergologie. 2. Auflage. Dustri, München-Deisenhofen

Manual Neurodermitis-schulung für Jugendliche

Vorwort "Jugendliche"

Nach einer Ausschreibung des Bundesministeriums für Gesundheit im Deutschen Ärzteblatt 1996 mit dem Thema "Modellvorhaben zur besseren Vorsorge und Versorgung von Kindern und Jugendlichen mit atopischen Ekzem (Neurodermitis)" wurden neun Zentren von über 50 Antragstellern zur Entwicklung von Rehabilitationsmodellen im Sinne des § 43 SGB V ausgewählt.

Die Teams der Antragsteller bestehen aus Kinderärzten und/oder Dermatologen, Fachärzten für Psychotherapeutische Medizin, Psychologen bzw. Pädagogen und Diätassistentinnen bzw. Ökotrophologen sowie spezialisierte Pfleger und haben es sich zur Aufgabe gemacht, strukturierte Kinder- und Elternschulungen zu entwickeln, durchzuführen und diese im Sinne des Modellvorhabens auf ihre Effektivität zu überprüfen. Dazu bedurfte es einer Konsensfindung über Inhalte und Durchführung der Patientenschulung, die zu dem hier vorliegenden Manual für Neurodermitisschulungen für Eltern sowie zu zwei weiteren Manualen führte und für alle Schulungen in diesem Bereich Qualitätsmaßstäbe setzt. Tabelle 1 fasst die Zentren zusammen, die sich nach Abschluss der Konsensusfindung am Modellvorhaben ab 1. Juni 2000 beteiligt haben.

Mit Hilfe eines manualisierten Schulungsprogramms von 6 × 2 Stunden, ergänzt durch ein Einführungsgespräch und eine Nachbesprechung sollen die multifaktoriellen Einflussfaktoren auf die Neurodermitis kennengelernt und individuelle Therapiestrategien entwickelt werden.

Medizinische und psychologische Ziele ergänzen sich hierbei in einem interdisziplinären Therapieansatz, der aus fünf Säulen besteht:

- Steigerung der Therapiemotivation,
- Stärkung der Selbstwirksamkeit,
- adäquate Bewältigung,
- frühzeitige Betonung eigener Ressourcen,
- Vermittlung handlungsrelevanten Wissens.

So kann beispielsweise die individuell adaptierte Lokalbehandlung mit der richtigen Fett/Feuchtigkeitsmischung nur erfolgreich sein, wenn eine möglicherweise bestehende Abwehrhaltung gegen das "ewige Eincremen" in der Schulung abgebaut wird.

Sekundär präventive Maßnahmen in der Neurodermitisbehandlung zielen auf eine umfassende Versorgung von Neurodermitis-Patienten und ihren Eltern, wobei strukturierte Schulungsprogramme helfen sollen, das Leben mit der Erkrankung zu erleichtern. Juckreizbewältigungsstrategie, die richtige Basispflege, eine krankheitsangemessene und bedarfsgerechte Ernährung, Entspannungstraining, Stressbewältigung und der Umgang mit psychosozialen Konflikten werden in differenzierten Schulungssettings geübt. So genannte unkonventionelle Behandlungsmethoden sollen vom Patienten und dessen Eltern in ihrer Bedeutung für den Heilungsverlauf besser eingeschätzt werden. Der behandelnde Arzt kann für sich selbst – sowohl als Schulungsteam-Mitglied als auch in seiner tägliche Praxis – einen zufriedenstellenderen Zu-

Tabelle 1

- Klinik für Pädiatrie mit Schwerpunkt Pneumologie und Immunologie, Charité, Campus Virchow-Klinikum, **Berlin**
- Dermatologische Universitätsklinik, Friedrich-Alexander-Universität, **Erlangen**
- Zentrum für Psychosomatische Dermatologie, Justus-Liebig-Universität, **Gießen**
- Klinik für Dermatologie und Abteilung Psychosomatik und Psychotherapie der MHH, **Hannover**
- FAAK Köln, Kinderkrankenhaus d. Stadt Köln, **Köln**
- Klinik und Poliklinik für Dermatologie und Allergologie, TU München, **München**
- Kinderhospital Osnabrück, **Osnabrück**
- Fachklinik Sylt, **Westerland (Sylt)**

gang zu seinen chronisch kranken Hautpatienten und deren Familien finden und ihnen unterstützend zur Seite stehen. Patientenschulung soll die ambulante und stationäre Therapie im Sinne der Rehabilitation (§43.3 SGB V) ergänzen und eine effiziente Versorgung gewährleisten.

Lerntheoretische Überlegungen bevorzugen das Modell des verteilten Lernens. Das Modellvorhaben stützt sich im ambulanten Bereich deshalb auf 6 x 2 Doppelstunden plus Eingangs- und Abschlussgespräch außerhalb der Gruppenschulung. Im stationären Rahmen, beispielsweise in der Rehaklinik, können diese Stunden als Einzelstunden auch 2 x pro Woche stattfinden. Das interdisziplinäre Team muss mindestens aus 3 Berufsgruppen (Dermatologe oder Pädiater, Arzt für psychotherapeutische Medizin bzw. Psychologe oder Dipl.-Pädagoge mit Zusatzausbildung und Diätassistent oder Ökotrophologe) bestehen. Kinder von 0 – 7 Jahre werden im Modellvorhaben nicht geschult, es finden nur fakultativ praktische Übungen zum verbesserten Eincremen bzw. Kratz-Kontrollübungen mit Kleinkindern statt. Der Schwerpunkt liegt hier bei der Elternschulung. In der Gruppe der 8 – 12-Jährigen werden parallel Eltern und Kinder geschult. Begleitend zur Jugendlichen Schulung (13 – 17 Jahre) finden fakultativ Elternseminare statt. Die Kinderschulung sollte möglichst von einer schulenden Person durchgängig gestaltet werden, die auch als Bezugsperson fungiert.

Das vorliegende Manual stützt sich im Wesentlichen auf das Expertenwissen der beteiligten Zentren, das im Laufe der Konsensfindung publiziert wurde (Prävention und Rehabilitation, Band 10, 1998). Das Schulungsmodell wurde evaluiert und erwies sich in einer prospektiven Multicenterstudie in verschiedener Hinsicht als wirksam [Staab et al. BMJ 2006]. Nach erfolgreichem Abschluss des Modellvorhabens zur Neurodermitis-Schulung und entsprechender Publikation empfahlen die Spitzenverbände der gesetzlichen Krankenkassen (GKV) ihren Mitgliedskrankenkassen eine Finanzierung der ambulanten Neurodermitis-Schulung. Dieses schlug sich bereits in einem 1. Rahmenvertrag zwischen der BKK Niedersachsen/Bremen und dem Landesverband der AGNES nieder, der unter www.neurodermitisschulung.de abrufbar ist. Neben diesem Expertenwissen, das in das vorliegende Manual eingeflossen ist, sind es folgende publizierte Werke zur Neurodermitisschulung, die bei der Erstellung dieses Manuals herangezogen werden konnten:

- Kehrt R, von Rüden U, Staab D, Wahn U: Neurodermitis – Elternschulung. Fa. Mead Johnson 1998.
- Ring J: Neurodermitis: Expertise des BMG. Ecomed, Landsberg/Lech 1998.
- Scheewe S, Warschburger P, Clausen K, Skusa-Freeman B, Petermann F: Neurodermitisverhaltenstrainings für Kinder, Jugendliche und ihre Eltern. MMV-Quintessenz, München 1997.
- Scheewe S, Wilke-Clausen K: Pingu Piekfein – ein Neurodermitis-Schulungsprogramm für Kinder. Urban & Vogel, München 1999.
- Stangier U, Gieler U, Ehlers A: Neurodermitis bewältigen. Erwachsenenschulung. Springer, Berlin 1996.
- Szczepanski R, Schon M, Lob-Corzilius T: Das juckt uns nicht. Trias, Stuttgart 2001.

Das Manual für die Zielgruppe "Jugendliche" wurden in einer mehr als zweijährigen intensiven Zusammenarbeit der AG Methodik und Didaktik (R. Ciesla, G. Brockmann, B. Köhnlein, C. Lotte, U. von Rüden, N. Schnopp, M. Schon, D. Staab, K. Wenninger K. Wilke, P. Wolf, T. Werfel) sowie die AG Diätetik (I. Ehlers, C. Binder, A. Constien, S. Jeß, S. Plank-Habibi, F. Schocker, C. Schwandt, A. Werning) erstellt.

Die Koordination des Manuals "Jugendlichenschulung" übernahm Kathrin Wilke. Die Überarbeitung erfolgte durch die beteiligten Zentren unter Federführung von Sibylle Scheewe.

Die im Elternmanual vorhandenen Tafelbilder sind so zu verstehen, dass sie sowohl als direkte Vorlage (z.B. als Folie oder auf einer Flippchart) verwendet bzw. entwickelt oder auf andere Weise vermittelt werden können. Mit Ausnahme der als "optional" gekennzeichneten Tafelbilder ist die Vermittlung der Inhalte der Tafelbilder jedoch im Modellvorhaben als verbindlich anzusehen, um eine Vergleichbarkeit der Ergebnisse zu erleichtern.

Vor diesem Hintergrund sind wir der Firma Mead Johnson besonders dankbar, dass sie bereits die 1. Version des Manuals in ausreichender Stückzahl drucken ließ, um sie in einheitlicher Form allen an dem Modellvorhaben beteiligten Zentren zur Verfügung zu stellen. Der Dustri-Verlag hat nun die Aufgabe übernommen, die überarbeitete Fassung als Buch zu verlegen.

Multizentrisches Projekt im BMG-Vorhaben Neurodermitisschulung und Arbeitsgemeinschaft Neurodermitisschulung e.V.

Vorbemerkungen zur Durchführung der Jugendschulung

Leitfaden für die Einheiten der Jugendschulung

Die Neurodermitis ist ein Krankheitsbild, das in Deutschland mehrere Millionen Menschen in ihrem täglichen Leben beeinflusst: auf der einen Seite die Erkrankten – den größten Teil bilden Kinder und Jugendliche – und ihre Angehörigen, auf der anderen Seite hochmotivierte Fachleute aus unterschiedlichen Therapiebereichen.

Konzepte von Patientenschulungen in Kleingruppen ergänzen die klassischen dermatologischen Behandlungen geeignet durch verhaltenspsychologische Aspekte. Hierauf weisen nicht nur die Erfahrungen und Studienergebnisse aus dem Bereich anderer chronischer Erkrankungen wie Diabetes mellitus, Asthma bronchiale [vgl. Lob-Corzilius und Petermann 1997] hin, sondern auch Studien und Erfahrungen im Bereich der Neurodermitisschulung von Kindern, Jugendlichen und deren Eltern [Warschburger 1996]. Diese Ergebnisse sprechen für die Durchführung von verhaltensorientierten Gruppenschulungen.

Ziel ist es, langfristig Verhalten zu ändern, z.B. das Kratzverhalten zu modifizieren, die Selbstwirksamkeit zu stärken und den Ansprüchen der Jugendlichen durch Aufklärung und kompetente Hilfe gerecht zu werden.

Dieses Schulungsprogramm ist für Jugendliche im Alter von 13 – 17 Jahren entwickelt. Der Trainer bzw. die Trainerin muss bei der Durchführung dieses Programms, neben den Zielen des Trainings, immer Interessen der Patienten beachten. So wird sichergestellt, dass praxisnah, umsetzbar und den Bedürfnissen der Patienten entsprechend geschult wird.

Ziele: Neben der angestrebten langfristigen Verhaltensänderung als wichtige Unterstützung des Heilungsprozesses, sind Veränderungen und Stärkung von Kompetenzen im psychosozialen Bereich angestrebt. Die Steigerung des Selbstbewusstseins auf der Grundlage eines altersentsprechenden Basiswissens und die Weiterentwicklung des Selbstmanagement verbessern die Fertigkeiten im sozialen Umgang mit der Erkrankung. Die Patienten erleben sich als kompetenter. Sie sehen und erleben die Resultate ihres Handelns bewusster (Selbstwirksamkeit). Diese Erfolge werden sie zu einer aktiven Teilnahme an ihrer Therapie motivieren. Die gezielte Auseinandersetzung mit der Erkrankung und die Umsetzung der Schulungsinhalte können langfristig zu einer Verbesserung des Hautzustandes führen. Die oftmals erlebte Hilflosigkeit im Umgang mit der Erkrankung wird abgebaut.

Zielformulierung: Zu Beginn der Schulung wird gemeinsam mit den Teilnehmern das Schulungsziel formuliert. Unklare Ziele oder auch die Unfähigkeit, sie mitzuteilen, können zu Verwirrung und schließlich zu einem unproduktiven Lernprozess führen. Den Patienten muss klar werden, warum sie sich mit den Schulungsinhalten auseinander setzen sollen. Das gemeinsame Erarbeiten der Ziele gewährleistet, dass diese im Sinne der Patienten verfolgt werden. Diese Ziele müssen realisierbar sein und nicht durch Überforderung zu einem Misserfolg führen. Für die Patienten ist es wichtig, ihre Rolle in der Therapie ihrer Hauterkrankung zu erkennen. Selbstwirksamkeit und Handlungskompetenz sollen gefördert werden.

Gruppenschulung: Die Gruppe sollte eine Größe von sechs Patienten nicht übersteigen. Um die Arbeit zu erleichtern und die Effekte der Schulung zu steigern, wird eine Altershomogenität angestrebt. Eine Geschlechtshomogenität ist vorteilhaft. Durch den Austausch in einer Gruppe gleich oder ähnlich Betroffener, ergibt sich die Möglichkeit, das subjektive Krankheitsempfinden auf eine realitätsbezogene, angemessene

Jugendschulung (für Jugendliche von 13 – 17 Jahren)

1. Treffen: Grundlagen Medizin und Einführung Kratzalternativen

- Einführung und Kennenlernen der Gruppenteilnehmer und des Trainers
- Abstimmung der Ziele in der Gruppe
- Darstellung des Themenplans
- Beschreibung des eigenes Krankheitsbildes
- Kurzeinführung in die Grundlagen der Physiologie und Pathophysiologie der Haut, Einführung in die Grundlagen zum klinisches Bild der Neurodermitis
- Üben des Umgangs mit Juckreiz, Einführung von Kratzalternativen
- Einführung von Entspannungsübungen
- Einführung des Wochenbogens, Arbeitsauftrag, Trainingspässe

2. Treffen: Auslöser und Krankheitsbewältigung, Stressbewältigung

- Stundeneinleitung, Besprechung Wochenbögen, Trainingspässe
- Vertiefung Einsatz von Kratzalternativen
- Entspannung
- Auslöser – kurze Darstellung des gesamten Spektrums
- Persönliche Auslöser und angemessene Vermeidungsstrategien
- Diagnostische Verfahren (angepasst an die Erfahrungen und Interessen der Teilnehmer)
- Arbeitsauftrag

3. Treffen: Basistherapie, Hautpflege und Reinigung

- Stundeneinleitung, Besprechung der Wochenbögen, Trainingspässe
- Basistherapie, Einführung des Stufenplans in der Behandlung und dem Umgang mit der Neurodermitis, Stufe 1
- Eincremetechnik
- Verhaltensregeln zur schonenden Körperreinigung, Hygiene, Kosmetik
- Geeignete Hautpflegemittel
- Entspannung
- Arbeitsauftrag

4. Treffen: Salben und Bädertherapie und Eincremetechniken

- Stundeneinleitung, Besprechung der Wochenbögen, Trainingspässe
- Entspannung
- Salbentherapie, Heilsalben Stufe II und III
- Eincremetechnik, Umschläge und Bäder
- Umgang mit und Einsatz von Kortison/topische Calcineurininhibitoren
- “Alternative” Ansätze in Diagnostik und Therapie der Neurodermitis
- Arzt-Patienten-Verhältnis
- Arbeitsauftrag

5. Treffen: Ernährung und Stressbewältigung

- Stundeneinleitung, Besprechung der Wochenbögen, Trainingspässe
- Gesunde Ernährung bei Neurodermitis
- Umgang mit Nahrungsmittelunverträglichkeiten bei Neurodermitis
- Diagnostik von Nahrungsmittelunverträglichkeiten
- Entspannungstraining
- Stresserleben und Stressbewältigung, Genusstraining
- Einsatz von Stressbewältigungsstrategien bei krankheitsbedingten Stresssituationen
- Arbeitsauftrag

6. Treffen Berufswahl und Alltagstransfer

- Stundeneinleitung, Auswertung der Wochenbögen, Trainingspässe
- Offene Themen, Fragen der Teilnehmer, z. B. Urlaub, Kosmetik, Hobbys, Sexualität, Umgang mit schwierigen Situationen
- Berufswahl und Beratung
- Entspannung
- Alltagstransfer der Schulungsinhalte, Reflexion der Schulung

Ebene zu lenken. Gleichzeitig wird durch Austausch und Vergleich der Teilnehmer untereinander an der Entwicklung eines positiven Selbstbildes gearbeitet. Individuelle Stärken der Patienten werden in den Vordergrund gestellt. So kann Selbstsicherheit ausgebaut werden, die notwendig ist, um Stigmatisierung und Ausgrenzungsversuchen verbal und emotional angemessen entgegenwirken. In Partnerübungen und Rollenspielen besteht die Möglichkeit, sich auszuprobieren und die Wirkung eigenen Handelns und Auftretens bei anderen zu erfahren. Da in der Gruppe oftmals unterschiedliche Kompetenzen im Umgang mit der Erkrankung vorhanden sind, besteht die Möglichkeit des Modellernens der Teilnehmer untereinander.

Schulungsteam

Die Patientenschulung wird mit dem Ziel durchgeführt, komplexe Interventionen auf unterschiedlichen Ebenen der Krankheitsbewältigung durch Zusammenarbeit verschiedener Professionen zu erreichen. Diese Teambildung, ist Grundlage für eine erfolgreiche Durchführung der Neurodermitispatientenschulung, unabhängig vom Alter der Teilnehmer oder ob es sich um die Schulung bei Eltern handelt. Zum Schulungsteam gehört in jedem Fall: ein Dermatologe/Pädiater, ein Psychologe/Pädagoge und eine Ernährungsfachkraft. Die Kenntnisse und praktischen Erfahrungen des Pflegepersonals sollten die teilnehmenden Institutionen in den Schulungsteams nutzen.

Vor Beginn einer interdisziplinären Schulung müssen die o.a. Berufsgruppen speziell trainiert werden. Das bedeutet, dass psychologisches, pädagogisches und medizinisches Grundwissen und entsprechende Erfahrungen im Umgang mit der Neurodermitis bei allen Schulenden gegeben sein müssen. Hierzu empfiehlt sich die Ausbildung zum Neurodermitistrainer an den Akademien der AGNES.

Wichtiger Bestandteil der Schulungsteamarbeit ist die Supervision und der ständige Austausch der einzelnen Berufsgruppen. Um ein einheitliches Vorgehen im Team zu gewährleisten, empfiehlt sich eine regelmäßige Hospitation oder das Aufzeichnen der Trainingseinheiten auf Video. Für die Durchführung der Einheiten der Jugendschulung ist durchgängig ein Neurodermitistrainer zuständig. Diese Bezugsperson kann in einzelnen Einheiten durch eine Fachkraft verstärkt werden.

Altersangemessene Wissensvermittlung

Die Schulung bildet eine Einheit aus Wissensvermittlung, Austausch persönlicher Erfahrung und Betroffenheit, praktischen Übungen sowie von Gedanken und Gefühlen. Der wissensvermittelnde Anteil muss sich auf die handlungsrelevanten Fakten beschränken, die bei der Arbeit mit Kleingruppen in einem klar begrenzten Zeitraum sinnvoll sind. Die Inhalte der Schulung werden den Erfahrungen, sowie dem Erlebnis- und Handlungsbereich der Patienten angepasst. Informationen sollten eindeutig und verständlich formuliert sein. Dabei können die unter Jugendlichen bevorzugten Medien zur Hilfe genommen werden. Die Themen der einzelnen Schulungsstunden bauen inhaltlich aufeinander auf. Der größte Anteil der Zeit bleibt für die vertiefende und festigende Wiederholung und praktische Umsetzung der Inhalte durch die Teilnehmer. Durch die Anwendung erhält der Trainer Rückmeldung, ob die Informationen und Übungen verstanden wurden und auch angewandt werden können.

Kratzalternativen: Wichtiges Ziel ist die Steuerung des Kratzverhaltens, der Umgang mit dem Juckreiz und seinen Begleiterscheinungen. Hierzu sollten Kratzalternativen bewusst gemacht und verstärkt werden, um dadurch den Heilungsprozess zu fördern. Die Wahrnehmung der Patienten wird auf die frühen Anzeichen des beginnenden Juckreizes gelenkt, um die Mechanismen des Juckreiz-Kratz-Zirkels zu durchbrechen und eine Eindämmung des Kratzverhaltens zu erzielen. Die Bildung von individuellen, alltagstauglichen Lösungsstrategien wird durch den Austausch in der Gruppe und gezieltes Üben gefördert. Dadurch ergibt sich ein Abbau von Hilflosigkeit und dem Gefühl, der Erkrankung hoffnungslos ausgeliefert zu sein.

Ruheübungen/Entspannungstraining: Durch den regelmäßigen Einsatz von Kurzentspannungen (z.B. Teile der progressiven Muskelrelaxation) in jeder Schulungseinheit, wird eine effektive Methode zur langfristigen Kratzreduktion durch Spannungsabbau geübt. Da in den sechs durchzuführenden Einheiten nicht ausreichend Zeit besteht, um die notwendige Übung und Wiederholung zum Erlernen eines Entspannungsverfahrens zu sichern, werden den Teilnehmern eine

Auswahl einfacher Methoden angeboten. Diese Ruhe- und Entspannungsübungen können von den Teilnehmern leicht zur gezielten Pausengestaltung in ihren Tagesablauf übernommen werden. Dem Trainer bleibt es überlassen, wann er die Entspannungsübungen durchführt. Die Anordnung im Manual ist nicht bindend. Der Einsatz der Entspannungsübung, als Pause oder zwischen zwei Themen in einer Einheit, ist zu empfehlen (s. dazu auch Trainerinfo zu Entspannung).

Zeitumfang, Zeiteinteilung: Das Programm umfasst sechs Einheiten; der zeitliche Umfang einer Einheit beträgt 120 Minuten. In den Schulungseinheiten sollte der Trainer für die Jugendlichen eine vertrauensvolle und entspannte Atmosphäre schaffen. Es darf kein unnötiger Leistungsdruck entstehen. Während der Einheiten ist keine offizielle Pause vorgesehen. Aus Erfahrung sollte eine Unterbrechung von ca. 10 Minuten in Betracht gezogen werden und bei der Zeitplanung Beachtung finden. Die Entscheidung über das Einfügen einer Pause sollte dem Trainer überlassen werden.

Die Abfolge der sechs Einheiten baut in einzelnen Elementen aufeinander auf. Es wurde festgelegt, in einem möglichst ausgewogenen Abstand von einer Schulungseinheit pro Woche ausreichenden Platz für Arbeitsaufträge, Übung und Wiederholung einzubauen. Ein großzügiger Zeitrahmen gibt auch die Möglichkeit, Erlerntes in alltäglichen Situationen zu erproben und erste Erfahrungen zu machen. Diese Erlebnisse können den Schulungseffekt dynamisieren. Die Umsetzung in den Alltag sowie die Rückmeldung von Erfahrungen mit den neuen Handlungsstrategien aus dem Erlebnisbereich der Teilnehmer (Wochenbogen) sind begleitende Bestandteile der Patientenschulung.

Räumlichkeit: Die Räumlichkeiten sollen der Gruppengröße angepasst sein und müssen für Rollenspiele und Ruheübungen ausreichen. Günstig ist ein zweiter Raum, der bei der Arbeit in Kleingruppen eingesetzt werden kann. Eine Abwechslung der üblichen Arbeitsform am Tisch durch einen Stuhlkreis oder der Arbeit auf dem Fußboden fördert auch in Gruppen von Jugendlichen die Spontaneität und führt zu Spannungsabbau. Der Raum muss den Teilnehmern einen geschützten Rahmen bieten und darf für Dritte nicht einsehbar sein. Bei der Ausstattung der Räume sollte auf Allergenarmut und eine geringe Belastung durch weitere Auslöser geachtet werden.

Manual: Das erstellte Manual beschreibt die Rahmenbedingungen, die Inhalte, den Ablauf der Einheiten und gibt methodische Beispiele. Die abgebildeten Arbeitsblätter sind als Beispiel zu verstehen. Jedes Zentrum sollte seine Arbeitsmaterialien auf die eigene Leitfigur abstimmen. Sollten die Arbeitsblätter in ihrer hier abgebildeten Form genutzt werden, ist der Urheber zu nennen. Das Manual ist in sechs Kapitel eingeteilt. Jedes Kapitel beginnt mit eine Themenübersicht und einer Materialangabe.

Trainerinfo!: Zu einigen Themenbereichen sind zusätzlich Trainerinfos gegeben. Diese befinden sich im Anschluss an die Themen. Hier werden Hintergrundinformationen an den Trainer vermittelt.

Ablauf Dieses Zeichen steht für die Angabe mehrerer Methoden, Beispiele oder Varianten im Programm. Der Trainer hat die Auswahl.

Material Das A steht für Arbeitsmaterialien und Arbeitsblätter für die Teilnehmer.

Methoden, Hilfsmittel und Materialien: Die wichtigsten methodischen Grundsätze zur Vermittlung der Schulungsinhalte sind anschauliches Lernen und die gezielte Umsetzung in die Praxis. Durch den Austausch in einer Gruppe Mitbetroffener besteht die Möglichkeit, Wissen zu vertiefen und krankheitsspezifische Fertigkeiten weiterzuentwickeln. Das subjektive Krankheitsempfinden kann durch den sozialen Vergleich relativiert werden. Die Gruppe ermöglicht es den Teilnehmern, gleichzeitig Modell wie auch Lernender zu sein. Die Aktivitäten in der Gruppe unterstützen die individuelle Erkenntnisgewinnung der Teilnehmer und geben Hilfe zur eigenen Entwicklung von Handlungsstrategien. Gemeinsam entwickelte Tafelbilder, sowie praktische Erfahrungen aus den Rollenspielsituationen bringen nachhaltige Erkenntnisse. Der Einsatz einer Videokamera unterstützt Übungen zur Selbstbeobachtung und Reflexion des eigenen Handelns der Jugendlichen. Die Aufzeichnungen mit der Videokamera müssen mit der Gruppe abgesprochen sein. Es wird mit der Gruppe vereinbart, keine Aufzeichnung ohne das Einverständnis der Gruppe außerhalb der Schulung zu zeigen.

Benötigte Materialien:

- Farbige Stifte, Papier, Schere, Klebstoff, Schulungshefte
- Trainingspass für jeden Teilnehmer
- Blanko-Stufenpläne für jeden Teilnehmer
- Blanko-Wochenbögen für jeden Teilnehmer
- Tafeledding (rot, blau, grün, schwarz...)
- Leere Karteikarten (rot, blau, gelb)
- Befestigungsmaterial (Pin, Tesa o.ä.)
- Zerrspiegel (Firma Wehrfritz)
- Ernährungspyramide (Firma Schubi)
- Videokamera und TV-Abspielgerät, Fernseher, Leerkassetten
- Kassettenrecorder oder CD-Player
- Entspannungsmatten
- Auslöserkartensatz, (Abbildungen aus Zeitschriften zum Thema Auslöser)
- Flipchart und Papier
- Overhead-Projektor, Folien
- Kiste mit Kühlpack, Cremes, Salben, Spartel, Verbandszeug u.s.w.
- Kiste mit Beispielen für Shampoos und Duschgels, eventuell Beispiele für dekorative Kosmetik
- Auswahl an Verkleidungsmaterialien, Utensilien für Rollenspiele
- Sammlung von Bierdeckeln (ca. 80 Stück)
- Kärtchen mit Gefühlen und Stressantworten

Elternschulung: Um den Effekt der Schulung zu erhöhen, sollte auch das direkte Umfeld der Jugendlichen mit den Zielen und den Inhalten des Trainings vertraut gemacht werden. Dazu werden für Eltern der Jugendlichen 2 – 3 Einheiten optional angeboten. Die Inhalte dieser Einheiten orientieren sich stark an den Erfahrungen und dem Wissensstand der Eltern. Daher sollte vor Planung der Einheiten genau ermittelt werden, welche Themengebiete in der Gruppe bearbeitet werden sollen. Empfohlene Themenbereiche sind: Übungen zur Steigerung der sozialen Kompetenz und Selbständigkeit der Jugendlichen, nach Bedarf Informationen zu medizinischen Therapiekonzepten oder alternativen Heilmethoden, Ernährungsberatung, Informationen über die beruflichen Möglichkeiten der Jugendlichen, die Rolle der Eltern in der Therapie des jungen Erwachsenen.

Literatur

Aberer W, Augustin M, Biedermann T, Fölster-Holst R, Friedrichs F, Gieler U, Kapp A, Przybilla B, Rietschel E, Schlaeger M, Schmid-Grendelmeier P, Staab D, Szczepanski R, Vieluf D, Voigtmann I, Werfel T, Worm M (2008) Leitlinie "Atopische Dermatitis". www.awmf.online.de

Clausen K, Ciesla R, Köhnlein B, Schon M, Wenninger K, Werfel T (1998) Arbeitsgemeinschaft Neurodermitisschulung – "Methodik und Didaktik der Neurodermitisschulung", Prävention und Rehabilitation *10:* 198-202

Hampel P, Petermann F (1998) Anti-Stress-Training für Kinder. Psychologie Verlags Union, Weinheim

Höger P (2007) Kinderdermatologie. Schattauer, Stuttgart

Hohmann M, Gieler U (1996) Behandlungskosten bei der atopischen Dermatitis. In: Riedl-Seifert RJ: Expert Report zu Bufexamac. Zuckschwerdt, München, 70-80

Lob-Corzilius Th, Petermann F (Hrsg) (1997) Asthmaschulung – Wirksamkeit bei Kindern und Jugendlichen. Psychologie Verlags Union, Weinheim

Manteufel E, Seeger N (1994) Selbsterfahrung mit Kindern und Jugendlichen. Ein Praxisbuch. Kösel, München

Niebel G (1998). Wenn die Haut juckt, muss man nicht hilflos bleiben. Lern- und Übungshilfen für Eltern und Kinder. Hanseatisches Verlagskontor, Hamburg

Petermann F (1997) Patientenschulung und Patientenberatung – Ziele, Grundlagen und Perspektiven. In: Petermann F: Patientenschulung und Patientenberatung. Hogrefe, Göttingen, 1-21

Petermann F (Hrsg) (1998) Compliance und Selbstmanagement. Hogrefe, Göttingen

Petermann F, Warschburger P (Hrsg) (1999) Neurodermitis. Hogrefe, Göttingen

Scheewe S, Wilke-Clausen K (1999). Pingu Piekfein – Ein Neurodermitis-Schulungsprogramm für Kinder. Quintessenz, Urban & Vogel, München

Scheewe S, Warschburger P, Clausen K, Skusa-Freeman B, Petermann F (1997) Neurodermitis-Verhaltenstraining für Kinder, Jugendliche und ihre Eltern. MMV-Quintessenz, München

Schmid-Ott G, Petermann F (2005) Gesundheitstraining und Patientenschulung. In: Paar GH, Wiegand-Grefe S, Meermann R, Jacobi C, Schmid-Ott G, Lamprecht F: Leitlinie für psychosomatische Rehabilitation. Schattauer, Stuttgart

Staab D, von Rueden U, Kehrt R, Erhart M, Wenninger K, Kamtsiurus P et al (2002) Evaluation of a parental training program for the management of childhood atopic dermatitis. Pediatr Allergy Immunol 13(2): 84-90

Staab D, Diepgen T, Fartasch M, Kupfer J, Lob-Corzilius, Ring J, Scheewe S, Scheidt R, Schmid-Ott G, Schnopp C, Szczepanski R, Werfel T, Wittenmeier M, Wahn U, Gieler U (2007) Age-related, structured education programmes improve the management of atopic dermatitis in children and adolescents in a multicentre randomized trial: Results of the German Atopic Dermatitis Intervention Intervention Study (GADIS). in press

Stangier U., Gieler U, Ehlers A (1996). Neurodermitis bewältigen – Verhaltenstherapie, dermatologische Schulung, Autogenes Training.Springer, Berlin

Stockmann-Köckert F (1999). Gesundheitserziehung in der Kinderrehabilitation In: Petermann F, Warschburger P: Kinderrehabilitation. Hogrefe, Göttingen, 81-89

Szczepanski R, Diepgen TL, Brockow K, Scheewe S (1998) Arbeitsgemeinschaft Neurodermitisschulung – Arbeitsgruppe "Medizinische Inhalte". Prävention und Rehabilitation 10: 188-193

Turjanmaa K, Darsow U, Niggemann B et al (2006) EAACI/GA2LEN position paper: present status of the atopic patch test. Allergy 61: 1377-1384

Warschburger P (1996) Psychologie der atopischen Dermatitis im Kindes und Jugendalter. MMV-Quintessenz, München

Warschburger P., Schmidt-Ott G, Schon M, Wolf P, Wenninger K, Stangier U, Petermann F (1998) Arbeitsgemeinschaft Neurodermitisschulung – "Psychologische Inhalte der Neurodermitisschulung für Kinder und Jugendliche". Prävention und Rehabilitation 10: 194-197

Werfel T, Claes C, Kulp W, Greiner W, von der Schulenburg JM (2006) HTA-Bericht: Therapie der Neurodermitis. GMS Health Technol Assess (2006), www.egms.de

Werfel T (2005) Atopische Dermatitis. CD-ROM. Thieme, Stuttgart

Worm M, Aberer W, Agathos M et al (2007)German Contact Dermatitis Research group (DKG). Epikutantestung bei Kindern – Empfehlungen der deutschen Kontaktallergiegruppe. J Dtsch Dermato Ges 5: 107-109

Beispiele für Übungen aus dem Ruhebereich, Entspannungsbereich und der Körperwahrnehmung

Im Nachfolgenden werden für die Jugendlichen lediglich einige Beispiele vorgestellt, die sich in der Praxis bewährt haben.

Es hat sich gezeigt, dass die Sicherheit und Einstellung der Trainer entscheidend für das Annehmen und Gelingen in der Gruppe sind. Wichtig sind eigene Erfahrungen des Trainers mit Entspannung und Körperwahrnehmungsübungen, um auf mögliche Reaktionen der Jugendlichen vorbereitet zu sein. Die Teilnahme der Jugendlichen an den Übungen sollte immer freiwillig sein. Wenn jemand nicht teilnehmen möchte, sollte dies akzeptiert werden. Besonders für Entspannungsübungen gilt als günstige Voraussetzung eine angenehme vertrauensvolle Atmosphäre. Die Erfahrung hat gezeigt, dass die Übungen – wie die nachfolgenden Beispiele – gut zwischendurch, z.B. als deutliche Trennung zweier Themen, bzw. zu Beginn der Treffen eingesetzt werden können. Es ist an dieser Stelle nicht möglich, eine umfassende Sammlung vorzustellen. Deshalb verweisen wir auf die ergänzende Literaturliste.

Alle Übungen sollten zum Ziel haben, neben den positiven Effekten in der Stunde und den didaktischen Funktionen, die Jugendlichen anzuregen, gezielte Entspannungszeiten für sich einzuräumen. Bei den vorausgehenden Gesprächen zu Entspannungsübungen, egal ob im Rahmen einer Patientenschulung oder einer Entspannungsgruppe während einer Reha-Maßnahme, zeigt sich immer wieder, dass Jugendliche Entspannung eher als Nebeneffekt einer Handlung (Fernseh schauen, Computer spielen ...) denn als aktive Handlung erfahren (wobei noch darüber nachzudenken wäre – auch gemeinsam mit den Jugendlichen – inwieweit Computerspiele o.ä. tatsächlich entspannend wirken). Ziel der Übungen ist auch, den möglichen Einsatz von Ruhe-/Entspannungsübungen im Sinne von Stressbewältigungsstrategien zu üben. Daher sind neben den Partnerübungen und "langen" Verfahren wie autogenem Training und PMR gerade Kurzübungen/-imaginationen von Bedeutung.

Ruheübungen

Partnerübungen sollten wegen des Körperkontaktes nicht in der ersten Stunde eingesetzt werden. Besonders bei gemischt geschlechtlichen Gruppen sind Partnerübungen nur einzusetzen, wenn die "Gruppenstimmung" stabil ist.

Bierdeckelübung: Die Beschreibung ist in der Einheit 4 wiedergegeben.

Wettermassage: Einer der beiden legt sich bäuchlings auf eine Matte, der andere kniet sich daneben. Der Trainer erzählt zu der Massage eine Wettergeschichte und zeigt den Jugendlichen, was sie tun können.
"Die Sonne scheint warm und angenehm". Die Hände werden überall für kurze Zeit flach auf den Körper gelegt.
"Jetzt kommt leichter Wind auf". Mit den Händen den ganzen Körper vom Kopf beginnend zu den Füßen sanft abstreichen.
"Nun wird der Wind stärker". Den Körper mit mehr Druck abstreichen, auch durch die Haare streichen.
"Dicke Wolken kommen auf und die ersten Regentropfen fallen". Mit den Fingerkuppen sanft auf dem Körper "Klavier spielen".
"Der Regen wird stärker, es gibt einen richtigen Regenschauer". Mit den Fingern stärker auf den Körper tupfen, dann mit der hohlen Hand den Körper abklopfen (Genau zeigen, wie sie die Hände halten sollen!).
"Die Wolken ziehen langsam weiter, der Regen

wird schwächer". Mit den Fingerkuppen wieder sanft " Klavier spielen".
"Es kommt sanfter Wind auf": Wieder ganz sanft vom Kopf beginnend den Körper abstreichen.
"Die Sonne scheint wieder warm und angenehm und trocknet den Regen". Die Hände sanft zum Schluss auf den Körper legen.

Brotmassage oder Pizzamassage: Ein weiteres Beispiel für eine Massage mit Geschichte kombiniert, ist die Brotmassage. Dabei wird ähnlich verfahren wie bei der Wettermassage. Die Kinder können sich entscheiden, welche Möglichkeiten es gibt, einen "Brotteig" weich und locker zu bekommen.

Ballmassage: Die Teilnehmer/innen suchen sich paarweise mit einer Matte einen Platz im Raum. Ein Teilnehmer legt sich bäuchlings auf die Matte und der andere massiert mit ein oder zwei Bocciakugeln oder Igelbällen, von oben nach unten den ganzen Körper.

Wichtig ist es bei allen Partnerübungen, dass die Teilnehmer darauf achten, sich nicht weh zu tun und nicht absichtlich zu kitzeln.

Entspannungsübungen

Phantasiereisen: In der Literaturliste finden sich Bücher, in denen geeignete Phantasiereisen entnommen werden können. Beim Einsatz von Bildern in Geschichten, ebenso bei Entspannungstechniken muss berücksichtigt werden, dass diese (besonders wenn ein Teilnehmer zusätzlich an Asthma leidet) keine auslösenden Elemente beinhalten wie z.B. ein Ährenfeld, Blumenwiese. Neben der Vorgabe eines Bildes kann die Entwicklung eigener Bilder die Motivation der Jugendlichen, sich auf eine solche Übung einzulassen, fördern. Beispiel eines von einem Jugendlichen entwickeltes Bild: "Ich stehe in den Rocky Mountains an einem Wasserfall. Die Sonne scheint und bildet Regenbögen in der Gischt, die vom Wind zu mir herüber geweht wird. Der Wassernebel legt sich auf meine Haut und kühlt diese angenehm." Wenn die Idee der Phantasiereise vorgestellt wird, ist die "Stressbewältigungsidee" (siehe auch Einheit 5) zu nennen.

Beim Einüben von Autogenem Training (AT) ist es empfehlenswert, die Teilnehmer vorher nach ihrem Gesamtbefinden zu fragen. Bei extremer Empfindlichkeit der Haut sollte auf die Wärmeübung verzichtet werden, bzw. vorher eine Instruktion "meine Haut fühlt sich angenehm kühl an, so als wenn ein kühler Wind darüber streicht" gegeben werden. Ansonsten kann es zu einer massiven Juckreizverstärkung kommen. Beim AT ist zu bedenken, dass die Übungen nur selten von den Jugendlichen zu Hause angewendet werden. Wenn die Motivation in der Gruppe gut ist, kann das AT sehr gut gelingen.

Eine weitere Entspannungsmöglichkeit ist die Progressive Muskelrelaxation nach Jacobson. Bei diesem Entspannungstraining soll über die abwechselnde Anspannung und Entspannung der Muskeln auch die Entspannung von Kreislauf und Nerven erreicht werden. Durch intensives Anspannen und darauf folgendes Lockern bestimmter Muskelpartien können augenblicklich intensive Entspannungsempfindungen wie Schwere- oder Leichtigkeit, Wärme, Ruhe und Gelassenheit hervorgerufen werden. Die Progressive Muskelrelaxation kann im Sitzen oder im Liegen durchgeführt werden.

Literatur

Brunner R (1991) Hörst Du die Stille? Kösel, München

Friebel V (2007a) Nachricht von den Wolken. Gedichte und Haiku. Wolkenpfad Tübingen

Friebel V (2007b) Ein Rest reiner Wahrheit. Erkundungen der Seele. Wolkenpfad, Tübingen

Friebel V, Friedrich S (2006) Entspannung für Kinder mit Audio CD. Rowohlt TB, Reinbek

Hampel P, Petermann F (1998) Anti-Stress-Training für Kinder. Beltz, Weinheim

Könning J (1983) Körpertherapie für Jugendliche. Ein integratives Behandlungskonzept Osnabrück. Kinderhospital

Krowatschek D (1995) Entspannung in der Schule. Borgmann, Dortmund

Kunz M, Friebel V (2007) Rhythmus Klang und Reim. Lebendige Sprachförderung mit Liedern, Reimen und Spielen im Kindergarten, Grundschule, Elternhaus. Ökotopia, Münster

Manteufel E, Seeger N (1992) Selbsterfahrung mit Kindern und Jugendlichen. Kösel, München

Müller E (1991) Auf der Silberlichtstraße des Mondes, Fischer1983 : Du spürst unter deinen Füßen das Gras, Fischer

www.relaxkids.com

Ohm D (1991) Progressive Relaxation. Trias, Stuttgart

Petermann U (1996) Entspannungstechniken für Kinder und Jugendliche. Beltz, Weinheim

Stangier U, Gieler U, Ehlers A (1992) Autogenes Training bei Neurodermitis. Zeitschrift für allgemeine Medizin 68: 158-161

Grundlagen Medizin und Einführung Kratzalternativen

Gliederung

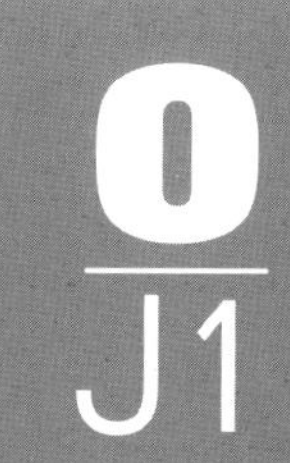

Jugend 1

Gliederung

❶ Einführung und Kennenlernen der Gruppenteilnehmer und des Trainers
❷ Abstimmung der Ziele in der Gruppe
❸ Darstellung des Themenplans
❹ Beschreibung des eigenes Krankheitsbildes
❺ Kurzeinführung in die Grundlagen der Physiologie und Pathophysiologie der Haut, Einführung in die Grundlagen zum klinisches Bild der Neurodermitis
❻ Üben des Umgangs mit Juckreiz, Einführung von Kratzalternativen
❼ Einführung von Entspannungsübungen
❽ Einführung des Wochenbogens, Arbeitsauftrag, Trainingspässe

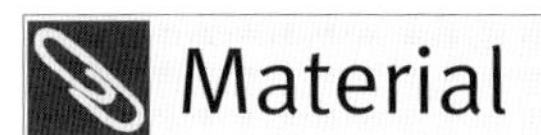

Material

- Farbige Stifte, Papier, Schulungshefte
- Blanko-Trainingspass für jeden Teilnehmer
- Blanko-Wochenbögen für jeden Teilnehmer (ausgefülltes Beispiel)
- Tafeledding (rot, blau, grün, schwarz...)
- Leere Karteikarten (rot, blau, gelb)
- Befestigungsmaterial (Pin, Tesa o.ä.)
- Bildersammlung für Einführungsrunde bei 2. Variante
- Overhead-Projektor
- Folie 1, 2
- Kassettenrecorder, Musik "Meeresrauschen"
- Matten

Einführung und Kennenlernen der Gruppenteilnehmer und des Trainers

Jugend 1 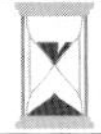 15 Minuten

Beispiel 1: Interview des Nachbarn

Ziele

Kennenlernen aller Teilnehmer des Kurses
Schaffung einer vertrauensvollen Gruppenatmosphäre
Abbau von Hemmungen gegenüber Personen und Raum

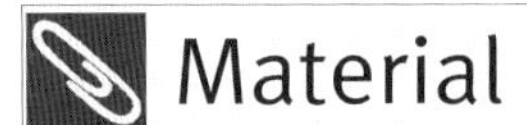

Material

- vorgedruckte Interviewzettel (Name, Alter, Wohnort, Wer gehört zur Familie? Haustier? Was magst Du gern? Was überhaupt nicht?)

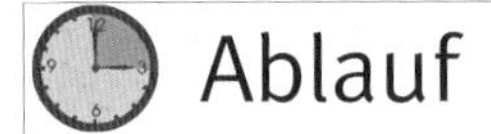

Ablauf

1. Die Teilnehmer sitzen im Kreis.
2. Trainer bildet Paare, eventuell nach Sitzordnung nebeneinander sitzende Teilnehmer oder nach Wahl.
3. Trainer erläutert Aufgabenstellung: jeder des Paares interviewt den anderen mit dem Ziel, ihn der Gruppe vorzustellen.
4. Verteilen der vorgefertigten Bögen.
5. Zeit festlegen (3 Min.).
6. Nach Ablauf der Zeit Vorstellung der Einzelnen nacheinander.

Praktische Hinweise

Übung gut führen, kann sonst schnell länger dauern.

Interview mit...?

Stelle Deinen Nachbarn vor.
Bitte sie oder ihn Dir folgende Fragen zu beantworten und notiere Dir die Antworten kurz.

Dein Name ist ______________________________

Wie alt bist Du? ______________________________

Wo wohnst Du? ______________________________

Mit wem wohnst Du zusammen? ______________________________

Hast Du ein Haustier? ______________________________

Was magst Du gern? ______________________________

____

Was magst Du nicht? ______________________________

____

× Jetzt kannst Du deine/n Nachbarn/in den anderen vorstellen!

Beispiel 2: Kennenlernen der Teilnehmer und des Trainers durch Bilder zur Person

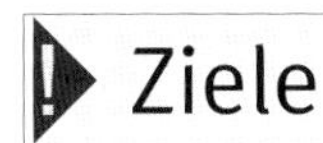

Schaffung einer vertrauensvollen Gruppenatmosphäre
Abbau von Hemmungen gegenüber Personen und Raum

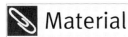

Bilder unterschiedlichster Themen aus Zeitschriften u.ä. auf Pappen, bei 6 Patienten und einem Trainer mindestens 20 Stück, um Auswahl zu ermöglichen

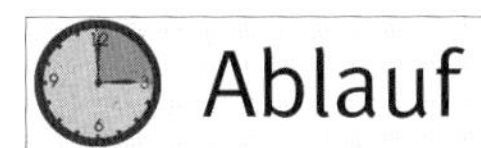

1. Wenn die Teilnehmer nicht im Stuhlkreis oder im Kreis auf den Boden sitzen, sollte diese Voraussetzung für die Übung hergestellt werden.
2. Der Trainer verteilt die Pappen locker auf den Boden im Kreis, so dass die Bilder sichtbar werden.
3. Die Teilnehmer werden nun aufgefordert, 2 Bilder aus den Stapel zu suchen: ein Bild, das zu Dir passt, etwas, das Du gern magst oder ein Hobby von Dir zeigt. Und ein zweites Bild, das etwas damit zu tun haben kann, weshalb Du hier bist. Der Trainer schreibt beide Fragen an die Tafel oder Flipchart; besser dies ist schon vorbereitet.
4. Die Teilnehmer verlassen ihre Plätze, bewegen sich im Kreis, suchen ihre Bilder.
5. Der Trainer fordert die Teilnehmer nach einiger Zeit auf, wenn Bilder gefunden, bitte wieder Platz einnehmen.
6. Der Trainer beginnt mit den Bildern: erst Namen sagen, dann zu den Bildern.
7. Weiter geht es im Kreis.

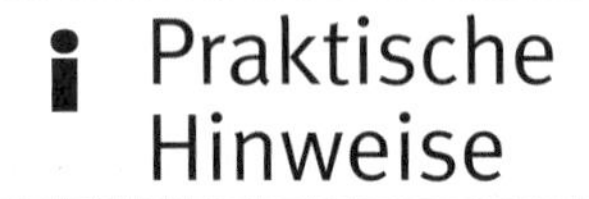

Aufgabenstellung sehr konkret beschreiben. Keine ganz leichte Übung.

Abstimmung der Ziele in der Gruppe

Jugend 1  15 Minuten

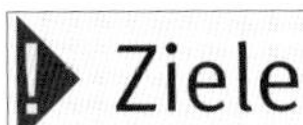 Ziele

Die Teilnehmer sollen zu Beginn der Schulung die Möglichkeit erhalten, ihre Erwartungen und Anforderungen an die Schulung zu formulieren. Die Trainer können so die speziellen Themen des Kurses berücksichtigen und in die Planung mit einbeziehen. Am Ende des Kurses kann anhand der Karten überprüft werden, ob die Themen bearbeitet worden sind.

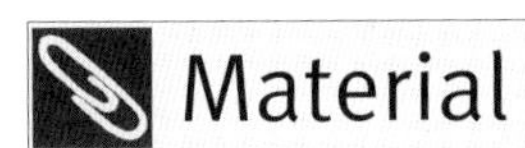

- Karteikarten in drei unterschiedlichen Farben, dicke Stifte, Flipchart oder Pinwand, Befestigungsmaterialien

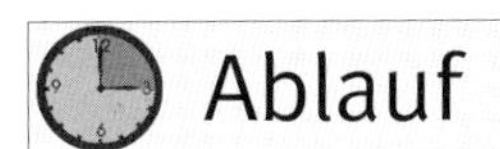

1. Karteikarten mit drei unterschiedlichen Farben und eine ausreichende Anzahl Stifte werden ausgelegt.
2. Jeder Farbe wird ein Themenbereich zugeordnet, z.B. blau für Medizin, grün für Ernährung und gelb für Alltagsfragen.
3. Die Teilnehmer erhalten ca. 10 Minuten Zeit, um ihre Fragen und Erwartungen an die Schulung und die einzelnen Themenbereiche aufzuschreiben. Auf jede Karte wird eine Frage oder Erwartung notiert.
4. Die Trainer sammeln die Karten ein.
5. Die Karten werden nach Themen gesammelt und auf einem Flipchart für alle sichtbar befestigt.
6. Die Trainer lesen die Karten vor.
7. Die Jugendlichen werden befragt, ob Wichtiges vergessen wurde. Evtl. können auch die Trainer Themenschwerpunkte ergänzen.
8. Am Ende des Kurses wird anhand der Karten überprüft, ob die Erwartungen erfüllt und die Themenschwerpunkte behandelt wurden.

i Praktische Hinweise

Die Trainer erhalten Informationen über die Erwartungen und Fragen der Jugendlichen. Die Mitarbeiter, die nicht anwesend sind, erhalten Informationen zur Vorbereitung ihrer Einheit. Für Jugendliche und Trainer ist eine Reflexionsmöglichkeit am Ende gegeben. Evtl. noch ausstehende Themen können kurz noch einmal angesprochen werden.

Darstellung des Themenplans, Organisation, Regeln und Rahmenbedingungen für die Treffen

Jugend 1 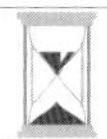 5 Minuten

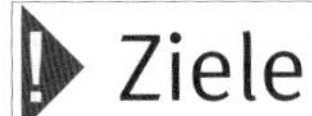

Vereinbarung von gemeinsamen Verhaltensregeln
Schaffung von klaren Strukturen für alle Teilnehmer
Abstimmung der Vorstellungen zum Verlauf und der Möglichkeiten der Treffen

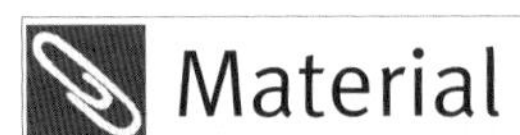

- Arbeitsmappe für die Teilnehmer

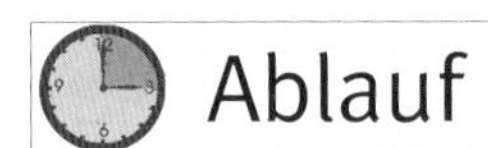

1. Der Trainer greift die Ziele der einzelnen auf.
2. "Wie soll das nun weitergehen? Wir treffen uns insgesamt 6-mal. Nutzt diese Zeit für Euch, es ist Eure Zeit. Wenn Euch in der Woche Fragen einfallen, schreibt Sie kurz auf, damit Ihr sie hier einbringen könnt."
3. Absprache der Regeln. "Wenn hier wirklich persönliche Sachen besprochen werde, ist es wohl allen klar, dass man das nicht herumposaunt. Keiner möchte das! (Gegenseitige Wertschätzung). Das Arbeitsbuch wird immer gebraucht, deshalb sollte es immer zu den Treffen mitgebracht werden. Was es mit Trainingspass und kratzfreier Zone auf sich hat, erkläre ich Euch zum Schluss. Es wird auch kleine Aufträge am Ende jeder Stunde geben. Es geht dabei natürlich um Euch. Wir werden zum Schluss unseres Treffens noch genauer darüber sprechen."
4. "Bitte seid pünktlich, niemand hat Lust hier zu warten. Solltet Ihr einmal wirklich nicht kommen können, weil Ihr krank seit, dann gebt uns Bescheid." (Telefonnummer angeben).
5. "Was können wir hier gemeinsam machen? Also, wir werden natürlich etwas über die Haut erfahren und ..." Der Trainer erläutert kurz die Themen der einzelnen Treffen. Bezug auf die Themengruppen nehmend, die sich aus den Zielen der Teilnehmer ergaben.

i Praktische Hinweise

In vielen Gruppen genügt es, nur kurz auf die Einhaltung von Regeln einzugehen. Sie sollten trotzdem kurz benannt werden. Dann aber immer unter dem Aspekt, natürlich weiß dies jeder und macht dies bereits auch so.

Was bedeutet für Dich Neurodermitis? Beschreibung des eigenen Krankheitsbildes

Jugend 1 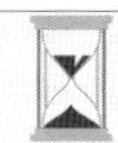 15 Minuten

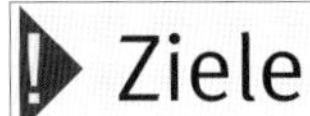

Ziele

- Sammeln von Informationen über das individuelle Krankheitserleben des Einzelnen.
- Austausch von Erfahrungen.
- Annäherung der Gruppenmitglieder über den Austausch zum gemeinsamen Thema.

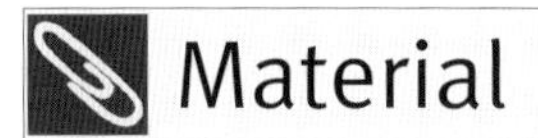

Material

- Arbeitsblatt aus der Arbeitsmappe: "Neurodermitis bedeutet für mich..."
- oder Flipchartpapier, Stifte.

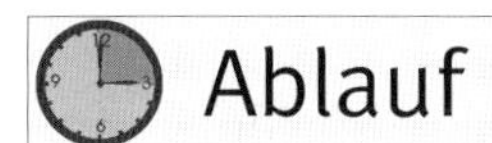

Ablauf

1. Der Trainer moderiert ein Gespräch unter den Teilnehmern.
2. Stellt Frage "Was heißt das eigentlich genau für Dich, eine Neurodermitis zu haben? Was wäre anders wenn sie nicht da wäre? Wo läuft Dein Leben anders ab oder wo schränkt Dich diese Erkrankung ein? Hat die Neurodermitis auch ihre Vorteile? Wo ist es eigentlich ganz praktisch eine Neurodermitis zu haben?"...
3. Jeder arbeitet auf einem gesonderten Arbeitsblatt im Arbeitsbuch, dort sind, um den Einstieg ins Thema zu erleichtern, schon Beispiele gegeben, welche, wenn sie zutreffen, farblich gekennzeichnet werden sollen und durch eigene Gedanken ergänzt werden (z.B. Juckreiz, krank, im Mittelpunkt stehen, Wut, Verzicht, Familie ... u.s.w.).
4. Jeder erarbeitet sein Blatt.
5. Dann einzeln Vorlesen und einzelne Begriffe heraussuchen: "Wie meinst Du das mit der Wut? Wut auf Dich? Wut auf andere oder Wut auf die Haut?", "Du hast dumme Sprüche genannt? Was sagen die anderen dazu? Auch schon mal dumm angemacht worden, weil Deine Haut auffiel?"
6. Trainer fordert den Gedanken und Erfahrungsaustausch der Teilnehmer untereinander.
7. Abwandlung: man sammelt die einzelnen Äußerungen und schreibt sie gemeinsam auf ein großes Papier.

Praktische Hinweise

Gute Informationen für die Trainer, Einstieg in Diskussion der Jugendlichen, also diese auch reden lassen, Trainer beschränkt sich auf Moderation.

Grundlagen Medizin und Einführung Kratzalternativen

Kurzeinführung in die Grundlagen der Physiologie und Pathophysiologie der Haut

5
J1

Jugend 1 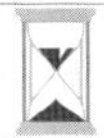 20 Minuten

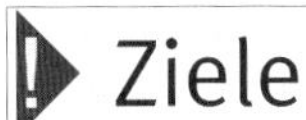

Konzept der multifaktoriellen Genese bei genetischer Disposition, Einführung in die pathophysiologischen Veränderungen der Haut bei Neurodermitis.

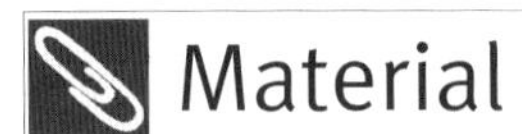

- Overhead-Projektor, Folie, Tafel oder Flipchart
- Folie 1 Medizinische Grundlagen
- Folie 2 Hautbarriere
- Folie 3 Gestörrte Hautbarriere

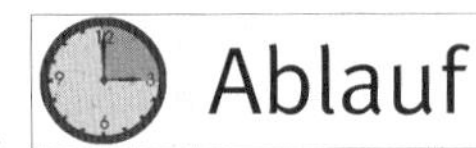

❶ Wer kennt andere Betroffene (Familie, Freunde, Bekannte)? Eventuell Familienstammbaum anzeichnen. Hinweis auf familiäre Disposition, Zusammenhang mit Asthma und Heuschnupfen. Konzept der multifaktoriellen Genese auf dem Boden einer genetischen Disposition (Folie 1). Die angeborene Veranlagung bleibt bestehen (Neurodermitis kann nicht geheilt werden wie ein Schnupfen), aber jeder kann durch gute Pflege, Erkennen und Meiden von Auslöserfaktoren (ausführlich im 2. Treffen) die individuelle Ausprägung beeinflussen. Dies setzt voraus, dass man seine Krankheit gut kennt.

❷ Wozu ist die Haut da (Funktionen der Haut) ? Tafelbild: Regulation des Wärme- und Wasserhaushalts, Sinnesorgan – Tasten, Fühlen, Schmerz, Juckreiz, Wärme, Kälte, Kommunikationsorgan – Körperbild, Körperkontakt. Barriere zwischen Körper und Umwelt – Schutzfunktion. Hautbarriere: Folie 1 vergleichen mit Barrierestörung: Folie 2.

❸ Wie sieht/sah die Neurodermitis bei Dir aus? Beschreibung des klinischen Bildes durch die Teilnehmer. Veränderungen der Haut bei der Neurodermitis: Erscheinungsbild (Rötung, Schuppung, Knötchen, Kratzspuren, Einrisse, Vergröberung, Bläschen, Pusteln, Dellwarzen, Narben).

❹ Was ist bei der Neurodermitishaut anders? Trockenheit, Überempfindlichkeit, erhöhte Juckreizbereitschaft, Barrierestörung: Folie 2 Überempfindlichkeit der Haut gegenüber äußeren (mechanisch, chemisch, UV, Allergene, Bakterien, Viren), aber auch "inneren" Einflüssen (Anspannung, Konflikte, Freude, Trauer, Aufregung ...).

i Praktische Hinweise

Hautfunktionen: Trainer sammelt und systematisiert (Tafelbild)
Dann Folie 2 auflegen: Hautbarriere (Schutzfunktion)
Gestörte Hautbarriere bei Neurodermitis: Folie 3. Hinweis auf positive Beeinflussung der Hautbarriere durch intensive Pflege

Trainerinfo! – Medizinische Inhalte

Häufige Hautveränderungen bei Neurodermitis

- Verhornung (Lichenifizierung): Verdickung der oberflächlichen Hornschicht, Vergröberung des Hautreliefs
- Schuppung: Ablösung der obersten Hornzellen
- Rötung (Erythem): vermehrte Durchblutung der Oberhaut durch Entzündung
- Knötchen (Papeln): Verdickung der Lederhaut
- Einrisse (Rhagaden, Exkoriationen): Einrisse der Haut, auch durch Kratzen
- Bläschen: mit Lymphflüssigkeit gefüllte Bläschen, die gelegentlich platzen und ein klares Sekret entleeren; können auch durch Herpesviren hervorgerufen werden
- Pusteln: mit Eiter gefüllte Bläschen, die bis in die Lederhaut reichen können; Entstehung durch Infektion offener Stellen mit Bakterien (meist Staphylokokken)
- Narben: bleiben häufig nach Abheilen von Geschwüren zurück mit einer Verdünnung der Oberhaut

Die Symptombeschreibung soll sich nicht auf Hautveränderungen beschränken, sondern auch deren Folgen, wie z.B. Juckreiz, Unruhe und Schlafstörungen einschließen.

Erläuterung des multifaktoriellen Modells zu Einflussfaktoren der Neurodermitis
Definition der Neurodermitis
"Neurodermitis ist eine entzündliche Erkrankung der Haut. Sie setzt eine angeborene Veranlagung voraus. Das wechselhafte Erscheinungsbild kann von vielen verschiedenen Auslösern beeinflusst werden."
Die verschiedenen möglichen Auslöser werden anhand des multifaktoriellen Modells angesprochen.

Informationen zur Epidemiologie
Informationen zum Vererbungsrisiko und zum Verlauf werden in Abhängigkeit vom Interesse der Gruppe, d.h. bei entsprechenden Nachfragen, gegeben. Hierbei werden keine Zahlen genannt, da sie verunsichernd wirken können und den Tatbestand verdecken, dass individuelle Fälle sich nicht den statistischen Wahrscheinlichkeiten entsprechend verhalten müssen. Die Prozentzahlen sind als Information für die Kursleiter abgedruckt.

Ätiologie
Die Ursache und das Vererbungsmuster sind noch nicht bekannt. Es wird eine komplexe Interaktion multipler Gene angenommen.

Vererbungsrisiko
- 5 – 15% normales Risiko
- 25 – 35% Risiko bei einem allergischen Geschwister
- 20 – 40% Risiko bei einem allergischen Elternteil
- 40 – 60% Risiko bei Allergie beider Eltern
- 50 – 70% Risiko bei denselben allergischen Symptomen beider Eltern

Verlauf
Bei ca. 60% liegt der Krankheitsbeginn vor dem ersten Lebensjahr. Weitere 30% erkranken bis zum fünften Lebensjahr. Vorhersagen zum Verlauf der Neurodermitis sind sehr schwierig. Ausmaß und Verteilung der Hautläsionen zeigen starke individuelle Schwankungen mit Perioden der Verschlechterung und Erscheinungsfreiheit. Bei Krankheitsbeginn im Säuglingsalter ist eine Besserung bis zur Einschulung häufig. Allerdings besteht auch im Jugend- und Erwachsenenalter ein erhöhtes Risiko für Rückfälle. Etwa die Hälfte aller Kinder mit ehemals Neurodermitis entwickelt im Verlauf eine allergische Atemwegserkrankung.

Neurodermitis

Angeborene Veranlagung

Auslösefaktoren

Barrierefunktion der Haut

➡ Schutz vor äußeren Einflüssen

➡ Schutz vor Austrocknung

Störung der Barrierefunktion der Haut

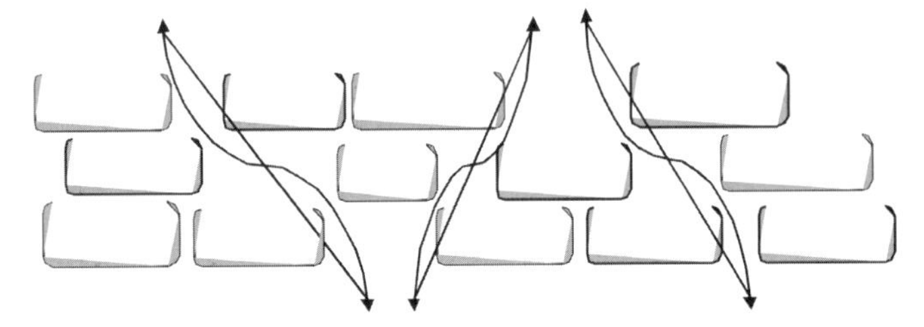

▶ Überempfindlichkeit gegenüber äußeren Einflüssen

▶ vermehrte Hauttrockenheit

Folie 1 und 2.

Umgang mit Juckreiz und Kratzen, Kratzalternativen

Jugend 1 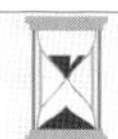 20 Minuten

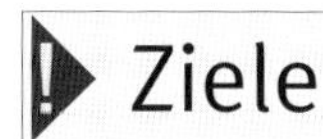

- Sensibilisierung für den Juckreiz-Kratz-Zirkel
- Erarbeiten von Kratzalternativen im Austausch mit den anderen Jugendlichen

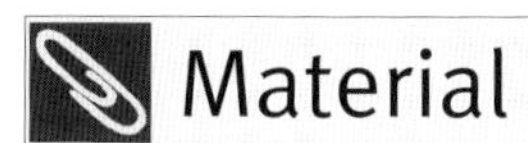

- Leitfigur
- Flipchart

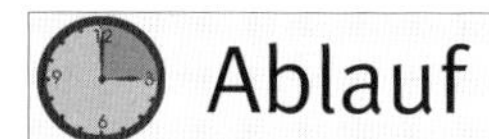

❶ Zunächst werden die Jugendlichen gefragt, was das Schlimmste bei der Neurodermitis sei. Hierbei wir von den meisten der Juckreiz genannt. Anhand eines einfachen Juckreiz-Kratz-Zirkels (auf Flipchart) wird kurz erläutert wie Juckreiz und Kratzen sich gegenseitig aufschaukeln können. Hierbei wird entwickelt, dass der Ausstieg aus diesem Kreislauf vor dem Kratzen erfolgen muss. Aber wie?

❷ Der Trainer fragt in die Runde, welche Maßnahmen die Jugendlichen bei starkem Juckreiz ergreifen. Nach Möglichkeit sollen alle Teilnehmer ihre Erfahrungen in die Diskussion einbringen. Die einzelnen Strategien werden kritisch diskutiert und gegebenenfalls ergänzt. Arbeitsblatt "Tipps & Tricks". Es wird herausgestellt, dass Prävention durch Hautpflege die wichtigste Säule für die Bewältigung des Kratzproblems darstellt.

❸ Es wird angekündigt, dass die Kratzalternativen durch wiederholten Einsatz an bestimmten Körperstellen (Kratzfreie Zone) ausprobiert und eingeübt werden. Dies wird Bestandteil des Wochenbogens, der die Teilnehmer zwischen den Treffen im Alltag begleitet. Jetzt wird gemeinsam über die Wahl der "Kratzfreien Zone" nachgedacht. Um die Erfolgschancen zu erhöhen und damit zu weiterem Einsatz von Kratzalternativen zu motivieren, wird eine besonders einfache und kleine Körperstelle mit Neurodermitis als Einstieg empfohlen. Je nach Grad der Betroffenheit und Juckreizempfinden werden die einzelnen Stellen gewählt und eine geeignete Kratzalternative festgelegt. Eine Steigerung über die Wochen, sowie Wechsel der Kratzalternative und "Kratzfreien Zone" wird in Aussicht gestellt.

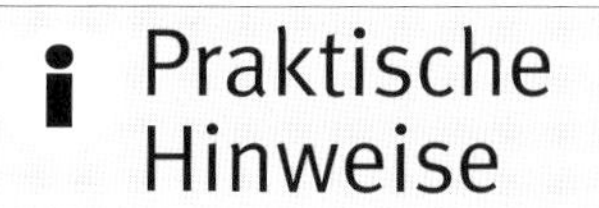

Es sollte darauf geachtet werden, dass die einzelnen Reaktionsweisen nicht zu stark bewertet werden, da dies Unsicherheit und Schuldgefühle hervorrufen kann.

Einführung von Entspannungsübungen

Entspannungsübung mit Elementen des autogenen Trainings in Kopplung an eine Phantasiereise

7
J1

Jugend 1 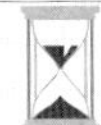 20 Minuten

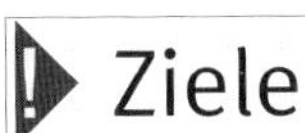

Kennenlernen von Entspannungsübungen
Kennenlernen und Erleben von Ruhe und Entspannung auch als langfristige Kratzalternative und Juckreizprophylaxe

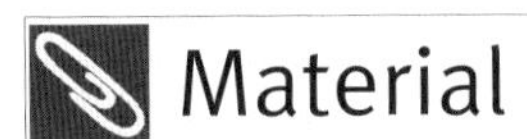

Kassettenrecorder, Musik mit Meeresrauschen, Matten

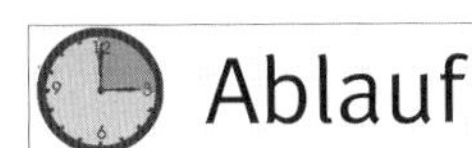

❶ Der Trainer klärt im Gespräch die Erfahrungen der Teilnehmer mit Entspannungsübungen oder Ruheritualen ab.
❷ Der Trainer erläutert, dass in den Einheiten einzelne Ruhe- und Entspannungsübungen durchgeführt werden.
❸ Ziel klären, was soll dies eigentlich?
❹ Matten in den Raum legen lassen und Anweisungen geben.
❺ Regeln geben: Sollte sich jemand nicht entspannen können, ist dies nicht schlimm, bitte aber ganz still verhalten, um die anderen nicht zu stören.

Legt Euch möglichst auf den Rücken, so dass ihr gut ausgestreckt liegen könnt, stellt Euch vor ihr seid aus Gummi – Beine, Arme, Bauch – alles ganz locker ablegen, schließt eure Augen oder sucht euch einen Punkt an der Decke ..., wenn man die Augen schließt – kann man viel mehr hören, lauscht einmal auf die Geräusche um euch ... alles wird ruhig, ein Augenblick Zeit haben, alles wird ruhig ..., ... manchmal hört man jetzt erst seinen Atem ..., ein und aus, ruhig und regelmäßig ... alles wird ruhig ..., ... spüre mal nach, wie dein Atem kühl in deinen Körper fließt, ein und aus, ruhig und regelmäßig ... mit jedem Atemzug wirst du ruhiger und schwerer ..., ... du spürst, wie dein Bauch sich im Takt deiner Atmung hebt und senkt, auf und ab, ein und aus ..., wie eine Welle in einem Meer an einem ruhigen Sommertag, auf und ab, ruhig und regelmäßig ..., alles ist ruhig ... und wer mag, stellt sich auf seiner Bauchwelle ein Boot vor ..., ein Boot, wie es getragen wird von deiner Bauchwelle ... auf und ab ... ruhig und regelmäßig ... (kleine Pause) ... langsam verschwindet das Boot aus deinem Blick ... spüre noch mal nach, wie dein Atem kühl in deinen Körper fließt ... spüre die Schwere in deinen Armen und deinen Beinen ... höre die Geräusche um dich herum ... hole jetzt tief Luft, spanne alles fest an, recke und strecke dich, öffne die Augen dabei und setze dich erst einmal auf die Matte ...
Anschließend kurz jeden berichten lassen, wie es war, ob es angenehm war ...

i Praktische Hinweise

Musik (Meeresrauschen) muss nicht sein, unterstützt aber leise eingeblendet zum Meeresthema, schaltet einige Störgeräusche aus.

Grundlagen Medizin und Einführung Kratzalternativen

Arbeitsauftrag der ersten Stundeneinheit

8

J1

Jugend 1 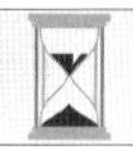 10 Minuten

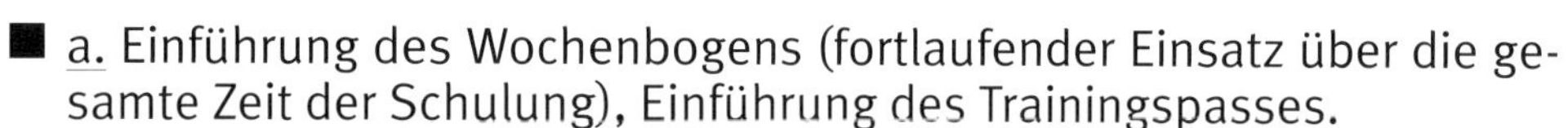

- a. Einführung des Wochenbogens (fortlaufender Einsatz über die gesamte Zeit der Schulung), Einführung des Trainingspasses.
- b. Vorbereitung der nächsten Einheit, Zeitungen und Bilder zu den Auslösern sammeln.

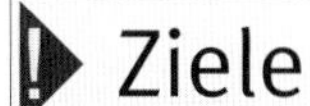

Ziele

- Kontrolle der Kratzmechanismen und der Kratzhäufigkeit, der Kratzsituationen der Teilnehmer
- Einsatz von möglichen Kratzalternativen, Übertragung der Schulungsinhalte in die Alltagssituation
- Vorbereitung eines Themas der folgenden Einheit

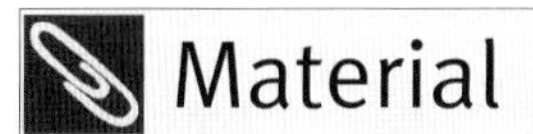

Material

- Wochenbogen für jeden Kursteilnehmer, möglichst ein bereits beispielhaft ausgefüllter Bogen zum besseren Verständnis der Aufgabenstellung (eventuell auf Folie)
- Trainingspässe für jeden Teilnehmer

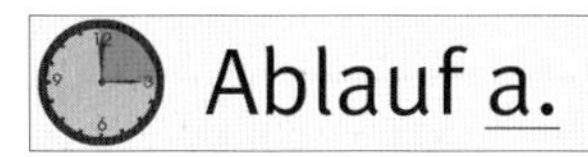

Ablauf a.

1. Bogen vorstellen, jeder bekommt einen Bogen, Namen und Zeitraum eintragen.
2. Zielstellung formulieren, Sinn und Nutzen der Übung für die Teilnehmer deutlich herausstellen, Selbstwahrnehmung schulen, Einsatz der selbst gewählten Kratzalternative und deren Wirksamkeit überprüfen, Zusammenhänge feststellen, Pausen bewusst setzen und genießen.
3. Erlesen der einzelnen Punkte, am Beispiel Bearbeitung und Vorgehensweise erläutern "Wo kann der Bogen zu Hause angebracht oder aufbewahrt werden, damit er Dich an Deine Aufgabe erinnern kann?"
4. Zeitraum der Bearbeitung festlegen (Wohin zählt der Zeitraum Nacht? – Zum vergangenen Tag!), Zeitpunkt der Bearbeitung besprechen (morgens vor dem Frühstück, abends vor dem Schlafengehen).
5. Zukünftige Arbeit mit dem Bogen besprechen, Auswertung erfolgt bei jedem Treffen am Beginn der Einheit.
6. Besondere Aufmerksamkeit liegt bei der Beobachtung von auslösenden Situationen oder Stoffen.

❼ Zum Abschluss werden die Trainingspässe verteilt; eine Karte, in der Stempel für einzelne Übungen und erbrachte Leistungen gesammelt werden können. Klären: wann und wofür, warum man diese Stempel sammeln kann.

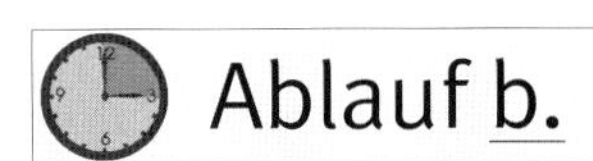

Um den Verlauf der nächsten Einheit zu unterstützen, werden die Teilnehmer gebeten, Zeitungen und Illustrierte nach Abbildungen von ihren Neurodermitisauslösern durchzusehen und diese Bilder mitzubringen.

Praktische Hinweise

Den Jugendlichen klar machen, dass sie diese Übung für sich machen. Einfach ausfüllen ohne Beobachtung ist für sie sinnlos. Wenn mal ein Tag vergessen wird, lieber ehrlich zugeben.

Tab. 1. Der Wochenbogen von ....

Tag und Datum	1. Tag	2. Tag	3. Tag	4. Tag	5. Tag	6. Tag	7. Tag
1) Wie war mein Tag heute?	☺ 😐 ☹	☺ 😐 ☹	☺ 😐 ☹	☺ 😐 ☹	☺ 😐 ☹	☺ 😐 ☹	☺ 😐 ☹
2) War heute etwas besonderes (z.B. Feier, Prüfung, Streit...)?							
3) Was habe ich mir heute Gutes getan?							
4) Wie sieht meine Haut heute aus?	sehr gut O O O O sehr schlecht O	sehr gut O O O O sehr schlecht O	sehr gut O O O O sehr schlecht O	sehr gut O O O O sehr schlecht O	sehr gut O O O O sehr schlecht O	sehr gut O O O O sehr schlecht O	sehr gut O O O O sehr schlecht O
5) Meine kratzfreie Zone ist							
6) Wie oft habe ich mich heute gekratzt?	nie O O O O sehr oft O	nie O O O O sehr oft O	nie O O O O sehr oft O	nie O O O O sehr oft O	nie O O O O sehr oft O	nie O O O O sehr oft O	nie O O O O sehr oft O
7) Was habe ich heute als Kratzalternative ausprobiert?							
8) Was habe ich vorbeugend gegen den Juckreiz unternommen?							
9) Womit habe ich mich heute eingecremt?	Morgens Zwischen-durch Abends	Morgens Zwischen-durch Abends	Morgens Zwischen-durch Abends	Morgens Zwischen-durch Abends	Morgens Zwischen-durch Abends	Morgens Zwischen-durch Abends	Morgens Zwischen-durch Abends
10) Habe ich heute zusätzliche Medikamente genommen?							

Bei den Fragen 1, 4 und 6 kann ich eine "Fieberkurve" zeichnen und dadurch sehen, was sich im Laufe der Woche verändert hat.

Du bekommst einen Stempel, wenn	ArbeitsGemeinschaft NEurodermitisSchulung e.V. AGNES
• du beim ND-Treff teilgenommen hast • du am Entspannungstraining teilgenommen hast • du deine Arbeitsaufträge erfüllt hast • du deinen Wochenbogen vollständig ausgefüllt hast • du an deiner "kratzfreien Zone" eine Kratzalternative eingesetzt hast • du eine EXTRA-Aufgabe erfüllt hast oder etwas besonders Gutes für dich und deine Haut getan hast	**Neurodermitistreff** **Name:** .... **Kurs:** ....

Trainings-pass	**1. Treffen**	**2. Treffen**	**3. Treffen**	**4. Treffen**	**5. Treffen**	**6. Treffen**
NDTreff						
Entspannungstraining						
Arbeitsaufträge						
Wochenbogen ausgefüllt						
Kratzfreie Zone						
EXTRA-Aufgabe oder etwas Gutes für dich und deine Haut getan						

Abb. 1. Trainingspass (oben: Vorderseite, unten: Hinterseite).
Mit freundlicher Genehmigung des Urban & Vogel Verlags München. Aus: Scheewe, Wilke-Clausen: Pingu Piekfein, Ein Neurodermitisschulungsprogramm für Kinder, 1999

Auslöser und Krankheitsbewältigung, Stressbewältigung
Gliederung

0 / J2

Jugend 2

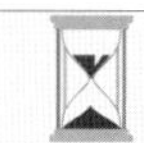

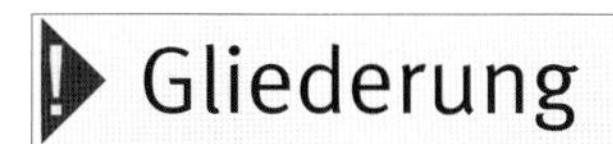

❶ Stundeneinleitung, Besprechung der Wochenbögen, Trainingspässe
❷ Vertiefung Einsatz von Kratzalternativen
❸ Entspannung
❹ Auslöser – kurze Darstellung des gesamten Spektrums
❺ Persönliche Auslöser und angemessene Vermeidungsstrategien
❻ Diagnostische Verfahren (angepasst an die Erfahrungen und Interessen der Teilnehmer)
❼ Arbeitsaufträge

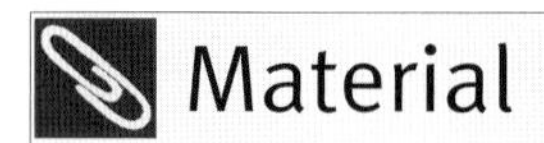

- Farbige Stifte, großes leeres Papier, Scheren, Klebstoff
- Aufzeichnungen der letzten Einheit (Mitschriften, Flipchartpapier o.ä.)
- Blanko-Wochenbögen für jeden Teilnehmer
- Tafeledding (rot, blau, grün, schwarz...)
- Hilfsmittel für Kratzalternativen ("Schatzkiste")
- Befestigungsmaterial (Pin, Tesa o.ä.)
- Bocciakugeln oder Igelbälle
- Matten
- Kassettenrecorder, Entspannungsmusik
- Auslöserkarten
- Material für ein Rollenspiel
- Videokamera und TV-Abspielgerät, Leerkassetten

Auslöser und Krankheitsbewältigung, Stressbewältigung

Selbstbeobachtung und Einsatz der Kratzalternativen in der Alltagssituation

1 / J2

Jugend 2  10 Minuten

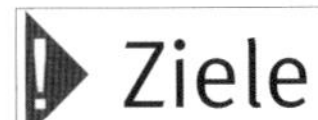

- Anknüpfung an die letzte Einheit und Einführung ins Thema
- Motivation zu Gespräch und Austausch der Gruppe über die Umsetzung der Schulungsinhalte im Alltag
- Trainer gewinnt einen Einblick in die Aktivitäten der Teilnehmer außerhalb der Einheiten zum Thema Neurodermitis
- Lernkontrolle

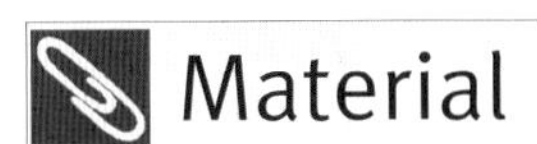

- Wochenbögen der Teilnehmer
- Aufzeichnungen der letzten Einheit (Mitschriften, Flipchart u.s.w.)

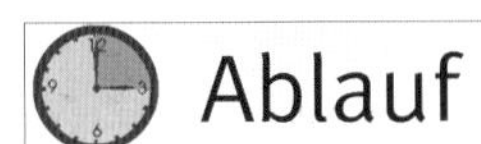

1. Begrüßung, kleiner Austausch über Befindlichkeit in ein bis zwei Sätzen, der Trainer beginnt mit eigener Person, eigenem Befinden.
2. Fragen zur letzten Einheit von Gruppe?
3. Wie sind sie in der Zeit dazwischen zurecht gekommen?
4. Wochenbogen, umlaufend tragen die Teilnehmer ihre Eindrücke und Erfahrungen zu den einzelnen Fragen zusammen, gleich den Austausch untereinander anregen.
5. Besondere Beachtung gilt der Beobachtung des Kratzverhaltens.
6. Die Sammlung von Zeitungsbildern werden erst im Verlauf der Einheit zum Einsatz kommen und werden nur als erledigter Arbeitsauftrag gewürdigt.
7. Die erbrachten Leistungen werden in den Trainingspässen gewürdigt.

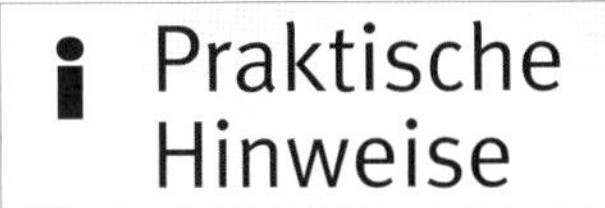

- Gruppe kennt sich kaum und auch der Trainer nicht, beim ersten Austausch nicht zu viel erwarten.
- Bei der ersten Auswertung des Wochenbogens müssen oftmals noch einmal Fragen zum Umgang mit der Aufgabe geklärt werden.
- Viel Lob für Mitarbeit – Ergebnis sollte nicht im Fordergrund stehen, sondern das Handeln.

Auslöser und Krankheitsbewältigung, Stressbewältigung

2
J2

Vorstellung/Verfestigung von Kratzalternativen, Was kann wo wie eingesetzt werden?

Jugend 2 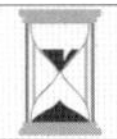 20 Minuten

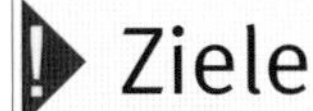

Ziele

- Verfestigung der allgemeinen Kratzalternativen
- Erprobung von Kratzalternativen
- Anpassung der allgemeinen Überlegungen zu Kratzalternativen an individuelle Bedürfnisse und Situationen

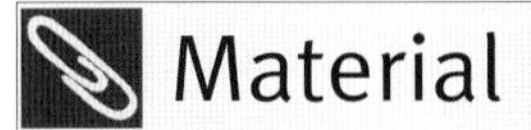

Material

Arbeitsblatt Kratzalternativen/Hilfsmittel für Kratzalternativen (Salben, kühlende Hilfsmittel wie Kühlpack, Löffel, Glas etc., Kratzklötzchen, kleine Geschicklichkeitsspiele, Verbandszeug ...)

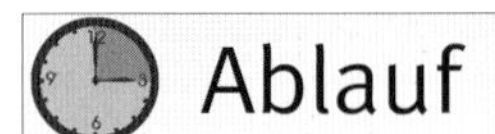

Ablauf

1. Aufbauend auf den Berichten aus dem Wochenbogen werden die Kratzalternativen benannt.
2. Gemeinsames Ausprobieren von verschiedenen Alternativen (Womit kann ich kühlen? Wie kann ich mich gut kurz ablenken? Womit kann ich meine Finger gut beschäftigen?...).
3. Gemeinsames Überlegen, wann welche Methode eingesetzt werden kann (Schule, Freizeit, zu Hause ...). Auch bei welcher Juckreizstärke ich mit welcher Kratzalternative am besten zurecht komme. Die Ideen können auf den Arbeitsblatt: “Was kannst Du tun, wenn der Juckreiz nervt?” gesammelt werden.
4. Evtl. kurzes Rollenspiel zum Einsatz einer Kratzalternative in der Öffentlichkeit (Schule, Kino...).

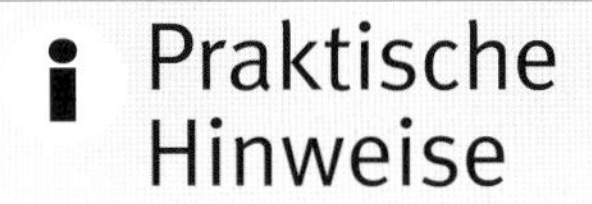

Praktische Hinweise

In den Rollenspielen auch schon mal auf die erstaunten oder negativen Reaktionen der Umwelt auf die Kratzattacken eingehen.

Körperbezogene Ruheübung, Massage

Jugend 2 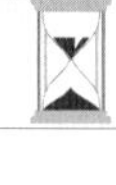 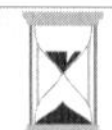 10 Minuten

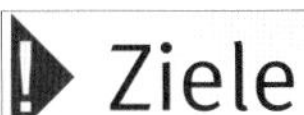

- Erleben von An- und Entspannung
- Erholung und Ressourcenerschließung
- Positive Körperwahrnehmung durch das Erleben von angenehmer Hautstimulation

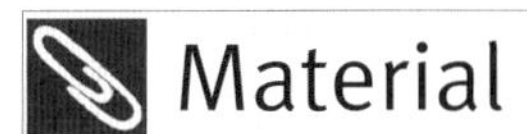

- Matten
- Massagebälle "Igelbälle" oder Bocciakugeln
- Kassettenrekorder, Entspannungsmusik

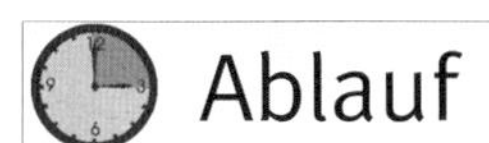

❶ Die Gruppe wird aufgefordert, sich in Paare aufzuteilen. Jedes Paar holt eine Matte. Der eine legt sich gemütlich mit dem Bauch auf die Matte, der andere hockt sich daneben. Es wird getauscht. Jeder kommt an die Reihe! "Derjenige, der gemütlich auf dem Bauch liegt, hat die Aufgabe, gemütlich da zu liegen und zu genießen. Wir anderen werden jetzt mit dem Igelball in ruhigen Bewegungen den Rücken der Liegenden abrollen. Jeder sollte einmal kurz antesten, wie es für den Partner angenehm ist. Wenn die Musik angeht, starten wir. Die Übung ist zu Ende, wenn ich es sage.

❷ Musik wird leise eingeblendet und der Trainer gibt leise Anweisungen.

❸ "In ruhigen Bewegungen den Rücken abrollen, dann Schultern und Oberarme nicht vergessen. Wer mag, rollt auch die Beine einmal ab. Ruhige und langsame Bewegungen. Einfach daliegen und nachspüren. Zum Schluss kommen alle auf den Rücken zurück. Der Igelball macht Kreise und Kreise, die immer kleiner, immer kleiner werden, wie bei einer Schnecke, ... alles geht ruhig und regelmäßig, ... bis der Igelball sich nur noch auf der Stelle bewegt ... dann dort ruhig stehen bleibt ... und dann ganz verschwindet ... noch einmal nachspüren, wie es sich anfühlt, da wo der Ball eben noch war ... Nun holt tief Luft, reckt und streckt Euch und öffnet die Augen."

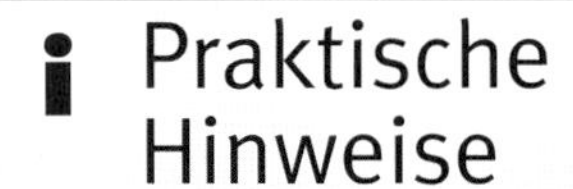

Sollte ein Problem mit der Bildung von Paaren absehbar sein, dann das Los entscheiden lassen. Bei ungleicher Teilnehmerzahl macht der Trainer mit.

Kennenlernen der Auslöser, Auslöserposter, Beispiel I

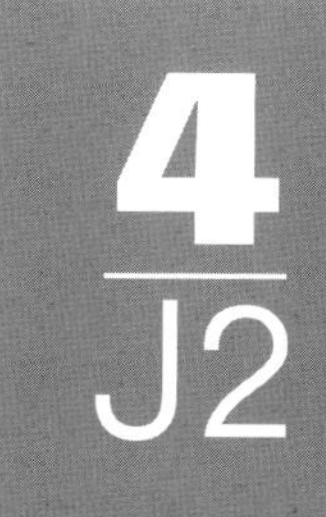

Jugend 2 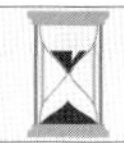 20 Minuten

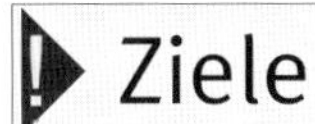

Ziele

- Verdeutlichung der unterschiedlichen Auslöserarten
- Sensibilisierung für mögliche Auslöser
- Mögliche Anstöße für Identifizierung von persönlichen Auslösern liefern

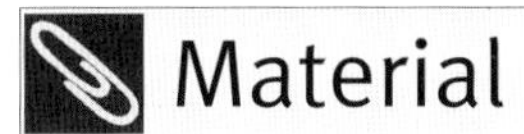

Material

- alte Zeitschriften, welche die Jugendlichen mitgebracht haben
- Scheren, Kleber, Stifte
- großes leeres Poster
- Arbeitsblatt Auslöserkreis und eigene Auslöser

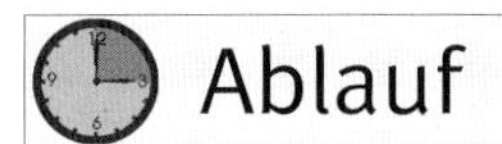

Ablauf

1. Der Trainer ist in dieser Einheit eher ein Moderator als ein Trainer. Die Jugendlichen sollen sich durch Gespräch und Diskussion den Inhalt dieser Einheit selber erarbeiten.
2. Die Jugendlichen werden aufgefordert, aus den Zeitschriften mögliche Auslöser herauszusuchen und auszuschneiden.
3. Die ausgeschnittenen Motive werden gemeinsam mit den Jugendlichen besprochen. Hierbei soll behandelt werden, welche Auslöser sich vermeiden lassen und welche nicht.
4. Anschließend werden die ausgeschnittenen Motive sortiert (z.B. nach den Auslösergruppen) auf das Poster geklebt. Es können von den Jugendlichen noch wichtige Anmerkungen zu den einzelnen Auslösern auf das Poster geschrieben werden.
5. Das fertige Poster sollte im Schulungsraum aufgehängt werden und im Verlauf der weiteren Schulung dort hängen bleiben.
6. Abschließend wird jeder Jugendliche aufgefordert, auf dem Arbeitsblatt: “Meine Auslöser” seine persönlichen Auslöser einzutragen.

Kennenlernen der Auslöser, Auslöserposter, Beispiel II

Jugend 2 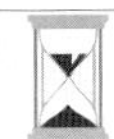 20 Minuten

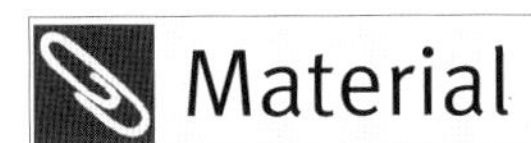

Material

Wie bei Beispiel I, ohne Bilder und Zeitungen

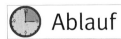

Ablauf

1. Durch ein Brainstorming werden von den Jugendlichen mögliche Auslöser zusammengetragen. Ein Jugendlicher steht an der Tafel/Flipchart und hält alle Aussagen schriftlich fest.
2. Die Jugendlichen werden aufgefordert, die Auslöser sortiert (z.B. nach Auslösergruppen) auf das Poster zu schreiben.
3. Das Poster sollte anschließend im Schulungsraum aufgehängt werden und im Verlauf der gesamten Schulung hängen bleiben.
4. Abschließend trägt jeder Jugendliche seine persönlichen Auslöser auf dem Arbeitsblatt: “Meine Auslöser” ein.

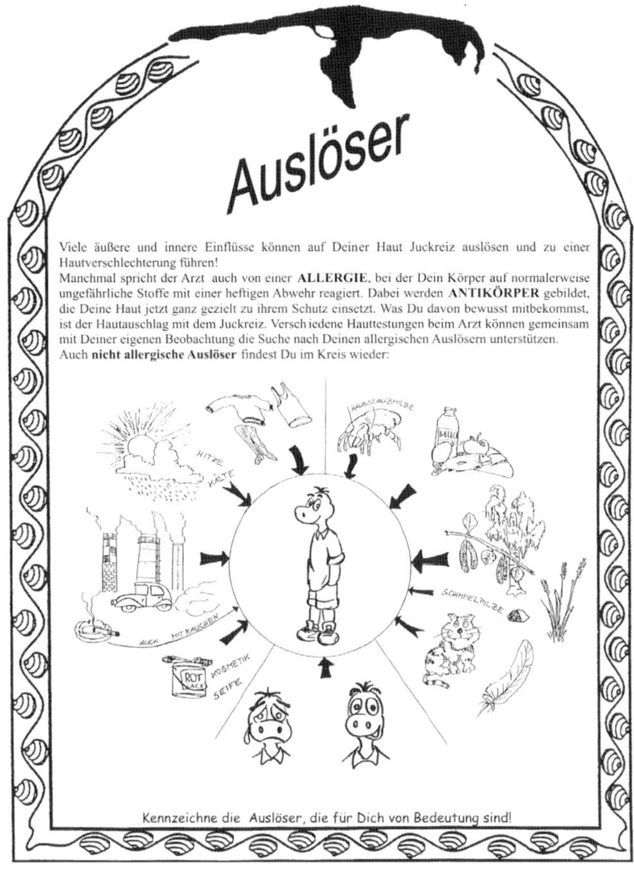

Mit freundlicher Genehmigung des Urban & Vogel Verlags, München, entnommen aus Scheewe S, Warschburger P, Clausen K, Skusa-Freeman B, Petermann F 1997 Neurodermitis-Verhaltenstraining für Kinder, Jugendliche und ihre Eltern

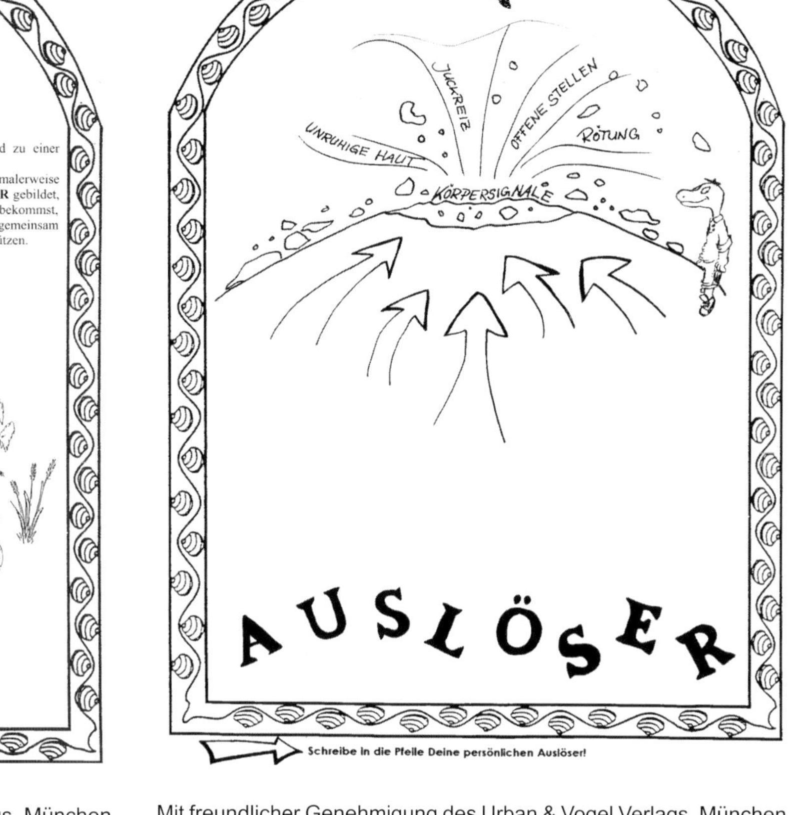

Mit freundlicher Genehmigung des Urban & Vogel Verlags, München, entnommen aus Scheewe S, Warschburger P, Clausen K, Skusa-Freeman B, Petermann F 1997 Neurodermitis-Verhaltenstraining für Kinder, Jugendliche und ihre Eltern

Persönliche Auslöser und angemessene Vermeidungsstrategien

Jugend 2 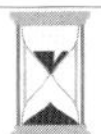 45 Minuten

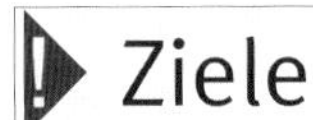

Ziele

- Erkennen/Benennen der eigenen Auslöser
- Identifizierung möglicher Auslöser im eigenen Umfeld
- Entwicklung persönlicher, angemessener Vermeidungsstrategien

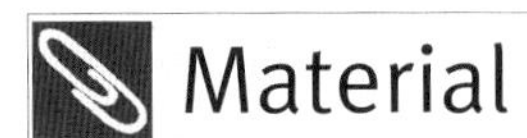

Material

- Auslöserkarten (oder das selbstgefertigte Auslöserplakat)
- Material für Rollenspiel (Verkleidungen ...)

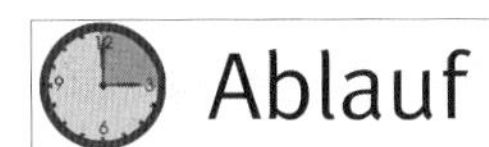

Ablauf

❶ Auslöserkarten (diese bilden jeweils eine Auslöser ab) liegen auf dem Tisch.

❷ Jedes Gruppenmitglied sucht sich eine Karte heraus, die einen seiner Auslöser darstellt.

❸ Austausch über Erfahrungen mit den jeweiligen Auslösern. Der Trainer sucht zwei Auslöser heraus, die in dieser Gruppe viele betreffen oder deren Vermeidung die meisten Diskussionen ausgelöst haben.

❹ Es werden zwei Gruppen gebildet. Die Gruppen erhalten den Auftrag alles zusammenzutragen, was zur Vermeidung dieses Auslösers dienen könnte. Als zweites wird eine Situation vorgegeben, bei der die Jugendlichen in Kontakt mit dem Auslöser kommen oder kommen könnten. Die Gruppe wird aufgefordert eine realistische Vermeidungsstrategie zu entwickeln und diese der anderen Gruppe vorzuspielen (Was hat wann gut funktioniert?).

❺ Einführung eines Rollenspiels zur Auslöservermeidung (Rauchen, Kosmetik, Sport, Schwimmbad).

Durchführung und Nachbesprechung des Rollenspiels mit evtl. Wiederholung des Rollenspiels (anderer "besserer" Ausgang der problematischen Situation).

Praktische Hinweise

Häufig sind die Auslöser zwar bekannt, jedoch kaum angemessene Vermeidungsstrategien vorhanden; im Rollenspiel lassen sich daher gut exemplarisch Lösungen ausprobieren.

Auslöser und Krankheitsbewältigung, Stressbewältigung

Überblick diagnostische Verfahren

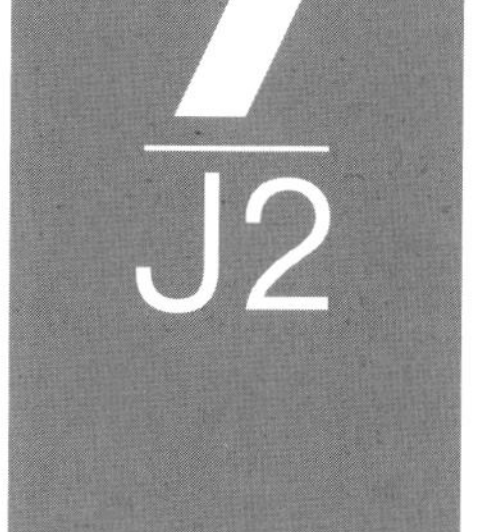

Jugend 2 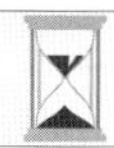 10 Minuten

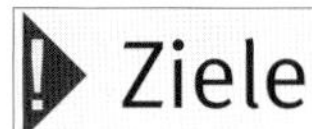

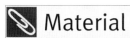

Ziele

Überblick über die diagnostischen Verfahren, Interpretation und praktische Relevanz

Material

Prick-Lösungen, Lanzette, Tupfer, Hautstift, Epikutantestpflaster als Anschauungsmaterial

Ablauf

1. Die Teilnehmer werden befragt, welche Tests bei Ihnen schon durchgeführt wurden.
2. Gemeinsames Erarbeiten der verschiedenen Verfahren. Was für Stoffe werden getestet (Aeroallergene, Nahrungsmittel)? Wie? Mit welchen Konsequenzen?
3. "Hauttest": Pricktest. Die Teilnehmer erzählen ihre Erfahrungen. Der Test zeigt die Sensibilisierungen an. Es ist eine Überprüfung nötig, ob diese Stoffe im Alltag wirklich zu einer Verschlechterung des Ekzems führen (dies gilt insbesondere für Nahrungsmittel). Utensilien und Hilfsmittel einer Pricktestung können gezeigt werden.
4. "Bluttest": RAST. Geben ähnliche Aussagen wie Pricktestung.
5. "Pflastertest": Epikutantest zeigt vor allem Unverträglichkeit von Stoffen, die auf die Haut aufgetragen werden an (Parfümstoffe, Konservierungsmittel in Cremes etc.).
6. Bei Nahrungsmittelunverträglichkeiten oder Allergien wird die doppelblinde Provokation genannt. Bei Bedarf wird in der Einheit 5 zum Thema Ernährung mehr darüber berichtet.
7. Fragen – wie "Geht eine Allergie wieder weg? In welchen Abständen sollte man eine Testung wiederholen? Kann eine Testung auch einen Schub auslösen?" – werden häufig gestellt und sollten kurz beantwortet werden.

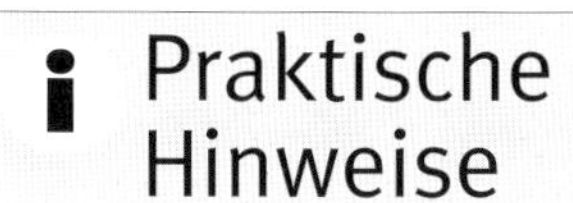

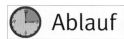

Praktische Hinweise

Jugendliche haben in der Regel die Allergiediagnostik schon mehrfach durchlaufen und können dazu berichten.

Arbeitsaufträge der zweiten Einheit

Jugend 2 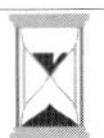 5 Minuten

Arbeitsaufträge der zweiten Einheit:
❶ Wochenbogen, Einsatz der Kratzalternativen
❷ Mitbringen der derzeit benutzten Hautpflegeprodukte: Shampoo, Pflegesalben, Duschbäder etc.

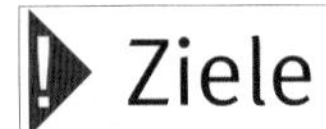

Ziele

- zu 1.: Wochenbogen: Einsatz von möglichen Kratzalternativen, Übertragung der Schulungsinhalte in die Alltagssituation. Förderung von Aktivitäten zur Steigerung des persönlichen Wohlbefindens im Alltag.
- zu 2.: Vorbereitung zum praktischen Wissenserwerb über eine sinnvolle und hautschonende Körperreinigung am praktischen Beispielen.

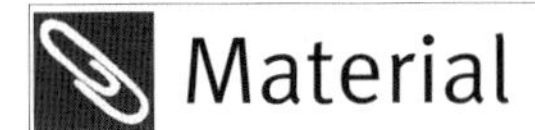

Material

- neue Wochenbögen für Teilnehmer

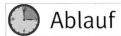

Ablauf

- zu 1.: siehe HA-Beschreibung 1. Einheit, offene Fragen klären: Neue Kratzalternative wählen und eine neue kratzfreie Zone wählen. Achtung: nicht zu schnell schwierige Stellen wählen, eventuell auch alte kratzfreie Zone beibehalten. Die Kratzalternative sollte eine neue sein, um möglichst viele während des Trainings zu üben. Gemeinsam wird wiederholt, wie Kratzalternativen eingesetzt werden können "Wie kannst Du nachts bei Juckreiz Deine Haut kühlen?, Du solltest ein wenig Creme in eine kleine Dose abfüllen, um sie in der Schule dabei zu haben" u.s.w.
- zu 2.: Kurze Erläuterung, welche Hautpflegeprodukte mitgebracht werden sollen, klare Begrenzung der Aufgabe (nicht jeder Lippenstift u.s.w.) und knappe Zielerklärung.

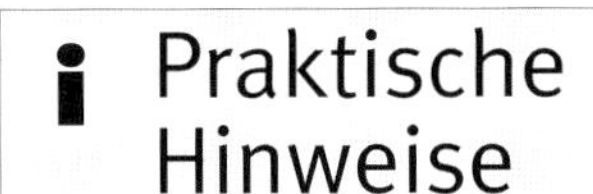

Praktische Hinweise

Unproblematisch, eventuell noch ein paar Erläuterung über die Fortführung des Wochenbogens.

Basistherapie, Hautpflege und Reinigung

Gliederung

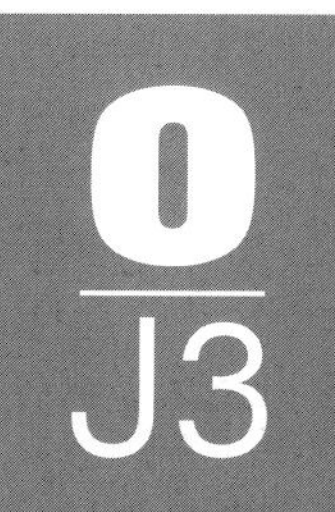

Jugend 3 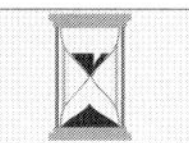

Gliederung

❶ Stundeneinleitung, Besprechung der Wochenbögen, Trainingspässe.
❷ Basistherapie, Einführung des Stufenplans in der Behandlung und dem Umgang mit der Neurodermitis, Stufe 1
❸ Eincremetechnik
❹ Verhaltensregeln zu schonenden Körperreinigung, Hygiene, Kosmetik
❺ geeignete Hautpflegemittel
❻ Entspannung
❼ Arbeitsaufträge

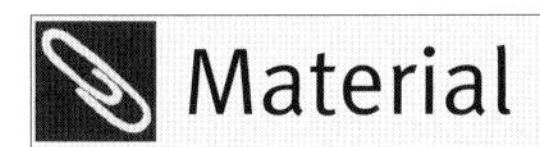

- farbige Stifte, leeres Papier
- Aufzeichnungen der letzten Einheit (Mitschriften, Flipchartpapier o.ä.)
- Blanko-Wochenbögen für jeden Teilnehmer
- Tafeledding (rot, blau, grün, schwarz...)
- Blanko-Stufenpläne
- Befestigungsmaterial (Pin, Tesa o.ä.)
- Poster zum Scorad
- Matten
- Kassettenrekorder, Entspannungsmusik
- Videoabspielgerät und Fernseher
- Salbensortiment mit Kühlpack, Cremes, Salben, Spatel, Verbandszeug u.s.w.
- Kiste mit Beispielen für Shampoos und Duschgels, eventuell Beispiele für dekorative Kosmetik
- Zerrspiegel

Stundeneinleitung, Besprechung der Wochenbögen, Trainingspässe

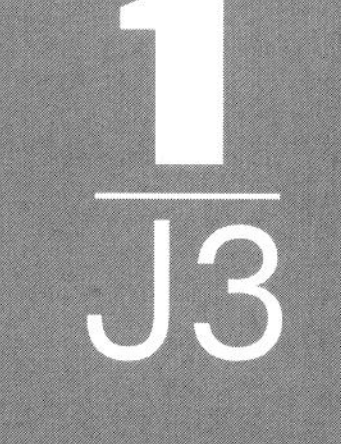

Jugend 3 — 10 Minuten

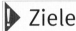

- Anknüpfung an die letzte Einheit und Einführung ins Thema
- Alltagstransfer und Umsetzung der Schulungsinhalte
- Kratzkontrolle und Einsatz von Alternative

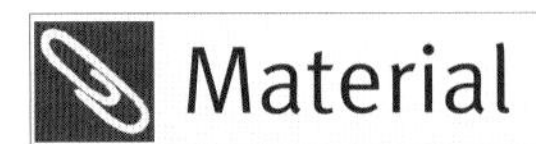

- ausgefüllte Wochenbögen der Teilnehmer
- Trainingspässe
- Aufzeichnungen der letzten Einheit (Mitschriften, Flipchart u.s.w.)

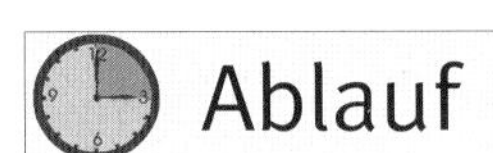

1. Begrüßung, kleiner Austausch über Befindlichkeit in ein bis zwei Sätzen, der Trainer beginnt mit eigener Person.
2. Hinweis auf die Beachtung der Pflegeartikel im weiteren Verlauf der Einheit.
3. Fragen zur letzten Einheit von der Gruppe?
4. Wie sind sie in der Zeit dazwischen zurecht gekommen? Was ist mit der Haut passiert? Welche Erfahrungen wurden mit den Kratzalternativen gemacht?
5. Wochenbögen, umlaufend tragen die Teilnehmer ihre Erfahrungen und Ergebnisse zu den einzelnen Fragen zusammen, gleich den Austausch untereinander anregen.
6. Vorschläge für andere Lösungen oder Verbesserungen bei Problemen aus der Gruppe fördern.
7. Besondere Aufmerksamkeit gilt den Auslösern. Hierauf wird besonders eingegangen.
8. Die erbrachten Leistungen werden in den Trainingspässen gewürdigt.

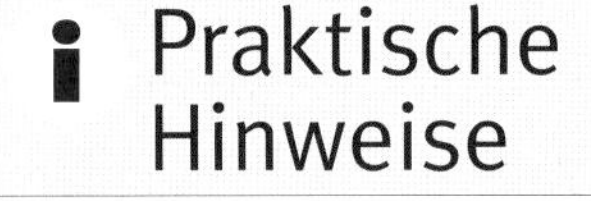

Viel Lob für die Mitarbeit!

Basistherapie

Einführung des Stufenplans in der Behandlung und dem Umgang mit der Neurodermitis, Stufe1

2
J3

Jugend 3 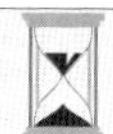 30 Minuten

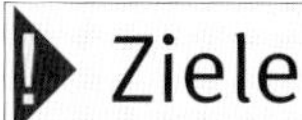

Ziele

- Vermittlung von Wissen zur Hautpflege und zum alltäglichen Verhalten bei einer Neurodermitis mit Schweregrad 1
- Übernahme von Eigenverantwortung bei der Behandlung der Haut

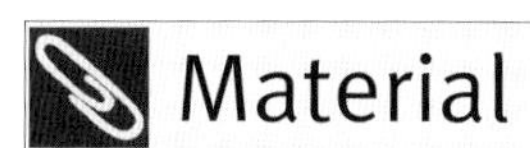

Material

- Poster mit Fotos der drei Schweregrade der Neurodermitis
- Blanko-Stufenpläne

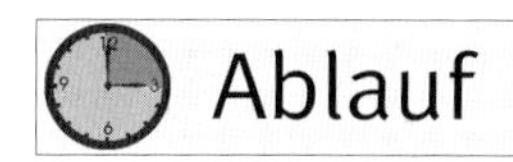

Ablauf

❶ Der Trainer und Gruppe sitzen im Kreis. Anhand des Plakates werden mit den Teilnehmern die drei Stufen der Neurodermitis besprochen und diskutiert. Die Gruppe bringt ihre eigenen Erfahrungen ein. Begriffe, die häufig von den Ärzten zur Beschreibung des Hautbildes benutzt werden, können kurz genannt und beschrieben werden. Warum ist es rot? Warum nässt die Wunde?

❷ Jetzt wird die Stufe 1 des Stufenplans besprochen. Die Haut ist weitestgehend erscheinungsfrei. Sie kann aber noch trocken sein und sollte vorbeugend durch eine Basispflege geschützt werden.

❸ Der Trainer stellt jetzt den Stufenplan vor. Drei Stufen in drei Farben. (Ampelfarben 1. grün = alles in Ordnung, 2. gelb = Achtung, Behandlung der Haut mit Heilsalben wird notwendig, 3. rot = starker Neurodermitisschub mit Entzündungen und offenen Stellen).

❹ Unterscheidung in zwei große Gruppen der Externa besprechen, einmal Pflegecremes und Salben, zum anderen die heilenden. Was sollen die pflegenden Cremes bewirken? Was soll durch die heilenden Salben erreicht werden? Pflegecremes und Heilsalben können durch unterschiedliche Farben (grün = pflegend, rot = heilend) gekennzeichnet werden.

❺ Welche weiteren unterstützenden Maßnahmen die Jugendlichen ergreifen können, um den Heilungsprozess ihrer Haut zu unterstützen, wird an konkreten Beispielen zusammengefasst. Dies könnten zum Beispiel sein gesunde Ernährung, bei Stufe 2. zum Beispiel der Verzicht auf dekorative Kosmetik, konsequent auf ausreichend Schlaf achten, jetzt nicht das Wochenende mit dem Freund auf den Bauernhof verbringen (bei Pollen oder Tierhaarallergie), sich dafür viel Entspannung gönnen, Anstelle des Schwimmbadbesuches ins Kino gehen, ein Konzert besuchen, mit Freunden in der Stadt bummeln, sich die Zeit für ein Ölbad nehmen.

❻ Die Gruppe wird aufgefordert die Stufe 1 in den Plan auszufüllen.

❼ Den Jugendlichen klar machen, was sie für ihr Wohlbefinden tun können. Der Arzt und die Salben allein sind nicht verantwortlich für den Hautzustand.

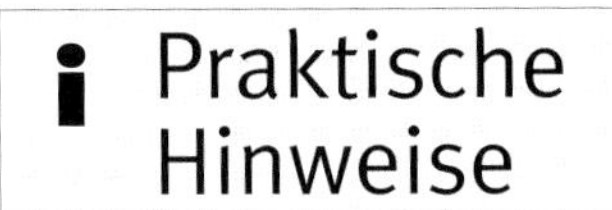

Das schriftliche Festhalten ihrer Ideen in den Arbeitsunterlagen ist bei Jugendlichen effektvoll, steigert durch die schriftliche Fixierung den Erinnerungswert und erhält Aufforderungscharakter.

Trainerinfo! – Stufenplan der Neurodermitis

- Der Stufenplan stellt eine Hilfestellung bei der Hautpflege dar und gibt allgemeine Hinweise für das alltägliche Leben mit der Neurodermitis
- Der Stufenplan ist in drei Stufen eingeteilt, analog zu den drei Schweregraden der Neurodermitis. Er ist farbig in die Ampelfarben unterteilt, so dass jeder Hautstufe eine spezifische Farbe zugeordnet ist
- Im Stufenplan werden für jeden Schweregrad der Neurodermitis folgende Themen behandelt: Salbentherapie, Bädertherapie, Auslöservermeidung, Kleidung bei Neurodermitis, Kratzalternativen, Tipps zum Verhalten bei Sport, Tipps zur Alltagsbewältigung und wichtig Ideen für Pausen und Genuss
- Die Jugendlichen werden aufgefordert ihren Bogen zu Hause gut sichtbar zu platzierent

Trainerinfo!

Mein Stufenplan: Wenn es meiner Haut gut geht

(Hautbefund: Symptomfreiheit, leichte Trockenheit)

Hautpflege (Creme- und Wasserbehandlung)

- Salben: Salben aus Stufe 1, zur Vorbeugung vor Verschlechterung regelmäßig cremen
- Bäder: Bad aus Stufe 1, z.B. Ölbäder, medizinisches Bad nach Beipackzettel dosieren, nicht wärmer als 35 °C, Badedauer 10 Minuten, evtl. vorher dünn eincremen
- Weiteres: keine Seifen zur Körperreinigung benutzen, nach Sport und Schwitzen waschen oder duschen, hinterher eincremen, evtl. Saunagänge, regelmäßig Wechselduschen

Was noch?

- Auslöser meiden, bei Kontakt mit Auslösern duschen oder
- Kleidung wechseln, Wohnung auslöserfrei halten
- kühle Raumtemperatur, nicht zu warm anziehen
- keine Wolle und Polyesterkleidung
- Unterwäsche evtl. links tragen
- unverträgliche Nahrungsmittel meiden
- Ruhezeiten in den Tag einplanen
- jeden Tag etwas Schönes machen, worauf man sich freuen kann
- evtl. Antibiotika einnehmen
- Handschuhe anziehen

Trainerinfo!

Mein Stufenplan: Wenn es meiner Haut schlechter geht

(Hautbefund: Juckreiz, Rötung, Kratzspuren, Knötchen)

Hautpflege (Creme- und Wasserbehandlung)

- Salben: Salben aus Stufe 2 mit niedrigerem Fettanteil, regelmäßig eincremen
- Kochsalz- bzw. Teeumschläge
- Bäder: Bad aus Stufe 2, z.B. Ölbäder. Haut nach dem Bad trocken tupfen (Cremereste nicht abrubbeln)
- Weiteres: immer Basispflege (Stufe 1) dazu!

Was noch?

- bei Juckreiz Kratzalternativen einsetzen
- Auslöser strenger meiden
- Ruhepausen einlegen
- evtl. Juckreiz hemmende Medikamente einnehmen
- Nachts Handschuhe anziehen

Trainerinfo!

Mein Stufenplan: Wenn es meiner Haut sehr schlecht geht
(Hautbefund: starke Rötung mit Kratzspuren, starker Juckreiz, Nässen)

Hautpflege (Creme- und Wasserbehandlung)

- Salben: Heilsalben aus Stufe 3: Cortisonsalbe, topische Immunmodulatoren (Protopic, Elidel, Douglan), antibiotische Salbe, Zinksalbe und Schüttelmixturen, Wässrige Lösungen
- Haut bei Bedarf verbinden
- Bäder: Bad aus Stufe 3, z.B. gerbendes Bad
- Weiteres: besonders auf Hygiene achten, nicht Schwimmen gehen, Sport soweit wie möglich, Umschläge durchführen, immer Basispflege (Stufe 1) dazu!

Was noch?

- Auslöser meiden,
- Ruhepausen,
- evtl. zum Arzt gehen,
- evtl. Antibiotika einnehmen,
- Handschuhe anziehen

Trainerinfo!

Hautpflegemittel (Grundstoffe)

Zubereitungsform	Indikationsgebiet	Vorteile	Nachteile
? **Öl** frei fließende lipophile Lösung;	akutes bis subakutes Ekzemstadium, bes. intertriginös, kombinierbar mit Farbstoff-Lösungen und feuchten Umschlägen	schnell austrocknend, kühlend, weniger mazerierend als feuchte Verbände	schwer entfernbare Krustenbildung
? **Salbe** streichfähig, praktisch wasserfrei; hydrophob	Chronisches Ekzemstadium (Hyperkeratosen, Lichenifikation, Rhagaden, trockene Schuppung); alle Formen trockener Haut	Aufweichen und Ablösen von Hyperkeratosen, Abdeckung; geringes Allergenpotential	bei hydrophoben Salben geringe Verdunstung und Wärmestau (Einschränkung der Perspiratio insensibilis)
? **Creme** lipophil = W/Ö, hydrophil = Ö/W, ambiphil = Mischemulsion	vorwiegend subakute bis subchronische Ekzemstadien	gut dosierbar, gleichzeitige Zufuhr von Fett und Feuchtigkeit	galenisch komplizierter als Salben (Konservantia, Emulgatoren); Allergisierungsrisiko
? **Lotion** frei fließende Suspension von Pulver in hydrophilem Lösungsmittel; Schüttelmixtur	subakute Ekzemstadien mit geringer Exsudation, mazerationsbedrohte haarlose Areale, flächenhaft juckende Rötungen	Kühleffekt, leichte Verteilbarkeit	Austrocknung, evtl. Exsudatkrusten
? **Lösungen** Wasser, alkoholische Lösungsmittel	akutes Ekzemstadium (nässend, krustös, vesikulös) oder entzündliche Schwellung	Penetrationsbeschleunigung, schnelle Austrocknung, Kühlwirkung	starke Austrocknung, Mazeration, Reizung
? **Paste** noch streichfähige Pudersuspension	subakute Ekzeme in intertriginöser Lokalisation	Oberflächenwirkung, lange Haftung, langsame Wirkstoffabgabe; Kühleffekt	schlecht entfernbar, daher mechanische Irritationsgefahr des Ekzems bei Ablösung
? **Puder**	auf Wunden; als Abdeckung	einfache Zusammensetzung und Applikation; Aufsaugvermögen für Sekrete	geringe Haftung; bildet mit Sekreten oder Blut harte Krusten; Aspirationsgefahr

Basistherapie

Eincremetechnik, Pflegesalben

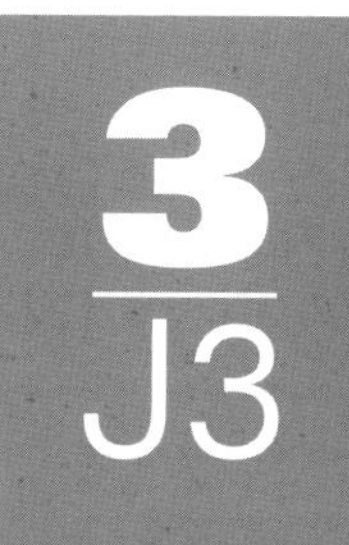

Jugend 3 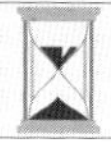 10 Minuten

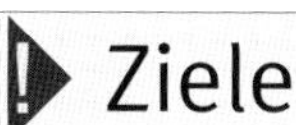

Ziele

Vermittlung und Erweiterung von Wissen zur Hygiene und Techniken des Eincremens

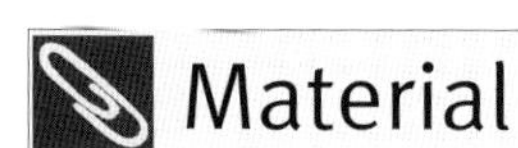

Material

- Salbensortiment aus dem Bereich der Pflegecremes, Lotionen und Salben
- Spatel, Papiertücher
- Arbeitsblatt "Eincremetechnik"

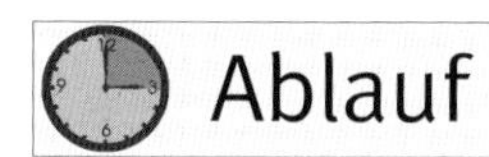

Ablauf

1. Die Hygiene und Technik des Eincremens bzw. Auftragens von Pflegesalben und wässrige Lösungen wird mit den Jugendlichen besprochen.
2. Es wird besprochen, wann und wie viel eingecremt wird. Hinweise zur Lagerung der Salben und Cremes werden gegeben (erst die Heilsalbe auf die Stellen, dann die Pflegecreme usw.).
3. Einfache Pflegetipps werden besprochen, eventuell fettere Salben im Winter als im Sommer. Haut mit dem Eincremen einer Fettsalbe vor dem Baden im Schwimmbad schützen. Umfüllen von kleinen Salbenmengen in optisch ansprechendere Töpfe oder Dosen als die Apothekentöpfe, um in der Handtasche, im Sportrucksack und der Jackentasche die Salbe dabei zu haben.
4. Die Jugendlichen dürfen in einem Sortiment von Pflegesalben an einer kleinen Stelle die Salben ausprobieren. Wie riechen sie oder fühlen sich an? Sind sie fettig oder leicht? Ziehen sie gut ein?

i Praktische Hinweise

Wenn einige Pflegecremes ausprobiert werden, nur auf unbetroffene Hautstellen und in kleinen Mengen.

Trainerinfo! – Hygiene und Technik des Eincremens

Praktische Anwendung von Pflegecremes:

- Beim Cremen auf kurze Fingernägel achten
- Neurodermitishaut regelmäßig eincremen – optimal ist morgens und abends
- Auch gesunde Haut sollte zur Vorbeugung vor Verschlechterung des Hautzustandes regelmäßig eingecremt werden
- Vor dem Cremen Hände waschen. Zu behandelnde Haut sollte ebenfalls sauber sein
- Creme aus Cremetöpfen mit einem Spatel oder sauberem Löffel entnehmen
- Cremereste aus Deckel und Gewinde des Cremetopfes regelmäßig entfernen. Keine Cremereste zurück in den Topf füllen
- Den Körper von oben nach unten eincremen (Gesicht, Hals, Arme, Bauch, Rücken, Füße, Beine, Gesäß zum Schluss)
- Gesamte Haut dünn eincremen. Betroffene Hautstellen etwas dicker eincremen. Creme sanft einmassieren
- Bei gereizter, kaputter Haut die Creme eher einklopfen anstatt sie einzustreichen
- Eventuell Cremes im Kühlschrank lagern

Basistherapie

Verhaltensregeln zu schonenden Körperreinigung, Hygiene, Kosmetik

4
J3

Jugend 3 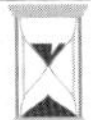 10 Minuten

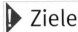

Ziele

- Analyse des Bade- und Duschverhaltens
- Abstimmung der Gewohnheiten auf die empfohlenen Richtlinien

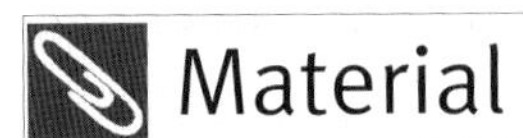

Material

- Arbeitsblatt “Baden und Duschen”

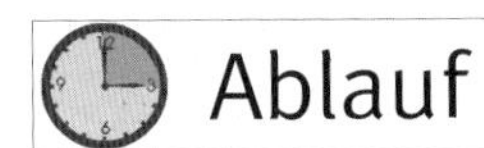

Ablauf

1. Ein Auslöser des ND-Schubes ist das Benutzen von für die empfindliche Haut unserer Patienten ungünstigen Körperpflege- und Reinigungsmitteln.
2. Die Jugendlichen erzählen nacheinander, welche Bade- und Duschgewohnheiten bestehen.
3. Auf den Arbeitsblättern “Baden und Duschen” werden die Grundregeln für eine hautschonende Körperreinigung zusammengetragen (nicht zu oft, nicht zu lang, nicht zu heiß). Probleme und Alternativen besprechen, z.B. wenn ich im Sommer klebrig verschwitzt nach der Schule nach Hause komme, kann ich mich durchaus täglich kurz abduschen. Beachte dann, nur wenige Minuten mit möglichst kühlem Wasser (so, dass es noch angenehm ist). Duschgels nur sehr sparsam verwenden und nicht von Kopf bis Fuß abseifen. Haut vorsichtig abtupfen und gleich leicht eincremen.
4. Es wird auf den pH-Wert von 5 – 6 eingegangen. Die Funktion des Säureschutzmantels wird kurz erläutert: schützt die Haut vor Keimen und Pilzen, macht sie angenehm geschmeidig und erhält sie gesund.
5. Durch die Erläuterung der für das Thema relevanten Hautfunktionen wird der Aufbau der Haut und die Schutzfunktionen aus der ersten Einheit noch einmal wiederholt.

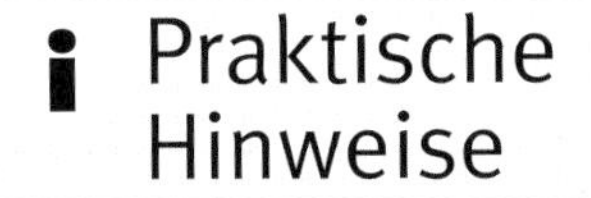

Praktische Hinweise

Beim Thema eigene Bade- und Duschgewohnheiten besonders in geschlechtlich gemischten Gruppen vorsichtig vorgehen.

Basistherapie

Vorstellen von Hautreinigungs- und Pflegemitteln

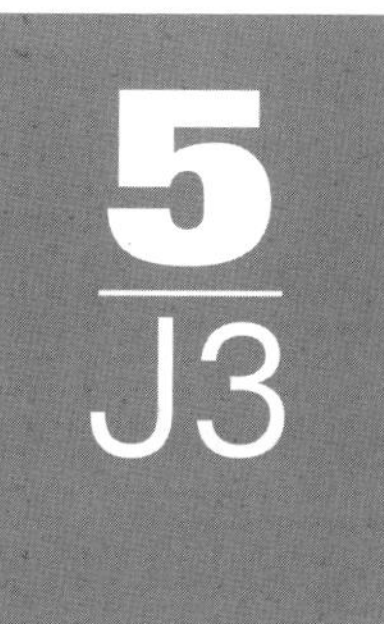

Jugend 3 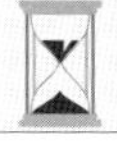 15 Minuten

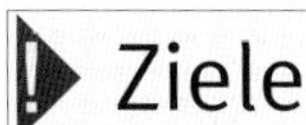

Ziele

Erweiterung eines Basiswissens zu der Wahl der Hautpflegemittel und zur Hautreinigung

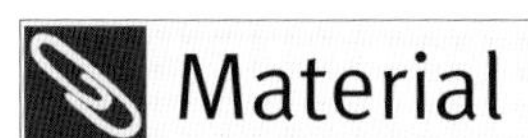

Material

- von den Patienten mitgebrachte eigene Hautpflege- und Reinigungsmittel
- Kiste mit empfohlenen "Seifen, Shampoos, Lotionen"

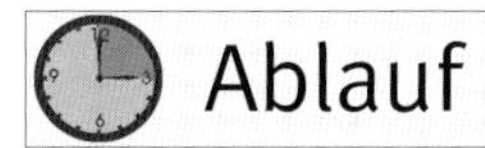

Ablauf

❶ Die mitgebrachten Kosmetikartikel werden jetzt zum Beispiel auf Farbstoffe, Duftstoffe getestet (sehen, riechen). Es werden Hinweise auf den pH-Wert gesucht und gedeutet. Begriffe wie "dermatologisch getestet" können hinterfragt werden.

❷ Nach Ampelsystem werden für die einzelnen Mittel Punkte verteilt. Jeder wertet erst einmal seine eigenen Produkte, dann wird mit der gesamten Gruppe das Ergebnis abgestimmt. Eine "1" geeignet, schont die Haut, "3" ist zweifelhaft und "6" ist nicht empfehlenswert – Vorsicht! (angelehnt an die Schulbenotung).

❸ Anschließend werden aus einer Kiste geeignete Beispiele vorgestellt, können von den Teilnehmeren diese Produktreihen im Arbeitsbuch notiert werden.

❹ Weiterhin muss deutlich herausgestellt werden, dass der Hautpflege in erscheinungsfreien Zeiten die Bedeutung des Schutzes vor Trockenheit der Haut zukommt.

❺ Es wird auch hier wieder der Bezug zum individuellen Stufenplan genommen und das Bade- und Hautreinigungsverhalten auf die drei Stufen abgestimmt (ab Stufe 2 auf das Haarshampoo mit Aufheller verzichten, wieder das Ölbad regelmäßig einmal pro Woche anwenden, u.s.w.).

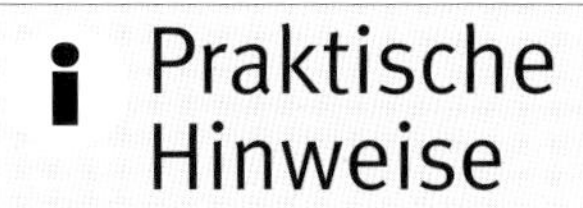

Praktische Hinweise

Bei der Selektion der Duschgels und Shampoos nicht zu radikal vorgehen. Man wird nicht alles von jetzt auf gleich ändern können.

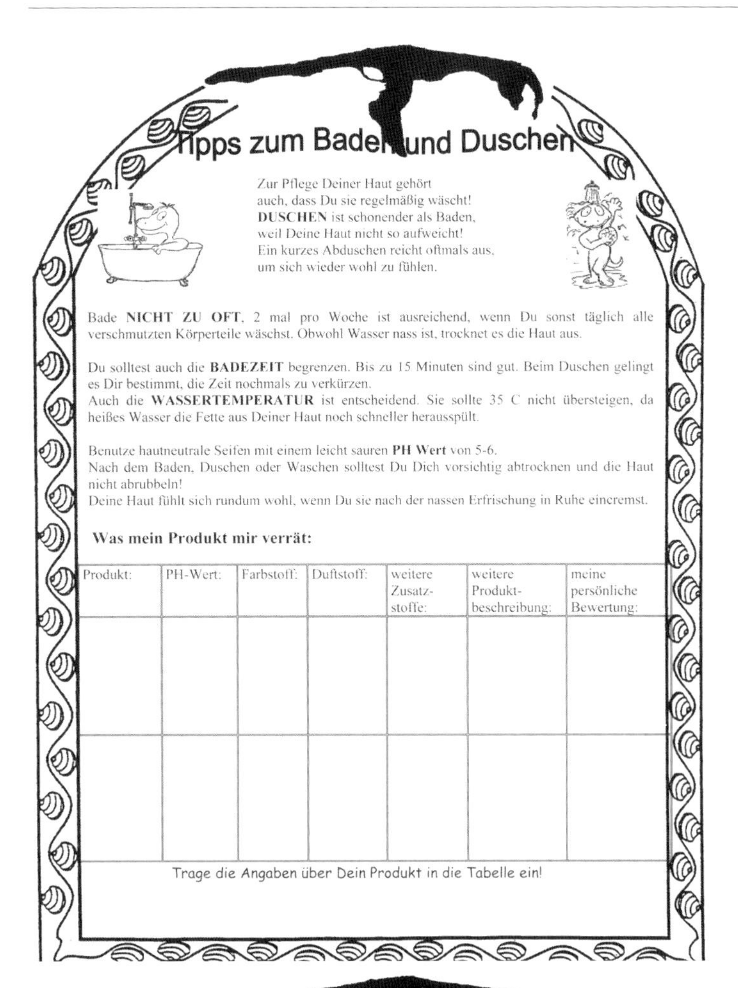

Tipps zum Baden und Duschen

Zur Pflege Deiner Haut gehört
auch, dass Du sie regelmäßig wäscht!
DUSCHEN ist schonender als Baden,
weil Deine Haut nicht so aufweicht!
Ein kurzes Abduschen reicht oftmals aus,
um sich wieder wohl zu fühlen.

Bade **NICHT ZU OFT**, 2 mal pro Woche ist ausreichend, wenn Du sonst täglich alle verschmutzten Körperteile wäschst. Obwohl Wasser nass ist, trocknet es die Haut aus.

Du solltest auch die **BADEZEIT** begrenzen. Bis zu 15 Minuten sind gut. Beim Duschen gelingt es Dir bestimmt, die Zeit nochmals zu verkürzen.
Auch die **WASSERTEMPERATUR** ist entscheidend. Sie sollte 35 C nicht übersteigen, da heißes Wasser die Fette aus Deiner Haut noch schneller herausspült.

Benutze hautneutrale Seifen mit einem leicht sauren **PH Wert** von 5-6.
Nach dem Baden, Duschen oder Waschen solltest Du Dich vorsichtig abtrocknen und die Haut nicht abrubbeln!
Deine Haut fühlt sich rundum wohl, wenn Du sie nach der nassen Erfrischung in Ruhe eincremst.

Was mein Produkt mir verrät:

Produkt:	PH-Wert:	Farbstoff:	Duftstoff:	weitere Zusatzstoffe:	weitere Produktbeschreibung:	meine persönliche Bewertung:

Trage die Angaben über Dein Produkt in die Tabelle ein!

Mit freundlicher Genehmigung des Urban & Vogel Verlags, München, entnommen aus Scheewe S, Warschburger P, Clausen K, Skusa-Freeman B, Petermann F 1997 Neurodermitis-Verhaltenstraining für Kinder, Jugendliche und ihre Eltern

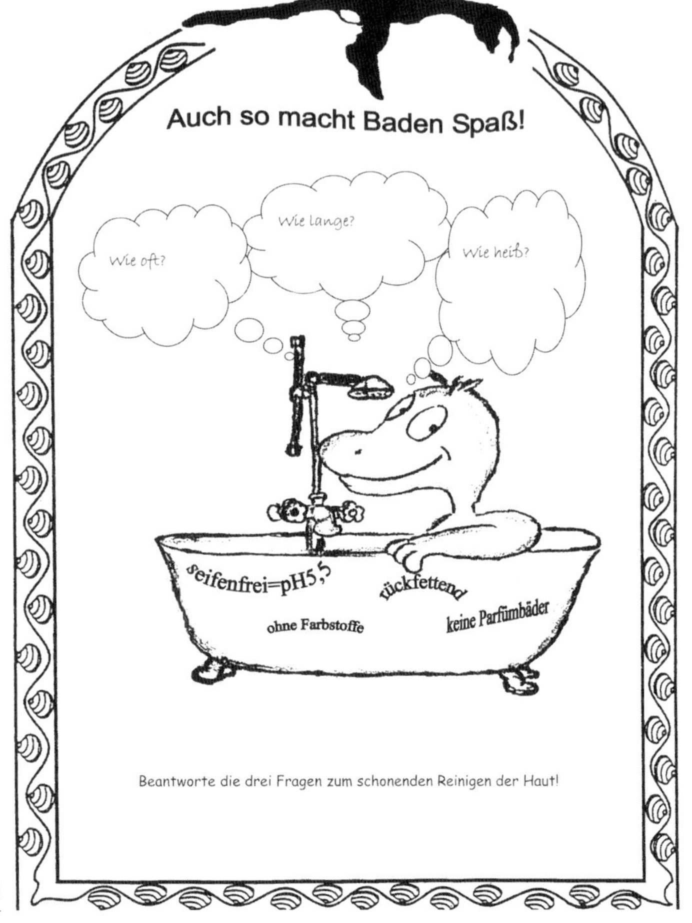

Mit freundlicher Genehmigung des Urban & Vogel Verlags, München, entnommen aus Scheewe S, Warschburger P, Clausen K, Skusa-Freeman B, Petermann F 1997 Neurodermitis-Verhaltenstraining für Kinder, Jugendliche und ihre Eltern

Geeignete Hautpflegemittel, Kosmetik

Kosmetik

6
J3

Jugend 3 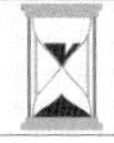 25 Minuten

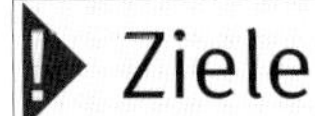

- Übung zur Selbstwahrnehmung
- Anwenden von Körperpflegemittel und Kosmetika im Alltag
- Sicherheit im Umgang mit der Erkrankung erhalten

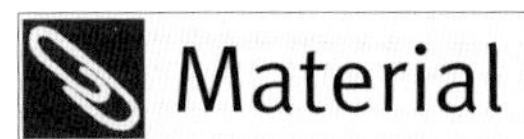

- Zerrspiegel
- Kosmetika von Jugendlichen
- Kosmetika von ND-Trainerteam zusammengestellt

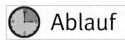

1. Einstieg in das Thema durch Zerrspiegel: Wie sehe ich aus? Durch die Verzerrungen der Spiegel betrachten sich die Jugendlichen und sprechen darüber.
2. Diskussionsrunde zum Thema Attraktivität. Welche Erfahrungen haben die Jugendlichen im Umgang mit Kosmetika gemacht? Was vertragen sie gut? Die Jugendlichen tauschen evtl. mitgebrachte Kosmetika untereinander aus.
3. Mit den Jugendlichen gemeinsam wird erarbeitet, wie sie auf Inhaltsstoffe der Kosmetika achten können (Wie lese ich die Inhaltsstoffangaben auf den Verpackungen?) Wer muss auf Allergien achten? Sind Naturkosmetika besser als andere? Wie trage ich Kosmetika auf? Was bedeutet allergologisch getestet? Schaden mir Kosmetika?
4. Ein kurzes Rollenspiel: Kunde, mit Neurodermitis beginnt ein Gespräch mit einer Verkäuferin oder einem Apotheker. Sagt kurz das Nötigste zu seiner Erkrankung. Gibt die nötigen Informationen über eventuelle Allergien und bittet um eine Beratung z.B. zu Sonnenschutzmittel oder Rasierwasser.
5. Als Auftrag (Arbeitsauftrag!) können die Jugendlichen bis zum nächsten Treffen in Geschäfte gehen und verschiedene Kosmetikartikel auf Inhaltsstoffe prüfen und Proben mitbringen.

i Praktische Hinweise

Bei Rollenspiel geht es nicht um die perfekte Inszenierung, sondern um die Förderung von verbalen Kommunikationsfähigkeiten. Sollte kein Rollenspiel zustande kommen, die Jugendlichen ermutigen, einmal die Einstiegsfrage für ihr Gespräch zu formulieren und eventuell aufzuschreiben.

Entspannung, Phantasiereise

Jugend 3 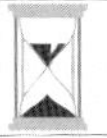 10 Minuten

(Buchempfehlung: Manteufel, Seeger "Selbsterfahrung mit Kindern und Jugendlichen", Kösel, München 1992), Beispiel: Floßfahrt im Dschungel.

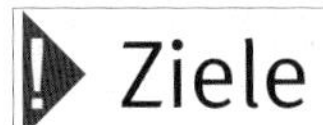

Ziele

- Entspannung erleben
- Erweiterung des Spektrums der Möglichkeiten der aktiven Pausengestaltung

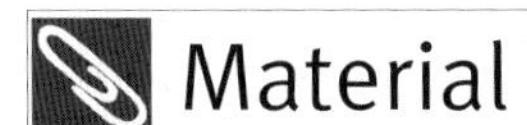

Material

- Kassettenrekorder
- Musik zum Thema
- Matten

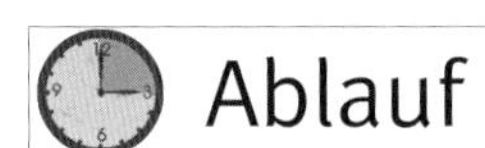

Ablauf

(Beispielhaft Entspannungsübung in der ersten Einheit nutzen)

1. Jugendliche werden aufgefordert sich auf die Matten zu legen. Ruhe und Schwereübung des Autogenen Trainings wird als Einstieg genutzt.
2. Dann mit der Geschichte unterstützen.
3. Da Kühle von fast allen als angenehm und juckreizstillend erlebt wird, Geschichte besonders auf die angenehme Kühle auf der Haut im Schatten der Bäume abstimmen. "Du spürst die angenehme Kühle auf deiner Haut, angenehme Kühle auf deiner Haut...".

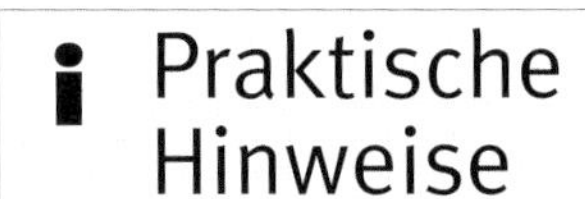

Praktische Hinweise

Die Vorgabe von Bildern und Aktionen in der Phantasiereise bei älteren und geübteren Patienten auf ein Minimum reduzieren. Oftmals genügt ein Hinleiten zu einem Entspannungsbild, z.B. auf dem Floss liegen und langsam unter schattigen Bäumen entlang treiben.

Trainerinfo!

Stark gekürzte und bearbeitete Fassung nach: Manteufel/Seeger "Selbsterfahrung mit Kindern und Jugendlichen", Kösel, München 1992, Seite 194, "Tropischer Regenwald"

"Stell dir vor, es ist ein schöner Sommertag und du machst mit ein paar Freunden, mit denen du sehr gern zusammen bist, eine Reise durch eine Urwaldlandschaft, weit weg in einem fernen Land ...
Gerade treibt ihr auf einem großen festen Floss, ganz gemächlich einen breiten Fluss entlang. Das Floss wird von Euch sicher gelenkt. Das Wasser schimmert grünlich und ist ganz klar. Du kannst den Grund mit glatten Steinen sehen.
Rechts und links am Flussufer stehen riesige alte Bäume. Blickst du nach oben, hast du den Eindruck, das die Äste der Bäume zu einem Pflanzenhimmel zusammengewachsen sind ...
Das Licht der Sonne schimmert durch die Äste ...
Von den Ästen hängen Lianen und andere Gewächse mit herrlichen Blüten herab, die sich sanft im Wind hin- und herbewegen ... Im Schatten der Bäume spürst Du eine angenehme Kühle auf deiner Haut, angenehme Kühle auf deiner Haut ...
Das Floss treibt gemütlich den Fluss hinab. Du hast dich lang ausgestreckt und geniesst die ruhige Fahrt im Schatten der alten Bäume ...
Um dich herum ist Ruhe, die auch in dich einkehrt ... Mit jedem Atemzug wirst du ruhiger und ruhiger ... und dein Körper schwerer und schwerer ... Das sanfte Schaukeln und der kühlende Wind wirken beruhigend ... du geniesst die Ruhe und spürst die angenehme Kühle auf deiner Haut, angenehme Kühle auf deiner Haut ...
Jetzt findet das Floss eine Stelle zum Anlegen und deine Reise geht langsam zu Ende."
Übung dann langsam zurücknehmen, dass heißt, langsam die Wahrnehmung für den Körper und die Einflüsse der Umgebung (Geräusche u.s.w.) wecken. "Spüre noch einmal die Schwere Deiner Arme, deiner Beine, achte noch einmal auf deine Atmung, wie der Atem kühl in deinen Körper strömt. Höre einmal auf die Geräusche um Dich herum ... und jetzt hole einmal tiiiief Luft. Dann alles fest anspannen, recken, strecken, dabei die Augen öffnen und langsam auf der Matte aufsetzen."
Hier einen Augenblick abwarten. Teilnehmer fragen, wie sie die Ruheübung empfunden haben oder ob etwas gestört hat. Dann beenden und Matten wegräumen.

Basistherapie

Arbeitsaufträge der dritten Einheit

8
J3

Jugend 3 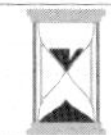 10 Minuten

❶ Wochenbogen, Schwerpunkt.
❷ Vorbereitung der nächsten Einheit, mitbringen der Salben, Cremes, Lotionen, Bäder u.s.w.
❸ Alltagsübung, Pflegeprodukte in Geschäften und Apotheken suchen und evtl. Proben mitbringen.

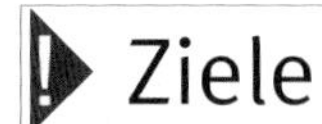

- Zu 1: Einsatz von möglichen Kratzalternativen, Übertragung der Schulungsinhalte in die Alltagssituation, Verbesserung des Umgangs mit Juckreiz, Erweiterung des Spektrums der Kratzalternativen, Erkennen von Zusammenhängen von Juckreiz und Juckreiz auslösenden Faktoren.
- zu 2: Vorbereitung zum praktischen Wissenserwerb über eine sinnvolle Therapie.
- zu 3: Förderung des Selbstmanagements und der sozialen Kompetenz.

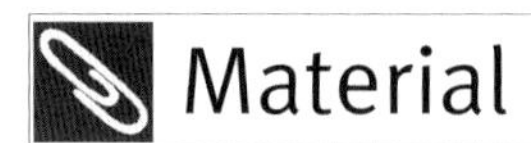

- neue Wochenbögen für die Teilnehmer.

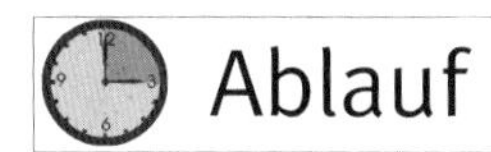

❶ zu 1: Die neuen Wochenbögen werden ausgeteilt. Alle wählen eine neue "Kratzfreie Zone" aus. Langsam können auch problematische, stark juckende Hautpartien gewählt werden. Bei der Wahl der Kratzalternativen wird durch den Trainer ermutigt, zu bereits erfolgreich angewendeten Kratzalternativen auch eine neue noch nicht erprobte zu wählen.
❷ zu 2: Zur Vorbereitung der nächsten Einheit werden die Teilnehmer beauftragt, ihre Salben und weitere Medikamente, Bäder mitzubringen und die Stufenpläne um Stufe zwei und drei zu ergänzen.
❸ zu 3: Weiter werden die Jugendlichen an den Auftrag erinnert, in Geschäften und Apotheken nach geeigneten Hautreinigungsprodukten und dekorativer Kosmetik zu schauen und evtl. Proben oder Produktinformationen mitzubringen.

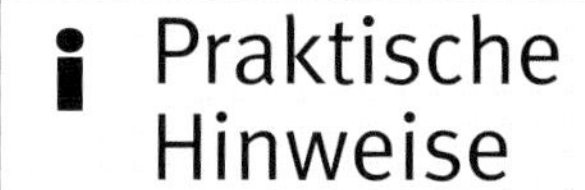

Bei dem Auftrag, in Fachgeschäften und Apotheken Erkundungen einzuholen, sollten die Fragen einmal kurz zusammen beispielhaft formuliert werden.

Salben und Bädertherapie und Eincremetechniken

Gliederung

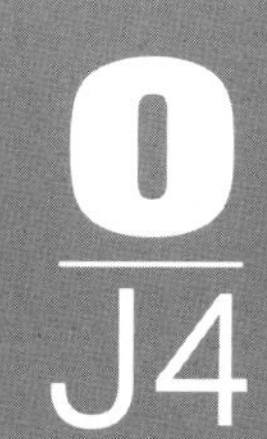

Jugend 4 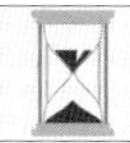

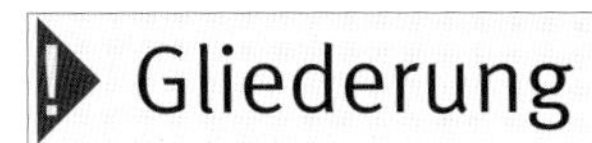

❶ Stundeneinführung, Besprechung der Wochenbögen, Trainingspässe
❷ Entspannung
❸ Salbentherapie, Heilsalben
❹ Eincremetechnik, Umschläge und Bäder
❺ Umgang und Einsatz von Kortison bzw. topischen Calcineurininhibitoren
❻ "Alternative" Ansätze in Diagnostik und Therapie der Neurodermitis
❼ Arzt-Patienten-Verhältnis
❽ Arbeitsaufträge

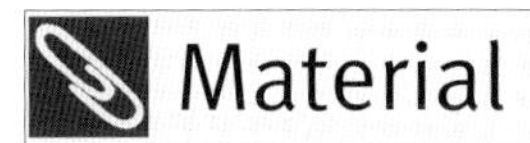

- Farbige Stifte, leeres Papier
- Blanko-Wochenbögen für die Teilnehmer
- Sammlung von Bierdeckeln (ca. 80 – 100 Stück)
- Kiste mit Cremes, Salben, Spartel, Verbandszeug u.s.w.
- Utensilien für Verbände, Scheren
- Plakat mit Leitfigur oder Körperschema
- Kalenderblatt
- Flipchart
- Utensilien für Rollenspiel "Arzt-Patienten-Verhältnis"

Salben und Bädertherapie und Eincremetechniken

Stundeneinführung, Besprechung der Wochenbögen, Trainingspässe

1 / J4

Jugend 4

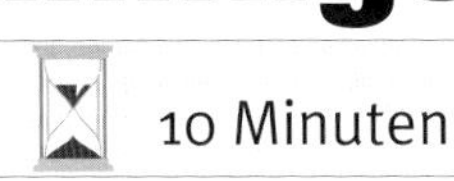

10 Minuten

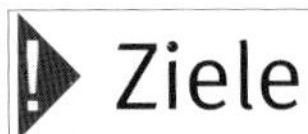

Ziele

- Motivation zu Gespräch und Austausch der Gruppe über die Umsetzung der Übungen und Inhalte der Schulung
- Kratzreduktion
- Weiterentwicklung der Annäherung der einzelnen Gruppenteilnehmer.
- Austausch zu den Aktivitäten der Teilnehmer außerhalb der Einheiten zum Thema Neurodermitis

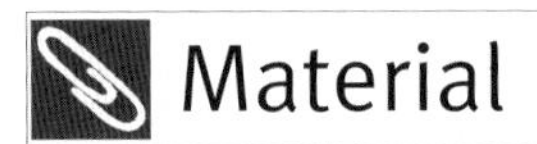

Material

- ausgefüllte Wochenbögen der Jugendlichen
- mitgebrachte Medikamente, Salben und Hautpflegeartikel
- Proben oder Infohefte von Pflegeprodukten, welche die Jugendlichen bei ihrer Übung bekommen haben

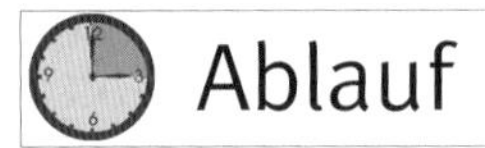

Ablauf

1. Begrüßung und kleiner Austausch über Befindlichkeit in ein bis zwei Sätzen, der Trainer beginnt mit eigener Person.
2. Die Wochenbögen werden besprochen, umlaufend tragen die Teilnehmer ihre Erfahrungen und Ergebnisse zu den einzelnen Fragen zusammen, gleich den Austausch untereinander anregen. "Wie seid ihr in der Zeit dazwischen zurecht gekommen? Wo gab es Probleme? Wer macht es anders?" u.s.w.
3. Vorschläge für andere Lösungen oder Verbesserungen bei Problemen aus der Gruppe fördern.
4. Anschließend den Austausch über die Erfahrungen mit der Alltagsübung anregen "Wie haben die Verkäufer reagiert? Was konntet ihr in Erfahrung bringen?"
5. Die erbrachten Leistungen werden in den Trainingspässen gewürdigt.

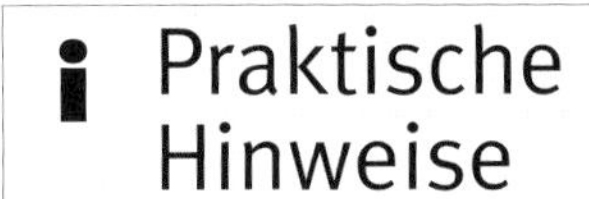

Praktische Hinweise

Bei der Vergabe der Stempel in die Trainingspässe immer wieder Eigeninitiative besonders hoch werten (Pause eingehalten, in der letzten Woche sehr auf meine Hautpflege geachtet, mir einem Salbentöpfchen in den Sportbeutel getan, um mich anschließend eincremen zu können, mit Freunden in die Sauna gegangen, was man sich lange nicht mehr getraut hat ...).

Entspannungstraining: Körperbezogene Partner-Ruheübung, "Bierdeckelentspannung"

Jugend 4 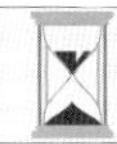 15 Minuten

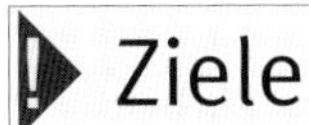

- Kennenlernen einer neuen Ruheübung
- Die Haut als sensorisches Organ erleben

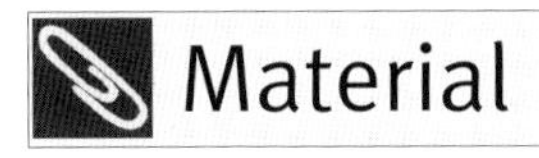

Bierdeckel

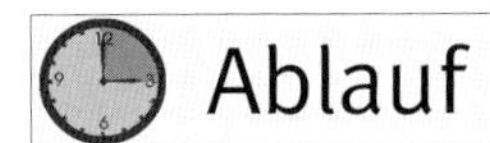

Einer legt sich bäuchlings auf die Matte, der andere bekommt einen Stapel (max. 20) Bierdeckel.
Einleitungsinstruktion: "Wir wollen jetzt eine Ruheübung machen, bei der sich zuerst einer von euch auf die Matte legen kann, am besten auf den Bauch, der andere kniet oder setzt sich neben die Matte seines Partners. Jeder von euch hat jetzt eine Aufgabe: der, der neben der Matte kniet/sitzt legt demjenigen, der liegt ganz vorsichtig nacheinander die Bierdeckel, die ich gleich verteile, auf den Rücken und die Beine und Arme. Wenn ihr einen Bierdeckel hingelegt habt, tippt ihr ganz leicht drauf; der andere hat die Aufgabe, ganz genau darauf zu achten, wo jeder einzelne Bierdeckel hingelegt wird. Nachher tauschen wir, damit alle mal beide Sachen ausprobieren können."
Verteilen der Bierdeckel, je nach Wunsch Musik
"So, ihr könnt jetzt anfangen, vorsichtig die Bierdeckel aufzulegen. Wichtig ist jetzt, dass es dabei ganz ruhig ist, damit die anderen sich ganz genau darauf konzentrieren können, wo ihr die Bierdeckel hinlegt."
"Legt ruhig mal einen Deckel auf die Schulter und den nächsten ganz woanders hin, z.B. auf das Bein oder einen Arm oder den Kopf. Und macht es ganz leicht und vorsichtig."
Alle Bierdeckel sind verteilt
"So, jetzt könnt ihr noch einmal ganz vorsichtig auf jeden einzelnen Deckel tippen, damit der andere alle noch einmal spüren kann."
30 – 60 Sekunden Ruhe
"Nun nehmt ihr die Deckel einer nach dem anderen wieder ab und wenn ihr alle Deckel heruntergenommen habt, stellt ihr den Stapel vor die Augen eures Partners, damit er sehen kann, wie viele Deckel auf ihm gelegen haben."

Warte, bis alle die Deckel abgeräumt haben
"Nun wechseln wir und jeder kann mal probieren wie es ist, wenn man die andere Aufgabe hat."
Wenn die Plätze gewechselt worden sind, zurück zu "So, jetzt könnt ihr anfangen ..."
Wenn die 2. Runde ebenfalls abgeschlossen ist, also der Stapel wieder vor den Augen des Partners steht:
"Jetzt habt ihr beide Sachen ausprobieren können und erfahren können, welch leichten Druck ihr spüren könnt und wie ruhig man bei solch einem Spiel/solch einer Ruheübung werden kann."

i Praktische Hinweise

Partnerübung, wegen des Körperkontaktes nicht in der ersten Stunde einsetzen, besonders bei gemischtgeschlechtlichen Gruppen nur einsetzen, wenn die "Gruppenstimmung" stabil ist.

Salbentherapie bei den Schweregraden 2 und 3 der Neurodermitis, Stufenplan

Jugend 4 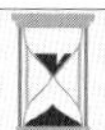 25 Minuten

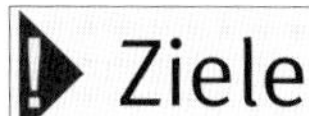

- Vermittlung von Wissen zur Salbentherapie bei den Schweregraden 2 und 3 der Neurodermitis
- Vermittlung von Wissen zu den einzelnen Wirkstoffen von Heilsalben und wässrige Lösung
- Vermittlung von Wissen zur Hautpflege und zum alltäglichen Verhalten bei einer Neurodermitis mit dem Schweregrad 2 und mit dem Schweregrad 3

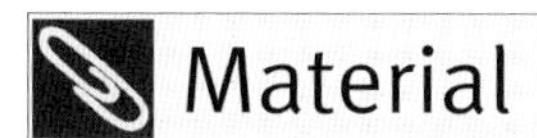

- Salben der Jugendlichen
- Salbensortiment und wässrige Lösungen für die Schweregrade 2 und 3 des Trainers
- Arbeitsblatt Jugendliche: Salben

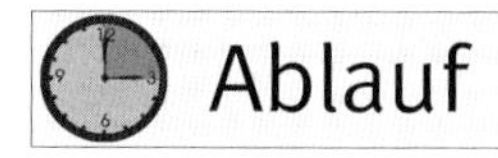

1. Der Trainer wiederholt mit den Jugendlichen, wie die Haut bei den drei Schweregraden der Neurodermitis aussieht.
2. Gemeinsam wird überlegt, was die Haut bei den Schweregraden 2 und 3 an Pflege und Unterstützung benötigt.
3. Der Trainer verteilt das Arbeitsblatt "Stufenplan" s. Einheit 3.
4. Die aufgeführten Wirkstoffe der Heilsalben (Harnstoff, Zink, Salicylsäure, Antibiotika, Gerbstoffe, desinfizierende Stoffe, Kortison, topische Calcineurininhibitoren) und deren jeweilige Wirkungsweise werden einzeln besprochen.
5. Das Für (schwerste Neurodermitisschübe, unerträglicher Juckreiz) und Wider (Nebenwirkungen, Folgeerscheinungen) von nebenwirkungsträchtigen Therapieschritten wird im anschließenden Gespräch erarbeitet.
6. Die Jugendliche werden aufgefordert, in ihrem Salbensortiment die Salben den Schweregraden 2 sowie 3 zuzuordnen.
7. Gegebenenfalls hat der Trainer die Möglichkeit, aus seinem Sortiment Salben bzw. wässrige Lösungen, die von den Jugendlichen nicht erwähnt wurden, vorzustellen.
8. Gemeinsam mit den Jugendlichen werden die von ihnen verwendeten Externa in den Stufenplan eingetragen und weitere Inhalte des Stufenplans für die Hautstufen 2 und 3 erarbeitet (Trainerinfo: Stufenplan. Beispiele bei Stufe 1 in der 3. Einheit genannt).

Eincremetechnik von Heilsalben, Anwendung von Umschlägen und Bädern

Jugend 4 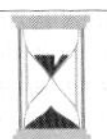 20 Minuten

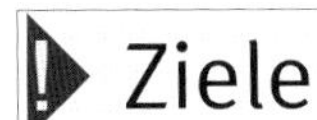

Ziele

- Vermittlung von Wissen zum Umgang und zur Eincremetechnik von Heilsalben
- Erlernen der praktischen Durchführung von Kochsalzumschlägen und Verbänden

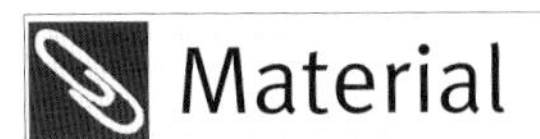

Material

- Stufenplan, Stufenpläne der Teilnehmer
- Utensilien für Kochsalzumschläge: Kochsalzlösung, Baumwollkompressen, Nierenschalen
- Utensilien für Verbände: Salbe, Gaze, Baumwollkompressen, Wickel, tubifast, Elastomull haft, Spatel, Pflasterstreifen, Scheren

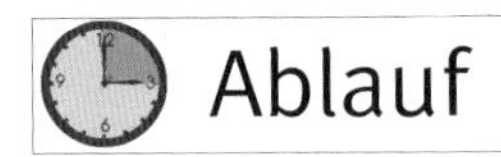

Ablauf

❶ Es wird die Hygiene und Technik des Eincremens bzw. Auftragens von Heilsalben und Wässrige Lösungen mit den Jugendlichen besprochen (Trainerinfo: Hygiene und Technik des Eincremens).

❷ Die Durchführung und Wirkung von Kochsalz- bzw. Teeumschlägen wird besprochen und die Kochsalzumschläge werden praktisch geübt (Trainerinfo: Kochsalzumschläge, Teeumschläge).

❸ Die Jugendlichen cremen eine Stelle am Unterarm dünn mit Salbe ein. Der Trainer tränkt in einer Nierenschale einige Baumwollkompressen mit Kochsalzlösung. Jeder Jugendliche wird aufgefordert, sich eine Kompresse zu nehmen, sie auf die eingecremte Stelle zu legen und zu fühlen wie sich der Umschlag anfühlt. Die Jugendlichen werden aufgefordert, mit der freien Hand ca. 1/2 cm über der Kompresse zu fühlen, wie die Körperwärme aufsteigt. Nach etwa 10 Minuten wird die Kompresse vom Arm genommen und die Jugendlichen werden wiederum aufgefordert zu fühlen, wie lange die kühlende Wirkung noch anhält.

❹ Der Trainer stellt die Verbandsmaterialien vor: Salben, Gaze, Kompressen, Mullbinden, Elastomull haft, tubifast. Der Trainer geht kurz auf Vor- und Nachteile beim Verwenden von Mullbinden bzw. Elastomull haft, tubifast ein: Mullbinden sind mehrfach verwendbar. Die Verbände verrutschen jedoch schneller. Elastomull haft oder tubifast ist Einmalmaterial und teuerer als Mullbinden. Achtung: Hautreizung möglich! Fett-Feucht-Anwendung der Salbentherapie zeigen.

❺ Der Trainer erarbeitet mit den Jugendlichen, in welchen Situationen es sinnvoll ist, Verbände anzulegen.

❻ Der Trainer macht am Unterarm oder an der Hand eines Jugendlichen vor, wie Verbände angelegt werden. Zum Vergleich der Verbandsmaterialien macht er einen Verband mit einer Mullbinde, den anderen mit tubifast oder Elastomull haft. Beim Anlegen der Verbände gibt der Trainer praktische Tipps und geht auf hygienische Aspekte ein. Der Trainer verteilt Verbandsmaterialien an die Jugendlichen. Die Jugendlichen arbeiten zu zweit und legen sich gegenseitig Verbände an. Sie werden aufgefordert, zu spüren wie sich die Verbände anfühlen. Der Trainer gibt gegebenenfalls Hilfestellung. Die Jugendlichen werden aufgefordert, ihre Wahrnehmungen beim Anlegen der Verbände zu reflektieren.

i Praktische Hinweise

Ans gemeinsame Aufräumen denken.

Trainerinfo! –
Hygiene und Technik des Eincremens, Kochsalzumschläge, Teeumschläge

Praktische Anwendung von Heilsalben

Grundsätzlich gelten dieselben Prinzipien wie beim Cremen von Pflegecremes. Zusätzlich sollte folgendes beachtet werden:

- Beim Cremen von Haut des Schweregrades 3 sollte besonders viel Wert auf die hygienischen Maßnahmen gelegt werden
- Es sollte immer zuerst die Heilsalbe aufgetragen werden. Danach kann eine Pflegecreme zum Spenden von Feuchtigkeit und Fett zusätzlich aufgetragen werden. Bei unangenehmen Sensationen von Stufe 2-Salben kann erst die Pflegecreme aufgetragen werden, quasi als Schutz. Danach wird darüber die Heilsalbe aus Stufe 2 aufgetragen. Achtung! Cremes und Salben aus Stufe 3 dürfen nicht im Schichtverfahren, wie gerade beschrieben, angewendet werden, um die Dosis von Kortison oder den Topische Calcineurininhibitoren (TIM's) nicht zu "verwässern"
- Nach dem Eincremen von infizierter Haut oder nach dem Cremen von Kortisonsalben oder TIM's sollten unbedingt die Hände gewaschen werden
- Vorsicht beim Gebrauch von Gummihandschuhen (Allergiegefahr!). Eventuell Einmalplastikhandschuhe benutzen

Pinseln von wässrigen Lösungen

- 1. Wässrige Lösungen werden auf nässende Hautstellen aufgetragen
- 2. Sie werden mit seinem Wattetupfer auf die Haut getupft
- 3. Jeder Stiltupfer darf nur einmal verwendet werden bzw. es darf immer nur mit einem sauberen Stiltupfer Tinktur auf der Flasche entnommen werden
- 4. Vorsicht! Die Farbstoffe der wässrige Lösungen lassen sich aus Kleidung schlecht wieder entfernen

Kochsalzumschläge

Anwendung:
- bei Juckreiz
- bei entzündeter, leicht nässender Haut

Wirkung:
- juckreizlindernd, kühlend, desinfizierend, heilend

Vorbereitung:
- Kompressen oder saubere, dünne Baumwolllappen, z.B. Stofftaschentücher oder Geschirrhandtücher
- Kochsalzlösung (NaCl 0,9%) aus der Apotheke oder selbstgemachte Kochsalzlösung (1 Liter abgekochtes Wasser und 9g Kochsalz – ca. 1 Teelöffel – auflösen. Diese Lösung abkühlen lassen. Sie ist im Kühlschrank 2 Tage haltbar).

Durchführung:
Leicht nässende Hautstellen eventuell dünn eincremen, da es möglich ist, dass die Kochsalzlösung auf der Haut brennt.
Kompressen oder Baumwolllappen mit der Kochsalzlösung tränken. Hierzu von der Kühlschrank kalten Lösung vorher etwas Lösung in eine Schüssel geben und auf Zimmertemperatur anwärmen lassen. Getränkten Lappen auf die juckende bzw. entzündete Hautstelle geben. Der Kochsalzumschlag sollte ca. 10 – 15 Minuten auf der Haut liegen bleiben. Nach Beendigung des Umschlages die Haut erneut eincremen.
NaCl-Lösung kann auch wiederholt auf angelegte Tubifast-Verbände geträufelt werden.

Teeumschläge

Da Kochsalzumschläge auf stark nässender Haut brennen, sind Teeumschläge in dem Fall eine gute Alternative.

Anwendung:
- bei Juckreiz
- bei entzündeter, stark nässender Haut

Wirkung:
- kühlend, heilend, austrocknend/gerbend

Vorbereitung:
- Kompressen oder dünne Baumwolllappen
- 1 Liter starker schwarzer Tee, auf Zimmertemperatur abgekühlt. Er wird doppelt so stark dosiert wie trinkbarer Tee, z.B. 2 Beutel für einen Becher, und doppelt so lang ziehen lassen.

Durchführung:
Hautstelle dünn eincremen. Die Kompressen oder Baumwolllappen mit schwarzem Tee tränken. Den getränkten Lappen auf die juckende bzw. entzündete Hautstelle legen
Der Teeumschlag sollte ca. 10 – 15 Minuten auf der Haut liegen bleiben. Nach Beendigung des Umschlages die Haut eincremen

Grundlagen Medizin und Einführung Kratzalternativen

Umgang mit und Einsatz von Kortison und topischen Calcineurininhibitoren

5
J4

Jugend 4 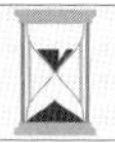 10 Minuten (abh. von Erfahrungen der Teiln.)

Umgang mit und Einsatz von Kortison und topischen Calcineurininhibitoren ("TIM" oder auch Calcineurinantagonisten: Protopic®, Elidel®/Douglan®), Ausschleichschema.

Ziele

- Vernünftiger Einsatz von kortisonhaltigen Externa und von TIM's im Rahmen einer phasengerechten Therapie
- Aufklärung über Risiken
- Abbau von Ängsten und Vorurteilen

Material

- Folie, Flipchart, Tafel
- Plakat mit Leitfigur
- Kalenderblatt

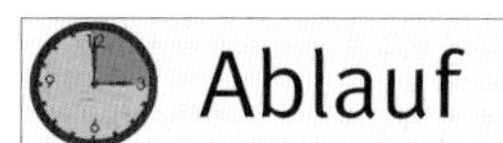

Ablauf

1. Einsatz von kortisonhaltigen Cremes und TIM's im Rahmen des Stufenplans erfragen. Welche Präparate habt Ihr schon angewendet? Wo? Wie lange? Mit welcher Einschätzung? (hilfreich? unentbehrlich? gefährlich? schlecht?).
2. Einordnung in den Stufenplan auf Stufe 3.
3. Unterschiedliche Wirkstärken von Kortison an verschiedenen Körperstellen und Unterschiede von Tacrolimus und Pimecrolimus erklären. Leitfigur mit Pfeilen: wo wirkt es am stärksten, wo am schwächsten. cave: im Gesicht möglichst kein Kortison, eher topische Calcineurininhibitoren.
4. Problem des Rebound erläutern. Gemeinsames Erarbeiten der ausschleichenden Behandlung. Ausfüllen eines Kalenderblatts zum Ausschleichschema. Verdeutlichung des Prinzips der ausschleichenden Therapie. Kein abruptes Absetzen, welches zum Rebound und zur Frustration führen kann. Rebound bei Pimecrolimus nicht geklärt, deshalb offen lassen.
5. Werden Kortison oder topische Calcineurininhibitoren im Ausschleichschema verringert, sollte ein Externum der Stufe 2 in den Lücken angewendet werden.

Praktische Hinweise

Diskussionsrunde – Erfahrungsaustausch. Teilnehmer sollen ihre Vorbehalte, Ängste etc. ansprechen können. Inhalte stehen in Abhängigkeit von dem Aufklärungsgrad und den Erfahrungen der Teilnehmer.
Hintergrundinformation: siehe Elternschulung, Merkblatt zu topischen Calcineurinantagonisten.

Tafelbilder/Folien

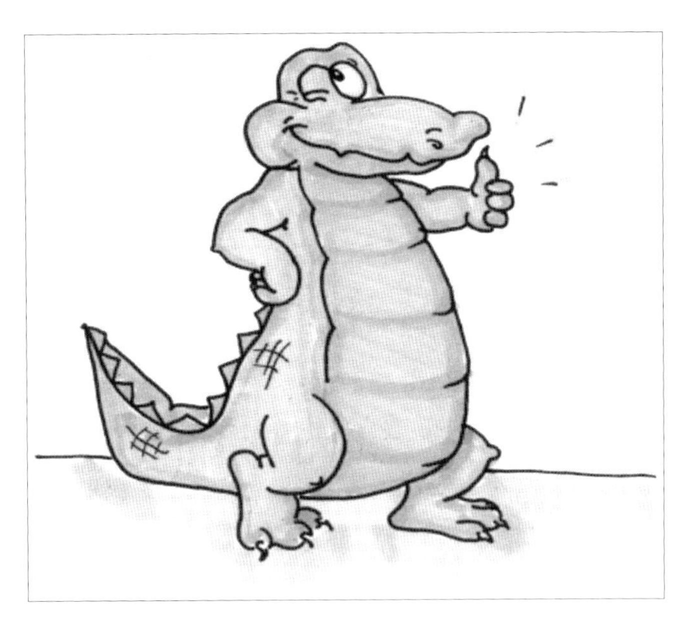

Leitfigur auf großem Plakat oder Folie zur Verdeutlichung der unterschiedlich starken (Neben-)Wirkung an unterschiedlichen Körperstellen. Kann auch an einem Körperschema erfolgen.
Schemazeichnung ausschleichende Therapie, Kalenderblatt, in das beispielhaft ein Schema eingetragen wird:

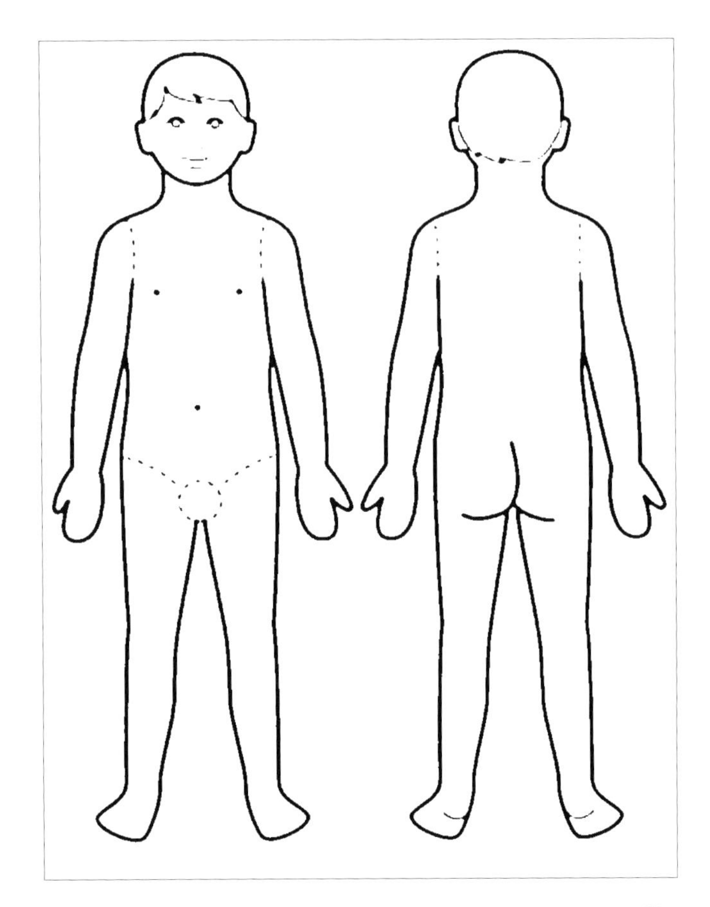

1. Unterschiedlich starke (Neben-)Wirkung an unterschiedlichen Körperstellen

Ausschleichende Behandlung mit Kortisoncremes

Stufentherapie
Kortisoncremes in abnehmender Wirkstärke, wird jedoch selten verschrieben, deshalb eher auf Intervalltherapie zurückgreifen. Bei Protopic sind zwei Stärken (0,1 % für Körper, 0,03% für Gesicht und Hals und Genitalregion) im Handel, für Elidel gibt es nur eine Stärke: 1%.

Intervalltherapie:
Anwendung derselben Creme mit zunehmenden Pausen, zum Beispiel

- erst 2-mal täglich, zum Beispiel 3 bis 5 Tage,
- dann 1-mal täglich 3 Tage,
- dann jeden zweiten Tag, dann jeden dritten Tag
- dann ganz aufhören, s. Kalenderblatt nächste Seite
- möglichst 14 Tage ohne Stufe 3 behandeln, damit sich die Haut regenerieren kann.

Trage Dir Deine Therapie der Stufe 3 in ein Kalenderblatt ein.

Mo	Di	Mi	Do	Fr	Sa	So
3	4	5	6	7	8	9
10	11	12	13	14	15	16
17	18	19	20	21	22	23
24	25	26	27	28	29	30

"Alternative" Ansätze in Diagnostik und Therapie der Neurodermitis

Jugend 4 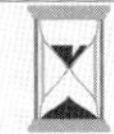 10 Minuten (abh. von Erfahrungen der Teiln.)

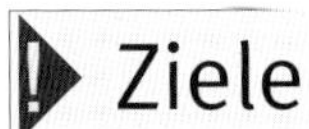

Diskussion neuer und alternativer Behandlungsmethoden, abgestimmt auf die Erfahrungen der Teilnehmer.

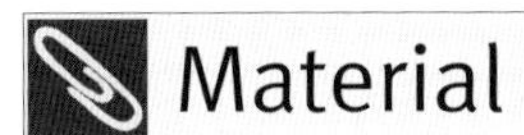

Flipchart

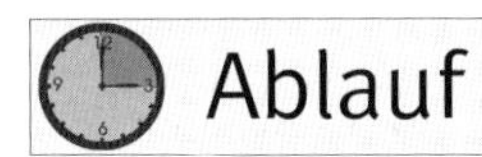

❶ Teilnehmer sollen über ihre individuellen Erfahrungen berichten und zu einer kritischen Bewertung angeregt werden. Hintergrundinformationen, wenn nötig und möglich, zu den einzelnen Verfahren geben. Den phasenhaften Verlauf der Erkrankung darstellen und auf große individuelle Unterschiede hinweisen.

❷ Kriterien wissenschaftlich akzeptierter Behandlungsmethoden darstellen. Diese sind: Nachweis und Dokumentation von Wirkung und Nebenwirkungen (Prinzip doppelblinder Studien zum Nachweis der Wirksamkeit eines neuen Behandlungsverfahrens).

❸ Der Trainer sollte bei den genannten Verfahren bei seiner Kritik auch die Wirkung der als alternativ angegebenen Verfahren einschätzen. So kann z.B. das Trinken von Ayurveda-Tees nicht unbedingt die Neurodermitis heilen, führt aber zu einer reichen Flüssigkeitsaufnahme. Anders bei Verfahren, die deutlich die Gesundheit der Patienten gefährden oder einen hohen finanziellen Einsatz fordern, der nicht gerechtfertigt ist (Pendeln). Hier sollte im Gespräch mit der Gruppe die Effektivität dieser Methoden hinterfragt werden.

❹ Hinweis auf allgemeine Möglichkeiten zur Unterstützung der Therapie, wie einige Naturheilverfahren, z.B. wie Anwendung von Tee- oder Salzumschlägen, Klimatherapie oder ausgewogene Ernährung, Einsatz von Entspannungsübungen oder Yoga, Meditation, Vermeidung von Reiz- und Schadstoffen, z.B. Rauchen.

❺ In ihrer Wirksamkeit nachgewiesene Behandlungsmöglichkeiten, die über die im Stufenplan genannten Behandlungsformen hinausgehen, können benannt und in den Grundformen erläutert werden. Ausführung auf Interessen und Vorerfahrungen der Teilnehmer abstimmen. Eine Überfrachtung mit Informationen sollte vermieden werden.

i Praktische Hinweise

Keine Grundsatzdiskussion entfachen. Andere Meinungen gelten lassen. Nur im Falle von klar als gesundheitsgefährdend einzustufende Verfahren eingreifen.

Trainerinfo! – Häufig genannte unkonventionelle und weiterführende Verfahren

Akupunktur
Stimulierung von auf Energiebahnen (Meridianen) liegenden Punkten durch Nadeln, zur Harmonisierung des Energieflusses (Qi)

Anthroposophische Medizin
(nach Rudolf Steiner, 1861 – 1925)
Einordnung der Krankheiten entsprechend der Dominanz der vier Wesensglieder physischer Leib (Körper), Ätherleib (Lebenskräfte), Astralleib (Empfindung, Seele) und Ich-Leib (Persönlichkeit). Behandlung des Ungleichgewichts mittels spezieller Medikamente aus Metallen, Mineralien, Pflanzen, Tierprodukten und speziellen Ernährungsweisen sowie künstlerischen Heilweisen wie Malen, Modellieren, Körper-, Musik- und Sprachtherapie (Heileurythmie)

Atemtherapie
Atemübungen dienen dem Erspüren des Körpers und sollen psychosomatische Beschwerden, Ängste und Stress günstig beeinflussen

Autologe Immuntherapie
Die Verabreichung von Lysaten aus körpereigenem Material (Blut, Lymphflüssigkeit, Speichel, Schweiß, Stuhl, Tumorzellen, Urin) soll das Immunsystem im Sinne einer Impfung stimulieren

Bach-Blütentherapie
(nach Edward Bach, 1886 – 1936)
Beschwerden sollen als "Charakterschwäche" 38 negativen Seelenzuständen zugeordnet werden. Diese "Charakterschwächen" sollen dann durch gedankliche und spirituelle Bemühung mit Hilfe von speziell hergestellten Blütenkonzentraten in Tugenden verwandelt werden. Bei entsprechendem Willen soll es keine Krankheit geben, die sich der heilenden Macht der richtig gewählten Pflanze entziehen kann und somit soll jede Krankheit heilbar sein

Bioresonanztherapie
Störungen der körpereigenen elektromagnetischen Schwingungen sollen zur Erkrankung führen. Mit "Eigen- und Fremdschwingungen" sollen krankmachende Wellen "gelöscht" bzw. "invertiert" und harmonisiert an den Körper wieder zurückgegeben werden, um die körpereigenen Regulationskräfte zu aktivieren

Eigenbluttherapie
(s.o. autologe Immuntherapie)
Die Eigenblutinjektion soll das Immunsystem im Sinne einer Impfung stimulieren
Eigenurintherapie
(s.o. autologe Immuntherapie)
Die Injektionsbehandlung, das Trinken (Uropothie) und die äußerliche Anwendung sollen das Immunsystem im Sinne einer Impfung stimulieren

Fußreflexzonenmassage
Der gesamte Körper soll mit einem korrespondierenden Areal am Fuß vertreten und darüber beeinflußbar sein

Heilfasten
Durch biologische Entgiftung soll der Körper entschlackt werden (cave: Kinder < 10 Jahren)

Hypnose
Mittels Sinnesreizen wird eine spezifisch veränderte Bewußtseinslage herbeigeführt. Während der Hypnose kann die Bereitschaft und die Aufnahmefähigkeit für Suggestionen besonders gesteigert sein

Homöopathie
(nach Samuel Hahnenmann, 1755 – 1843)
Störungen der individuellen Lebenskraft sollen zu Beschwerden und Krankheitsymptomen führen. Durch Behandlung entsprechend dem individuellen Krankheitsbild (Beschwerden, Charakter, Konstitution, Neigungen, weitere Merkmale) und Gabe von homöopathischen Arzneimitteln soll die verstimmte Lebenskraft reguliert werden. Homöopathika werden nach der Ähnlichkeitsregel ("Um sanft, schnell, gewiß und dauerhaft zu heilen, wähle eine Arznei, die ähnliches Leiden erregen kann, wie sie heilen soll") aus konzentrierten Ursubstanzen durch spezielle Schüttelverdünnungen hergestellt (bis D6 (1:1000 000) Tiefpotenzen, bis D12 mittlere Potenzen, darüber Hochpotenzen). Dabei soll sich die Information der Ursubstanz mit der Verdünnung potenzieren

Kinesiologie
Der energetische Zusammenhang zwischen Muskeln, Organen und Emotionen soll durch ein auf dem Muskelwiderstand beruhenden Diagnosesystem zu erkennen sein, und die Energieblockaden sollen mit Bewegungstherapie und z.T. medikamentös behandelt werden

Trainerinfo! –
Hygiene und Technik des Eincremens, Kochsalzumschläge, Teeumschläge

Klinische Ökologie
Immunsystem soll durch Stress, Infektionen oder chemische Belastung versagen. Als Stressoren sollen praktisch alle Faktoren aus der modernen Lebenswelt in Frage kommen. Zur Untersuchung und Behandlung werden allergenverdächtige Stoffe in unterschiedlich konzentrierten Lösungen eingesetzt. Die Behandlung soll ganzheitlich mittels Einsatz der geeigneten unkonventionellen Therapieangebote (Bioresonanztherapie, Entsäuerung, Heilfasten, Homöopathie, Mikrobiologische Therapie, Nosoden, Orthomolekulare Therapie, Pflanzenmittel, Reflexzonenmassagen, Trinkkuren) durchgeführt werden.

Magnetfeldtherapie
Durch magnetische Beeinflussung soll der Zellstoffwechsel angeregt werden.

Mikrobiologische Therapie (Symbioselenkung)
Bei Dysbakterie (gestörte, "falsche" Darmflora) soll durch zugeführte Darmbakterien und milchsäurebildende Bakterien die "richtige" Darmsymbiose wieder hergestellt werden. Die Bakterienprodukte sollen das Immunsystem anregen.

Orthomolekulare Diät
Die unzureichende Einnahme von Vitaminen, Mineralstoffen und Spurenelementen soll zu negativem Stoffwechsel führen. Zur Verhinderung und um den Stoffwechsel maximal anzuregen sollen riesige Mengen dieser "Nährstoffe" zugeführt werden.

Ozontherapie
Ozon soll durchblutungsfördernd und antiinfektiös wirken.

Pendeln
Kosmische Energien sollen durch den Körper des Heilers in das Pendel übertragen werden.

Grundlagen Medizin und Einführung Kratzalternativen

Arzt- Patientenverhältnis, Rollenspiel, mit Rollentausch

7
J4

Jugend 4 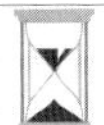 20 Minuten

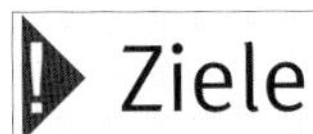

■ Selbstverantwortung fördern
■ Bewusstmachen der eigenen Rolle in der Behandlung
■ Verbesserung sozialer Kompetenzen
■ Aufforderung der Teilnehmer zur aktiven Nutzung der Arztkontakte

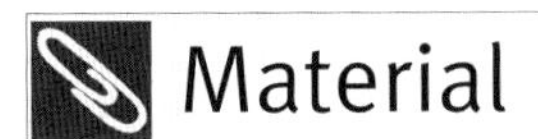

eventuell Verkleidungsstücke, Arztutensilien (nicht zwingend)

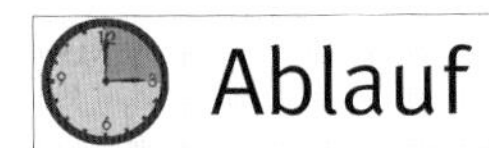

❶ Der Trainer stellt Thema "Wie läuft es eigentlich so ab, wenn Du bei Deiner Ärztin bist?", kurze Einschätzungen von den Teilnehmern sammeln.

❷ Rollenspiel: Der Trainer bittet zwei aus der Gruppe, ihm kurz aus dem Raum zu folgen, gibt Anweisungen für ein kurzes Spiel: 1 Patient – lustlos, gelangweilt, gibt kaum Antworten, neue Salbe – vergessen Rezept einzulösen, Auslöser – noch keine Zeit gehabt, darauf zu achten u.s.w. 1 Ärztin: bemüht, freundlich, bietet Hilfe an, fragt, ob Salbe angenehm ist, ob Allergietest gemacht werden soll ... u.s.w.

❸ Trainer geht mit beiden Teilnehmern wieder in die Gruppe: "Die beiden werden Euch jetzt kurz etwas vorspielen und Ihr sagt hinterher bitte, wo es war und was da los war."

❹ Rollenspiel wird gespielt ca. 1. – 2. Minuten, dann Stopp, Beifall für die Schauspieler, dann gemeinsam auswerten, "Was haben die beiden gespielt? Was ist hier passiert?" Zuschauer geben Ihre Eindrücke wieder, "Ärztin" wird nun befragt "Wie hast Du Dich gefühlt? Was meinst Du, kannst Du diesem Patienten helfen? Macht es einer Ärztin Spaß mit diesem Patient zu arbeiten?

❺ Die Teilnehmer arbeiten heraus, wie wichtig es ist, dem Arzt ausreichend Infos zu geben, eigene Mitarbeit Grundvoraussetzung für erfolgreichen Therapieverlauf.

Weitere Rollenspielvarianten:
1. Patient hat Salbentherapie nicht durchgeführt und macht beim Arzt falsche Angaben. Der Arzt zieht falsche Schlüsse und erhöht den Wirkstoff. Wie könnte dies besser laufen?
Patientin hat Anweisung der Ärztin nicht verstanden und fragt nicht nach, macht Fehler. Ärztin reagiert sauer, da sie glaubt, die Patientin hätte kei-

ne Lust. Kann man diesen Irrtum vermeiden? Kann ich meiner Ärztin sagen, dass ich etwas nicht verstanden habe?

Praktische Hinweise

Keine große Ankündigung des Spiels als Rollenspiel erleichtert den Einstieg, eventuell auch eine Rolle selbst spielen.

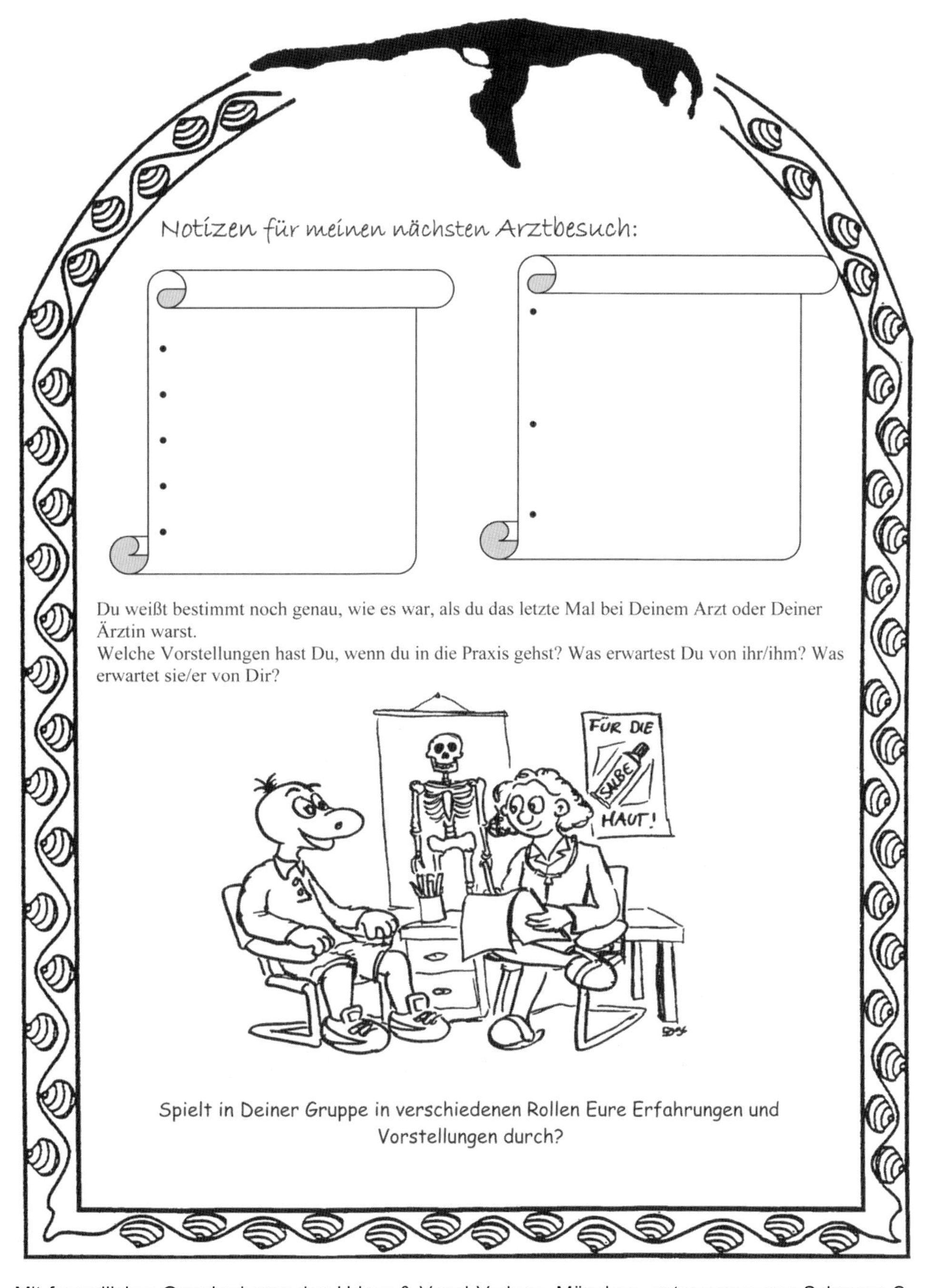
Notizen für meinen nächsten Arztbesuch:
Du weißt bestimmt noch genau, wie es war, als du das letzte Mal bei Deinem Arzt oder Deiner Ärztin warst.
Welche Vorstellungen hast Du, wenn du in die Praxis gehst? Was erwartest Du von ihr/ihm? Was erwartet sie/er von Dir?
FÜR DIE
SALBE
HAUT!
Spielt in Deiner Gruppe in verschiedenen Rollen Eure Erfahrungen und Vorstellungen durch?

Mit freundlicher Genehmigung des Urban & Vogel Verlags, München, entnommen aus Scheewe S, Warschburger P, Clausen K, Skusa-Freeman B, Petermann F 1997 Neurodermitis-Verhaltenstraining für Kinder, Jugendliche und ihre Eltern

Arbeitsaufträge der vierten Einheit, Vorbereitung des Themas Ernährung

Jugend 4 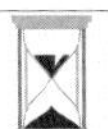 10 Minuten

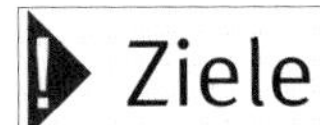

- Einsatz von möglichen Kratzalternativen, Übertragung der Schulungsinhalte in die Alltagssituation
- Förderung von Aktivitäten zur Steigerung des persönlichen Wohlbefindens im Alltag
- Vorbereitung des Themas Ernährung

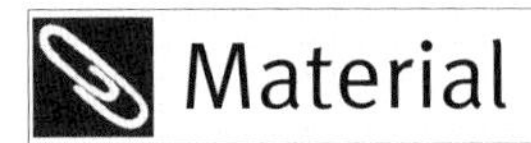

neue Wochenbögen

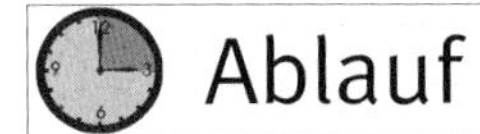

1. Erläuterung der Aufgabenstellung zu den Wochenbögen, besondere Aufmerksamkeit wird in dieser Woche auf den Bereich der Wohlfühl-Aktivitäten gelegt. Wie werden Pausen gestaltet und konsequent in den Tagesablauf geplant.
2. Jugendliche bringen zur Vorbereitung der nächsten Stunde Snacks bzw. Lebensmittel mit, die sie gern essen und für gesund halten (entweder aus Zeitschriften ausgeschnitten oder echte Lebensmittel).

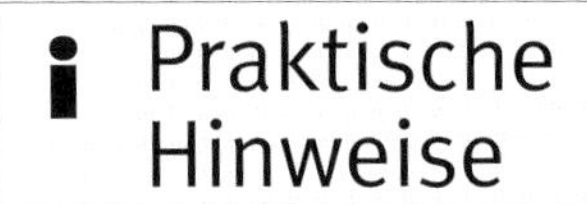

Der Trainer muss den Jugendlichen klar machen, dass sie bei der Auswahl der Lebensmittel die eigene eventuelle Einschränkung durch eine Lebensmittelallergie oder Unverträglichkeit natürlich beachten müssen.

Ernährung und Stressbewältigung
Gliederung

Jugend 5 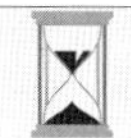

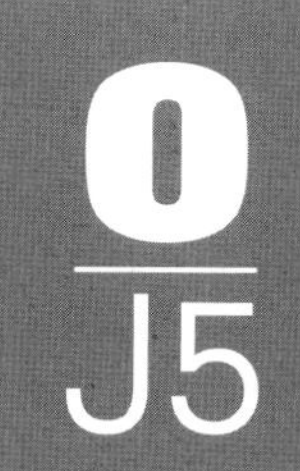

Gliederung

❶ Stundeneinleitung, Besprechung der Wochenbögen, Trainingspässe
❷ Gesunde Ernährung bei Neurodermitis
❸ Umgang mit Nahrungsmittelunverträglichkeiten bei Neurodermitis
❹ Diagnostik von Nahrungsmittelunverträglichkeiten
❺ Entspannungstraining
❻ Stresserleben und Stressbewältigung, Genusstraining
❼ Einsatz von Stressbewältigungsstrategien bei krankheitsbedingten Stresssituationen
❽ Arbeitsaufträge

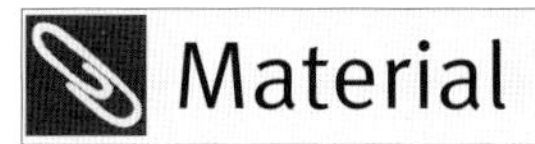

- Farbige Stifte, leeres Papier
- Blanko-Wochenbögen für die Teilnehmer
- Ernährungspyramide
- Overhead-Projektor
- Folien Ernährung: 5.2, nach Bedarf auch 5.3
- Sammlung von Verpackungen von Fertignahrungsprodukten
- Modell der Stresswaage
- Leere Karteikärtchen
- Kärtchen mit Gefühlen und Stressantworten
- Videokamera und TV-Abspielgerät
- Utensilien für Rollenspiele

Stundeneinleitung, Besprechung der Wochenbögen, Trainingspässe

Jugend 5 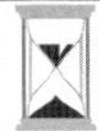 10 Minuten

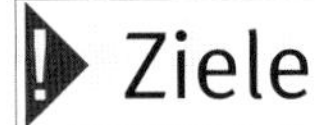

- Einsatz von Kratzalternativen
- Förderung von Aktivitäten zur Steigerung des persönlichen Wohlbefindens im Alltag
- Kennenlernen der Gruppe bzw. der Ernährungsfachkraft, falls diese an der Schulung teilnimmt

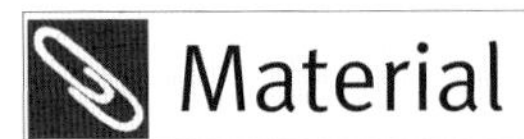

- ausgefüllte Wochenbögen
- Trainingspässe

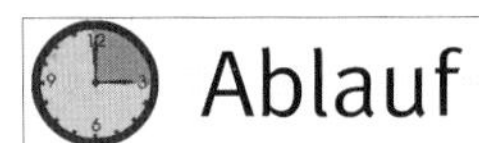

❶ Begrüßung und kleiner Austausch über Befindlichkeit in ein bis zwei Sätzen. Der Trainer beginnt mit eigener Person. Vorstellung der Ernährungsfachkraft, falls diese an der Einheit teilnimmt.

❷ Es folgt der Hinweis auf die Beachtung der Hausaufgaben zu den Nahrungsmitteln im weiteren Verlauf der Einheit.

❸ Wie seid ihr in der Zeit dazwischen zurecht gekommen? Vorschläge für andere Lösungen oder Verbesserungen bei Problemen aus der Gruppe fördern.

❹ Wochenbogen, umlaufend tragen die Teilnehmer ihre Erfahrungen und Ergebnisse zu den einzelnen Fragen zusammen. Besonders werden die Pausenaktivitäten durch Lob beachtet und besondere Wertung bei Nennung von Aktivitäten zur Steigerung des eigenen Wohlbefindens.

❺ Die Aktivitäten werden im Trainingspass durch Stempel belohnt.

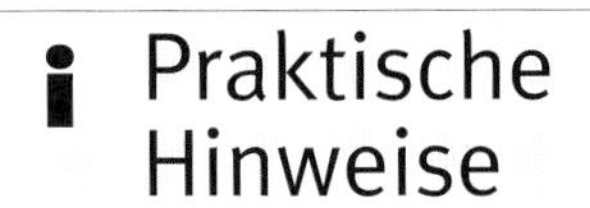

Sollte die Ernährungsfachkraft zum ersten Teil der Einheit hinzugezogen werden, sollte sich diese der Gruppe kurz vorstellen.

Gesunde Ernährung bei Neurodermitis

Jugend 5 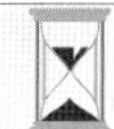 30 Minuten

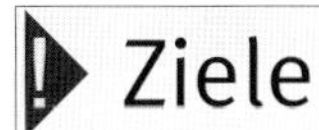

Ziele

- Information des Trainers über Erfahrungen der Jugendlichen und eventuell auch deren Ernährungspraktiken, um an konkreten Beispielen zu arbeiten.
- Erweiterung und Vertiefung des Wissens zur gesunden Ernährung und deren Zusammensetzung.
- Erkennen der Jugendlichen, dass sich eine gesunde Ernährung bei Neurodermitis nicht von einer allgemeinen gesunden Ernährung unterscheidet.

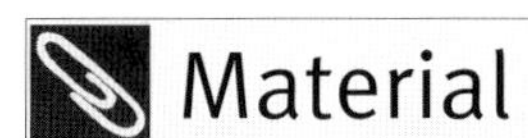

Material

- Nahrungsmittelpyramide für Magnet- oder Wandtafel (Fa. Schubi): Die Nahrungsmitteldreiecke werden vom Trainer z.T. mit Punkten markiert: birkenassoziierte mit orangenen Punkten, beifußassoziierte mit braunen und getreideassoziierte mit blauen Punkten.
- mitgebrachte Snackideen.

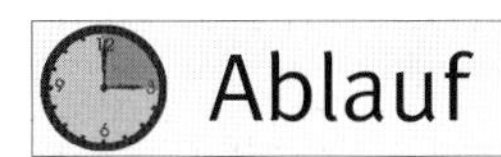

Ablauf

1. Thematisierung "Gesunde Ernährung" = Thema der 1. Stunde, Zusammentragen der mitgebrachten Snacks, vorerst keine bzw. nur kurze Diskussion, sondern Verweis auf später, Lob für die Ideen der Jugendlichen.
2. Vorstellung der leeren Pyramide "Kennt jemand diese Pyramide?"
3. Jugendliche füllen die Pyramide mit den Lebensmittelbildern, in Diskussion zwischen den Jugendlichen über die richtige Zuordnung der Nahrungsmittel erst einmal nicht eingreifen.
4. Erarbeitung der Bedeutung der Pyramide für die tägliche Ernährung (Mengenverhältnisse/Portionsgröße = Anteil an der Ernährung).
5. Hinführung zum Thema "Gesunde Ernährung" anhand der mitgebrachten Snacks.
6. Zuordnung der mitgebrachten Snacks. Bei zusammengesetzten Snacks erfolgt die Zuordnung zu mehreren Etagen/Bereichen.
7. Einordnung der Snackideen in die Ernährungspyramide. Die Einordnung gut begründen. Ein totales Verbot von Genussmitteln ist unrealistisch, aber eine bewusste Einschränkung wird angeraten.

❽ Thematisierung "vegetarische Ernährung" als Überleitung zu den Nahrungsmittelunverträglichkeiten: "Was passiert, wenn ganze Lebensmittelgruppen wegfallen?" "Wie kann ich dafür sorgen, dass meine Ernährung vollwertig bleibt?"

i Praktische Hinweise

Informationen zur Ernährungsrelevanz in der Gruppe liegen aus 1. und 2. Einheit vor.
Die Firma Schubi* hat auf CD-ROM eine Vitapyramide entwickelt, mit deren Hilfe man alternativ zum Magnetspiel arbeiten könnte, um den Jugendlichen mit ihren vertrauten Medien eine gesunde Ernährung näher zu bringen. Dies kann je nach Alter und Informationsbedarf der Jugendlichen eine langfristige Möglichkeit sein, ihnen die gesunde, vollwertige Ernährung auch bei Neurodermitis näherzubringen.
*Fa. Schubi, Nahrungsmittelpyramide, Nr. 31770, Virapyramid/CD-ROM, Schubi-Lernmedien GmbH, Postfach 3320, 38023 Braunschweig, www.bildungsklick.de/s/schubi.

Umgang mit Nahrungsmittel-unverträglichkeiten bei Neurodermitis

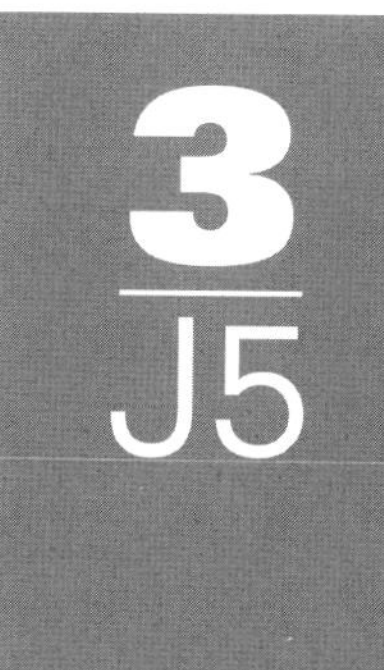

Jugend 5 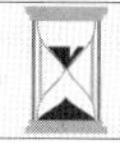 20 Minuten

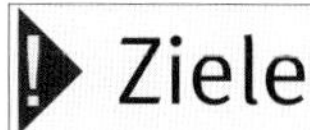

Ziele

- Thematisierung der Nahrungsmittelunverträglichkeiten der Gruppe und Zuordnung zu pollenassoziierten Nahrungsmittelallergien und/oder Pseudoallergien, evtl. auch reinen Nahrungsmittelallergien.
- Erarbeiten von Alternativen bei Nahrungsmittelunverträglichkeiten und erkennen, wann ein ernährungsphysiologischer Ersatz notwendig ist.

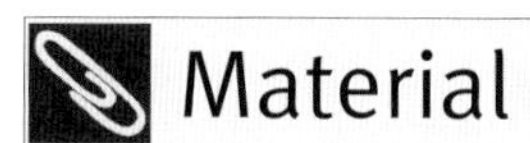

Material

- Gefüllte Nahrungsmittelpyramide.
- Folie pollenassoziierte Nahrungsmittel (Folie 5.2) ergänzt durch bunte aufgeklebte Punkte (orange: Birke, braun: Beifuß, blau: Gräser).
- Arbeitsblätter: Ernährung.

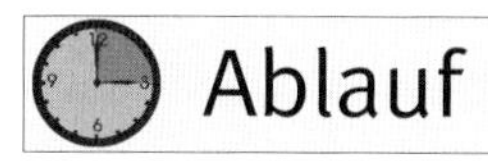

Ablauf

❶ "Für Vegetarier haben wir jetzt herausgefunden, wie sie sich auch ohne Fleisch und Fisch vollwertig ernähren können. Wie sieht es denn jetzt bei Nahrungsmittelunverträglichkeiten aus?" Aufgreifen von Beispielen von Nahrungsmittelunverträglichkeiten aus der Gruppe: die Gruppenmitglieder legen ihre unverträglichen Nahrungsmittel ausserhalb der Pyramide (falls keine bekannt, gezielt nach Pollenallergien und den relevanten Nahrungsmitteln fragen, ansonsten klassische Beispiele wie Zitrusfrüchte).

❷ Lebensmitteldreiecke aus der Pyramide, welche bunte Punkten aufweisen, werden in Gruppen an den Rand gelegt. Die Thematisierung der zugehörigen Allergie erfolgt anhand der Folie 5.2 (Folie 5.3: bei besonders pfiffigen Gruppen näheres Eingehen auf Pseudoallergie und pollenassoziierte Nahrungsmittelallergie).

❸ Erarbeiten von Alternativen für diese Lebensmittel (Anmerkung: beim Wegfallen ganzer Lebensmittelgruppen ist oftmals der Ersatz bestimmter Nährstoffe erforderlich (z.B. Calcium bei Milchallergie).

❹ Evtl. Thematisierung des Problems der Gewürze in Fertignahrungsmitteln. Dies ist ein Tabu für Personen mit Pseudoallergien und pollenassoziierten Nahrungsmittelallergien. Alternativen zu den Fertigprodukten nennen.

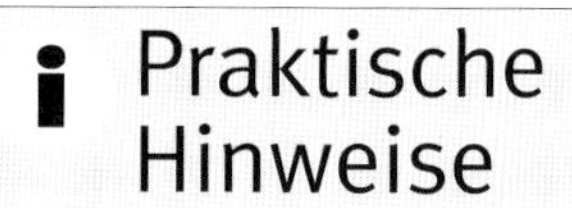

Praktische Hinweise

Für das Verdeutlichen der Problematik der Pseudoallergene und des Problems der Gewürze in Fertigprodukten sollte der Trainer eine kleine Sammlung von Verpackungen der Fertigprodukte anlegen. So können gemeinsam Hinweise auf mögliche Probleme in der Inhaltsangabe gesucht werden.

Diagnostik von Nahrungsmittelunverträglichkeiten

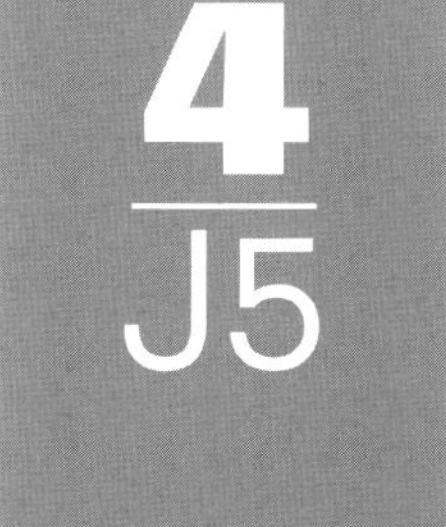

Jugend 5 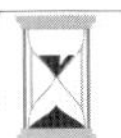 10 Minuten

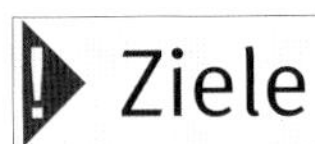

- Erfahren, welche diagnostischen Methoden sich bei Nahrungsmittelunverträglichkeiten eignen.
- Die Jugendlichen sollen erkennen, dass bei allen Unverträglichkeiten als diagnostisches Mittel Diäten mit nachfolgender Provokation die wichtigste Aussage treffen.

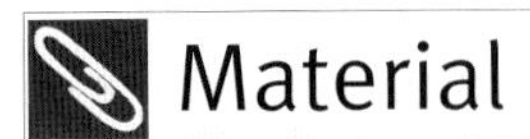

- Flipchart
- Folien 5.2, (eventuell 5.3)

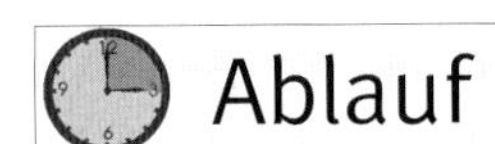

1. Zusammentragen bekannter Diagnosemethoden auf dem Flipchart (Prick, Bluttest, Diät, Provokation). Jugendliche tragen Erinnerungen an bereits durchgeführte Testverfahren zusammen. Erfahrungen aus der 2. Einheit werden aufgefrischt.
2. Bewertung der einzelnen diagnostischen Instrumente (Blut- und Hauttest nur Hinweise auf eine Sensibilisierung, Relevanz muss durch Diät und Provokation bewiesen werden).
3. Herausstellen, dass bei einer Pseudoallergie Blut- und Hauttests ohne Aussagekraft sind und daher die Diagnostik nur über eine Diät und eine Provokation läuft.

i Praktische Hinweise

Kann auch in die vorhergehenden Themenbereiche mit eingebaut werden. Pseudoallergien nur besprechen, wenn es in der Gruppe Thema ist.

Trainerinfo! – Gesunde Ernährung bei Neurodermitis

Anhand des Ernährungspyramide werden die Grundsätze einer gesunden (vollwertigen) Ernährung im Sinne der Deutschen Gesellschaft für Ernährung interaktiv mit den Jugendlichen erarbeitet. Mit Hilfe der Pyramide soll den Jugendlichen der Anteil einzelner Lebensmittelgruppen an der täglichen Ernährung veranschaulicht werden. Genauere, altersspezifische Angaben finden die Jugendlichen in ihrem Handout, sie sollen aber nicht Gegenstand der Schulung sein. Bei der allgemeinen Besprechung der Pyramide sollte auch auf vegetarische Ernährungsformen eingegangen werden. Dabei sollte herausgestellt werden, dass sich eine ovo-lactovegetabile Ernährung grundsätzlich vollwertig gestalten lässt, wenn die Nährstoffe, die durch Fleisch und Fisch abgedeckt werden, durch andere Lebensmittelgruppen ersetzt werden. In diesem Zusammenhang sollte primär auf Mineralstoffe und Spurenelemente und bei Fisch zusätzlich auf hochwertige Öle eingegangen werden, da die Eiweißdeckung bei einer ausreichenden Berücksichtigung der anderen Lebensmittelgruppen in der Regel kein Problem darstellt.
Eine rein vegane Ernährung ist dagegen nur bei einem fundierten Ernährungswissen als vollwertige Kostform durchführbar. Da ähnlich wie bei einer vegetarischen Ernährungsform bestimmte Lebensmittelgruppen nicht nur weggelassen werden dürfen, sondern ersetzt werden müssen, ist es auch bei einer Unverträglichkeit notwendig zu überprüfen, welche Nährstoffe dem Körper durch die Meidung verloren gehen und ob sie durch andere Lebensmittel ausreichend gedeckt sind. Anhand von Beispielen, die möglichst aus der Gruppe aufgenommen werden, soll deutlich gemacht werden, dass der Verzicht auf einzelne Lebensmittel wie z.B. bestimmte Obst- oder Gemüsesorten unproblematisch ist, da ausreichend Alternativen zur Verfügung stehen.
Falls die Teilnehmer trotz des Jugendlichenalters Grundnahrungsmittel wie z.B. Milch oder Weizen meiden, sollte geklärt werden, ob diese Maßnahme aufgrund einer zuverlässigen Diagnostik durchgeführt wird (wann ist die Relevanz zuletzt überprüft worden, durch welche Tests? etc.), und erläutert werden, dass diese Lebensmittel ersetzt werden müssen, da durch den Verzicht Lebensmittelgruppen wegfallen. Die Jugendlichen sollen erkennen, dass auch bei Nahrungsmittelallergie oder anderer Unverträglichkeit eine vollwertige Ernährung gesichert sein muss. Im Falle von Allergien auf Grundnahrungsmittel sollte auf eine erforderliche fundierte Ernährungsberatung hingewiesen werden.

Nahrungsmittelunverträglichkeitsreaktionen können zwar einen Einflussfaktor bei Neurodermitis darstellen, aber sie gehören nicht notwendigerweise zum Krankheitsbild. Trotzdem werden Nahrungsmittel sehr häufig für Hautverschlechterungen verantwortlich gemacht. Neben den Nahrungsmittelallergien gibt es auch noch pollenassoziierte Nahrungsmittelallergien, die im Kindesalter noch nicht so häufig sind, im Jugendlichenalter aber schon häufiger relevant sind, und nichtallergische Unverträglichkeiten (Pseudoallergien). Pollenassoziierte Nahrungsmittelallergien lassen sich dadurch erklären, dass der Körper bestimmte Strukturen von Pollenallergenen in den assoziierten Nahrungsmitteln wiedererkennt und es infolge dessen zu Kreuzreaktionen kommen kann. Meist stellen sich pollenassoziierte Nahrungsmittelallergien erst bei einer langjährig bestehenden Pollenallergie ein. Im Jugendlichenalter können sie dementsprechend bereits eine wichtige Rolle spielen. Pseudoallergien sehen zwar vom klinischen Erscheinungsbild wie Allergien aus, unterscheiden sich aber dadurch, dass sie nicht immunologisch vermittelt und stark dosisabhängig sind. Da bei der Pseudoallergie keine IgE-Antikörper an der Reaktion beteiligt sind, haben Haut- und Bluttests keine ausreichende Aussagekraft. Die einzige Möglichkeit, eine Pseuodallergie zu diagnostizieren, ist die Eliminationsdiät mit nachfolgender Provokation.

Um herauszufinden, ob eine Nahrungsmittelallergie vorliegt, kann es sehr hilfreich sein, über eine Zeit alle verzehrten Nahrungsmittel und den jeweiligen Hautzustand zu protokollieren (Symptomtagebuch).

Diäten spielen in der Diagnostik bei Verdacht auf Nahrungsmittelunverträglichkeiten eine wichtige Rolle. Als diagnostisches Instrument werden sie für einen begrenzten Zeitraum eingesetzt, um einen bestehenden Verdacht zu bestärken oder zu widerlegen. Die wichtigsten diagnostischen Diäten bei Verdacht auf eine Nahrungsmittelallergie sind die Eliminationsdiät, bei der verdächtige Lebensmittel gezielt gemieden werden, und die oligoallergene Basisdiät, bei der nur eine begrenzte Auswahl an wenig allergenen Nahrungsmitteln erlaubt ist. Beide Diätformen kommen in erster Linie im Kindesalter zum Einsatz. Bei Jugendlichen sind als diagnostische Diätformen eher die Diät ohne pollenassoziierte Nahrungsmittel und die pseudoallergenarme Diät von Bedeutung. Bezüglich pollenassoziierter Nahrungsmittelallergie sollte geklärt werden, ob die Teilnehmer unter Heuschnupfen leiden bzw. Sensibilisierungen auf Pollen aufweisen und anhand von Beispielen aus der Gruppe die pollenassoziierte Nahrungsmittelallergie erklärt werden. Liegt ein Verdacht auf Pseudoallergie vor (Reaktionen nach bunten Süßigkeiten, Tomate, Beerenfrüchten), kann über 4 Wochen eine pseudoallergenarme Diät durchgeführt werden. Diese meidet künstliche (Zusatzstoffe) und natürlich vorkommende (z.B. Tomate) Pseudoallergene.

Für alle diagnostischen Diäten gilt, dass eine Besserung unter Diät nicht allein aussagekräftig ist, sondern eine Provokation (möglichst doppelblind, placebokontrolliert) mit gemiedenen Nahrungsmitteln erfolgen muss. Erst die Provokation sichert das Bestehen einer Nahrungsmittelunverträglichkeit und berechtigt zur Durchführung einer individuell erstellten, vollwertigen therapeutischen Diät. Damit unter der therapeutischen Diät alle (auch versteckte) nachgewiesene Auslöser gemieden und – falls notwendig – ersetzt werden, muss eine fundierte Ernährungsberatung durch eine Ernährungsfachkraft erfolgen.

Pollenassoziierte Nahrungsmittelallergie

Birke	Haselnuss, Kern- und Steinobst, Karotte, Sellerie, evtl. Gewürze
Beifuß	Sellerie, Karotte, viele Kräuter und Gewürze, Tomate, Paprika
Gräser	heimische Getreide, Erdnuss, evtl. Soja

Dustri-Verlag Dr. Karl Feistle, Diätetik in der Allergologie, 2. Auflage, ISBN 978-387185-365-4

Pseudoallergenarme Diät

- keine Zusatzstoffe (Farbstoffe, Konservierungsstoffe, Geschmacksverstärker)
- keine Fertiggerichte und -speisen
- keine Tomaten, Paprika, Erbsen, Pilze, Spinat
- kein Obst und keine Obstprodukte
- keine Gewürze außer Salz und Schnittlauch
- keine Süßigkeiten

Dustri-Verlag Dr. Karl Feistle, Diätetik in der Allergologie, 2. Auflage, ISBN 978-387185-365-4

Grundsätzlich sollte die Ernährung der ganzen Familie eine vollwertig sein, d. h. die tägliche Ernährung sollte alle lebensnotwendigen Nährstoffe, Mineralstoffe und Vitamine, die der Körper zur Erhaltung der Gesundheit und Leistungsfähigkeit braucht, enthalten. Bei der Auswahl der richtigen Nahrungsmittel hilft die Ernährungspyramide.

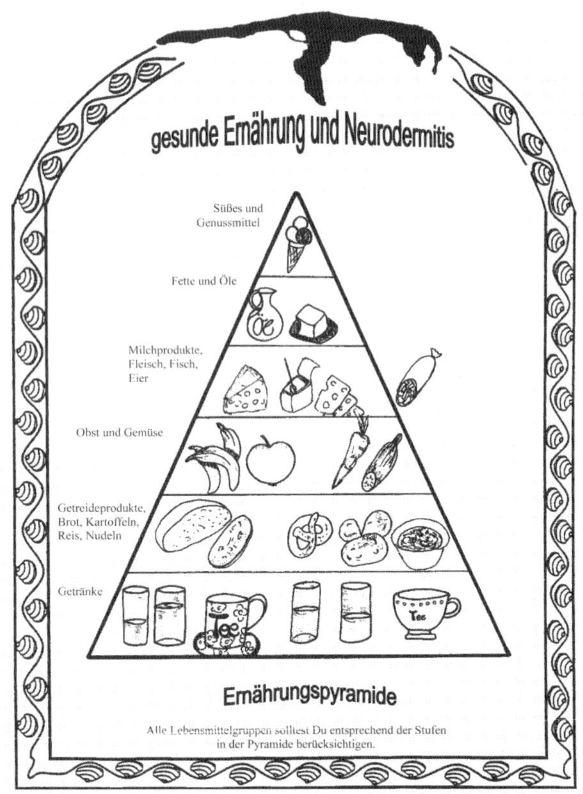

Alle Lebensmittelgruppen dieser Pyramide sollten gemäß ihrer "Stufen" berücksichtigt werden. Die folgende Tabelle aus der Broschüre Nr. 4 "Ernährung von Kindern und Jugendlichen – optimix" (2005, zu beziehen www.fke.de) hilft Dir eine Vorstellung zu bekommen, welche Mengen der einzelnen Lebensmittelgruppen bzw. Stufen nötig sind, damit Du Dich vollwertig ernährst.

Altersgemäße Lebensmittelverzehrmengen

Empfohlene Lebensmittel (80% der Gesamtenergiezufuhr)

Alter (Jahre)		10 – 12	13 – 14	15 – 18
reichlich				
Getränke	ml/Tag	1000	1200	1400
Brot,				
Getreide(-flocken)	g/Tag	250	280	300
Kartoffeln, Nudeln				
Reis, Getreide	g/Tag	180	200	250
Gemüse	g/Tag	230	250	300
Obst	g/Tag	230	250	300
mäßig				
Milch,*				
Milchprodukte	ml(g)/Tag	420	450	500
Fleisch, Wurst	g/Tag	80	90	90
Eier	Stück/Woche	2 – 3	3	3
Fisch	g/Woche	180	200	200
sparsam				
Margarine, Öl, Butter	g/Tag	30	30	35

*100 ml Milch entsprechen ca. 15g Schnittkäse oder 30 g Weichkäse

Geduldete Lebensmittel (20% der Gesamtenergiezufuhr)

Altersgruppe		Jugendliche
z.B.		
Kuchen, Süßigkeiten	g/Tag	< 80
Marmelade, Zucker	g/Tag	< 20

Verträgst Du bestimmte Lebensmittel nicht, müssen diese aus Deinem Speiseplan gestrichen werden. Allerdings sollte eindeutig bewiesen sein, dass Du die Lebensmittel wirklich nicht verträgst. Wie sich das beweisen lässt, hast Du in der Schulung erfahren. Du kannst es aber auch noch mal auf den nächsten Seiten nachlesen.

Handelt es sich um ein einzelnes Lebensmittel, wie z.B. die Kiwi, kannst Du dieses einfach weglassen, ohne dass Du Dir Sorgen darüber machen musst, ob Du Dich weiter vollwertig ernährst. Verträgst Du aber eine ganze Lebensmittelgruppe, wie z.B. Milch und Milchprodukte, nicht, fällt damit ein ganze "Stufe" der Lebensmittelpyramide heraus. Damit Du Dich trotzdem gesund und vollwertig ernähren kann, müssen die gemiedenen Lebensmittel ersetzt werden. Wie Du bestimmte Lebensmittel ersetzen kannst, solltest Du bei einem Termin mit einer allergologisch geschulten Ernährungsfachkraft besprechen.

Was heißt eigentlich Nahrungsmittelunverträglichkeit?

Nahrungsmittelunverträglichkeit ist der Oberbegriff für allergische und nichtallergische Reaktionen auf Nahrungsmittel

Nahrungsmittelunverträglichkeit

allergisch	nichtallergisch
Nahrungsmittelallergie	Pseudoallergie
pollenassoziierte Nahrungsmittelallergie	

- Nahrungsmittelallergie: Der Körper bildet Antikörper (IgE-Antikörper), die bestimmte Bestandteile (Proteine) von Nahrungsmitteln wiedererkennen. Dieser Vorgang wird Sensibilisierung genannt. Frühestens bei dem 2. Kontakt mit dem Nahrungsmittel, gegen das der Körper IgE-Antikörper produziert hat, ist eine Reaktion möglich. Nahrungsmittelallergien auf Grundnahrungsmittel wie Milch, Eier, Weizen etc. kommen vorwiegend bei Kindern, insbesondere bei Kleinkindern vor. Viele Nahrungsmittelallergien verschwinden bis zum Schulalter wieder. Erwachsene Patienten mit Neurodermitis leiden nur noch selten an einer Nahrungsmittelallergie auf Grundnahrungsmittel.
- Pollenassoziierte Nahrungsmittelallergie: Es besteht eine Übereinstimmung zwischen Pollen- und einigen Nahrungsmittelbestandteilen, so dass Pollenallergiker häufig auch bestimmte Nahrungsmittel nicht vertragen. In einem solchen Fall wird von einer pollenassoziierte Nahrungsmittelallergie gesprochen, da hier IgE-Antikörper, die gegen Pollen gebildet wurden, Reaktionen auf Nahrungsmittel hervorrufen. Bekannte Beispiele sind Birkenpollen und Apfel, Gräserpollen und Getreide, Kräuterpollen und Gewürze. Pollenassoziierte Nahrungsmittelallergien kommen vermehrt im Jugendlichenalter vor.
- Pseudoallergie: Die Pseudoallergie hat ihren Namen aufgrund der Tatsache, dass sie Allergien nachahmt aber keine IgE-Antikörper an der Reaktion beteiligt sind. Ursache pseudoallergischer Reaktionen können Zusatzstoffe wie Farb- und Konservierungsstoffe, Natriumglutamat, Aromen sein, wie sie inzwischen in vielen Nahrungsmitteln vorkommen, aber auch natürliche Lebensmittel wie z.B. die Tomate oder Beerenfrüchte. Eine Reaktion kann sich schon bei dem ersten Kontakt zeigen.

  Pseudoallergische Reaktionen sind im Kindesalter noch relativ selten, bei Jugendlichen können sie dagegen möglicherweise eine Rolle spielen.

Um herauszufinden, ob eine dieser Unverträglichkeitsreaktionen bei Dir eine Rolle spielt, ist es wichtig, über längere Zeit einmal zu beobachten, was Du isst und wie sich Deine Haut verhält. Bei dieser Beobachtung kann Dir ein Symptom-Tagebuch eine große Hilfe sein. Verdächtigst Du ein bestimmtes Nahrungsmittel, solltest Du überprüfen, ob Du immer eine Reaktion beobachtest, wenn Du das gleiche Nahrungsmittel isst. Deine Beobachtungen kannst Du dann mit Deinem Arzt besprechen. Er wird dann entscheiden, ob es für Dich sinnvoll wäre, einmal einen Diätversuch zu unternehmen.

Welche Diäten gibt es? Wie sehen sie aus? Wann werden sie eingesetzt?

Um herauszufinden, ob Du tatsächlich ein bestimmtes Nahrungsmittel nicht verträgst, gibt es verschiedene diagnostische Diäten, die über eine begrenzte Zeitdauer durchgeführt werden können. Bevor Du eine Diät ausprobierst, solltest Du aber immer mit Deinem Arzt sprechen, ob er das auch für notwendig hält.

Im Kindesalter, wenn Allergien auf Grundnahrungsmittel noch eine wichtige Rolle spielen, wird meist eine Eliminationsdiät oder eine oligoallergene Basisdiät durchgeführt. Diese Diätformen spielen bei Jugendlichen praktisch keine Rolle mehr. In Deinem Alter werden eher Diäten ohne pollenassoziierte Nahrungsmittel oder die sogenannte pseudoallergenarme Diät durchgeführt.
Wenn Du z.B. unter Heuschnupfen leidest, kann es sinnvoll sein, dass Du über eine bestimmte Zeit einmal alle Lebensmittel meidest, die mit diesen Pollen in Verbindung stehen könnten. Ist Dir dagegen aufgefallen, dass Du häufig nach Lebensmitteln mit Zusatzstoffen oder nach Tomate oder frischen Beerenfrüchten reagierst, kannst Du mit Deinem Arzt besprechen, ob es sinnvoll wäre, eine pseudoallergenarme Diät über 4 – 6 Wochen durchzuhalten. Diäten für "Neurodermitiker", wie sie manchmal in Zeitschriften stehen, solltest Du gar nicht erst ausprobieren. Es gibt keine Nahrungsmittel, die alle Neurodermitiker nicht vertragen. Andererseits können in solchen Diäten Nahrungsmittel enthalten sein, die Du nicht verträgst.

Verbessert sich Deine Haut in der Zeit der Diät, ist das ein Zeichen dafür, dass Du richtig mit Deinem Verdacht gelegen hast, dass Du bestimmte Nahrungsmittel nicht verträgst. Allerdings kann es Deiner Haut ja auch zufällig gerade besser gehen. Um ganz sicher zu sein, dass Dein Verdacht wirklich richtig ist, musst Du nach der Diät eine Provokation durchführen. Das folgende Fließschema verdeutlicht Dir noch mal den Ablauf:

Vorgehen bei Verdacht auf Nahrungsmittelallergie

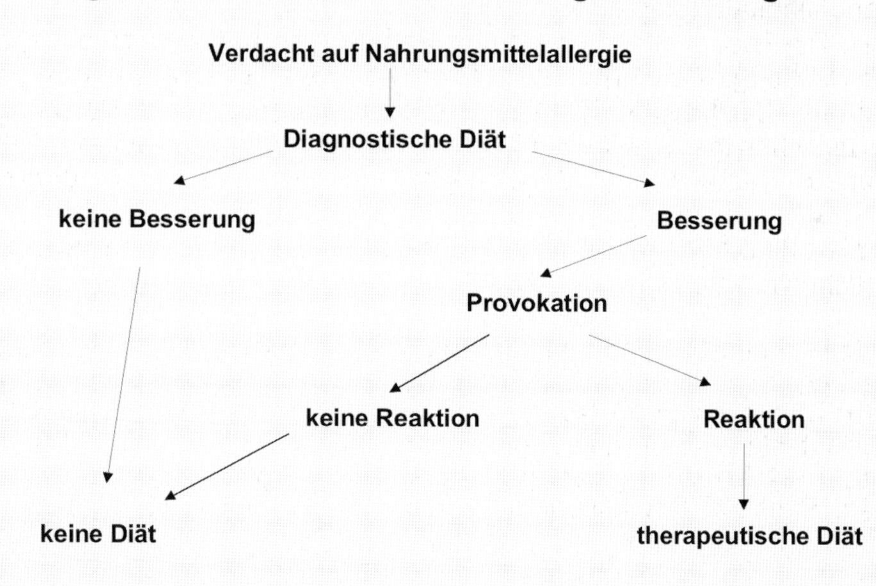

Haben sowohl die durchgeführte diagnostische Diät als auch die Provokation gezeigt, dass bei Dir eine Nahrungsmittelunverträglichkeit vorliegt, folgt eine therapeutische Diät. Alle Nahrungsmittel, die eine eindeutige Reaktion bei einer Provokation ausgelöst haben, dürfen von da ab nicht mehr gegessen werden. Eine Ernährungsfachkraft sollte mit Dir besprechen, was Du bedenken musst, damit Du nicht aus Versehen doch etwas isst, was Dir nicht bekommt. Außerdem kann Sie Dir sagen, ob Du als Ersatz irgend welche anderen Lebensmittel essen solltest, damit Du Dich weiter vollwertig ernähren kannst. Mit ihr kannst Du auch besprechen, wie lange es nötig ist, die therapeutische Diät einzuhalten.

Entspannungstraining in Form der Kurzentspannung

Jugend 5 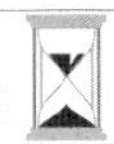 10 Minuten

(Kurzentspannungsformel nach Hampel, Petermann: Anti-Stress-Training für Kinder. Beltz, Psychologie Verlags Union-Verlag, Weinheim 1998)

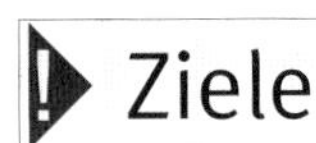

Kennenlernen einer Kurzentspannung, einfach, immer einsetzbar, ohne Hilfsmittel

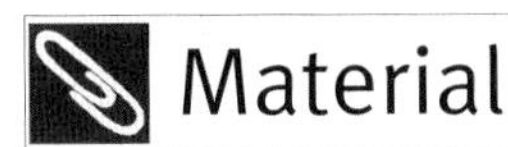

Arbeitsblatt mit der Kurzentspannungsformel

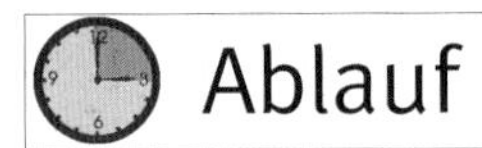

1. Die Gruppe setzt sich in den Kreis. Der Trainer gibt das Ziel der Übung bekannt. Ziel ist das Erfahren einer sehr einfachen Entspannungsform. Einsetzbar vor jeder Anspannungssituation, dem Referat in der Schule, einer medizinischen Untersuchung oder sportlichem Wettkampf.
2. Der Trainer fordert alle auf sich gemütlich hinzusetzen, die Augen zu schließen.
3. Es kommt die Anweisung zu folgen. Begonnen wird damit, die Fäuste einmal ganz fest zu ballen und dann locker zu lassen.
4. Der Trainer ließt die Entspannungsformel und alle führen diese einmal durch.
5. Anschließend einen kleinen Austausch über diese Form und ihre Wirkung anregen.
6. Die Jugendlichen werden aufgefordert, diese einfache Form der Entspannung noch einige Male in der folgenden Woche einzusetzen. Dies ist auch etwas, was sich im Wochenbogen wiederfinden kann (Was habe ich mir Gutes getan).

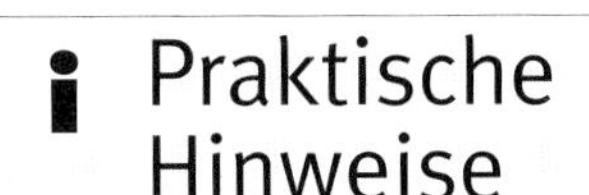

Ein Vergleich mit dem oft gesagten "... nun hol' erst mal tief Luft ..." in Stresssituationen ist hier hilfreich.
Die Zahlen hinter den einzelnen Zeilen geben eine Hilfestellung für den Trainer die Einhaltung der Pausen. Langsam bis zur Zahl gezählt ergibt sich die empfohlene Pausenlänge.

Trainerinfo! – Kurzformel der Entspannung

Lass deine Muskeln so locker wie möglich (5)

Konzentriere dich auf deinen Atem (2)

Achte darauf, wie die Luft ein- und ausströmt (11)

Atme tief ein und fülle die Lungen und halte nach dem Einatmen die Luft kurz an (2)

Lass nun die Luft wieder von selbst ausströmen (8)

Verfolge nun einfach das Ein- und Ausströmen deines Atmens (4)

Sprich innerlich einfach mit, wie du ein- und ausatmest (3)

Achte nur auf deine Worte "Ein" (2)

Und "Aus" (8)

(Kurzentspannungsformel nach: Hampel, Petermann: Anti-Stress-Training für Kinder. Beltz, Psychologie Verlags Union-Verlag, Weinheim 1998)

Ernährung und Stressbewältigung

Stresserleben und Stressbewältigung

Jugend 5 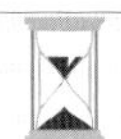 15 Minuten

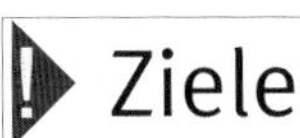

Ziele

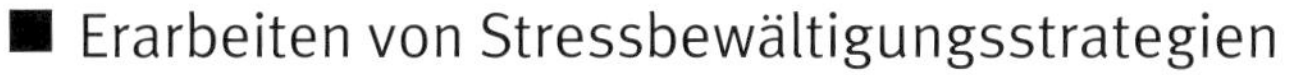

- Erarbeiten von Stressbewältigungsstrategien
- Sensibilisierung für die Bedeutung von Stress im Zusammenhang mit Neurodermitis

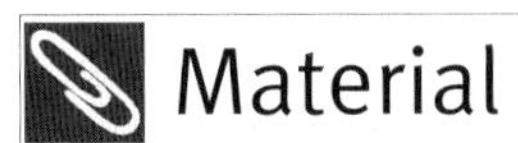

Material

- Kärtchen und Stifte, Flipchart oder Tafel
- Modell einer Waage aus Pappe für die Tafel oder Flipchart
- Kärtchen mit Gefühlen und Stressantworten

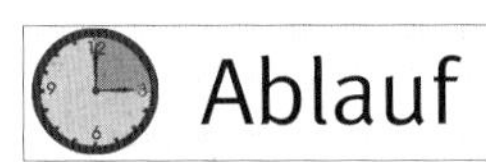

Ablauf

❶ Bedeutung des Stresses erkennen. Was versteht ihr unter Stress? Auf kleine Karten unterschiedliche Begriffe schreiben lassen, wie Zeitdruck, Streit, hohe Leistungen bringen müssen, Angst ... .

❷ Was ist Stress? Stress – ist Überforderung, Tafelbild Waage: Linke Waagschale: Stress-Aufgabe (Was stresst dich?) – Zeiger an der Waage in der Mitte gerät aus der Mitte, aus dem Gleichgewicht: Stress-Antwort (Was denkst und fühlst Du dabei? Körper) – Rechte Waagschale: Stress-Lösung (Was kannst du tun, um dich besser zu fühlen und den Stress zu lösen?) Wird von der Gruppe eine Stress-Lösung in die "Waagschale geworfen", gleicht sich die Waage wieder aus, der Zeiger rückt von der Stress-Antwort weg auf ein Wohlbefinden nach Lösung der Stress-Situation.

❸ An allgemeinen Beispielen unterschiedliches Erleben von Stress erkennen, Beispiel "vor Klasse Referat halten", "Was für den einen Stress bedeutet, ist für den anderen ein kleines Problem. Einer holt nur einmal tief Luft und springt über den Spalt, für den anderen ist es eine Riesenaufgabe."

❹ "Woran merkst du, dass du damit Stress hast?" Erläuterung der Stressantworten durch eine kleine Übung. Auf den Tisch werden kleine Kärtchen gelegt auf denen Gefühle und Stressantworten stehen, "ängstlich, zitterig , freudig, wütend, schlapp, angespannt, müde, verwirrt" u.s.w. Die Jugendlichen werden aufgefordert, jeder eine Karte zu ziehen, dem anderen nicht zu zeigen und in Pantomime mit Mimik und Gestik zu verdeutlichen. Die anderen müssen erraten, was für ein Begriff gemeint ist. Anhand dieser Übung kann man kurz erläutern, welche physischen Auswirkungen unsere Gefühle haben können und wie sichtbar sie werden können. (z.B. blass vor Schreck, rot vor Scham, grau vor Kummer ...) Welche Möglichkeiten gibt es Stress zu lösen? Am Beispiel Lösungsstrategien sammeln.

❺ Verdeutlichung des möglichen Zusammenhangs Stress und Neurodermitis, "Hat man Neurodermitis durch Stress?" Beispiele sammeln und Erfahrungen austauschen.

❻ Hat man auch Stress durch Neurodermitis? Beispiele sammeln und gemeinsam erarbeiten, welche Stressalternativen und Lösungsstrategien für schwierige Situationen möglich wären oder bereits eingesetzt wurden. Einige der genannten Situationen für die folgenden Rollenspiele nutzen.

i Praktische Hinweise

Quelle: Hampel, Petermann: Anti-Stress-Training für Kinder. Beltz, Psychologie Verlags Union-Verlag, Weinheim 1998)
Sollten keine stressigen Situationen ausgelöst durch Neurodermitis benannt werden können, oder Situationen die sich durch die ND verschärft haben, mit Beispielen helfen.

Trainerinfo! – Psychologischer Stress

"Psychologischer Stress bezieht sich auf eine Beziehung mit der Umwelt, die vom Individuum in Hinblick auf sein Wohlergehen als bedeutsam bewertet wird, aber zugleich Anforderungen an das Individuum stellt, die dessen Bewältigungsmöglichkeiten beanspruchen oder überfordern" [Lazerus und Folkman 1986].

Häufige allgemeine Stressoren:
- Schulische Situation
- Geschwisterkonflikte
- Familiäre Konflikte
- Streit mit Freunden

Spezifische Stresssoren bei einer Erkrankung an Neurodermitis:
- Juckreiz
- Stigmatisierung
- Auslöserkarenz
- Hautpflege
- Häufige Arztbesuche

Stress durch verstärkten Juckreiz bei: Langeweile, beim Einschlafen, beim Übergang zu einer ruhigen Tätigkeit (Lesen), in Wartesituationen, bei unterschwelligen Konflikten, bei starker mentaler Belastung – vgl. [Scheewe at al. 1997].

Übungen zur Stressbewältigung sind maßgebliche, präventive Maßnahmen für eine effektive Krankheitsbewältigung bei chronischen Erkrankungen. Vor allem das Bewusstmachen eines gezielten Einsatzes von "Stresspausen" ist bei Kindern und Jugendlichen oftmals notwendig.
In diesem Punkt wird im vorliegenden Training die Einheit Stressbewältigung, mit dem Schulungselement Wochenbogen "Was habe ich mir Gutes getan?" verknüpft.

wütend	ängstlich
müde	freudig
langweilig	nervös unruhig
Schmerz	gespannt

verwirrt	traurig
ratlos hilflos	trotzig bockig
entspannt	verträumt
zittrig	schlapp

Einsatz von Stressbewältigungsstrategien bei krankheitsbedingten Stresssituationen

Jugend 5 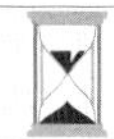 15 Minuten

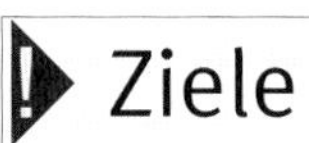

Ziele

- Entwicklung und aktive Übung von konstruktiven Bewältigungsstrategien, Modelllernen
- Steigerung der sozialen Fertigkeiten im Umgang mit der Erkrankung

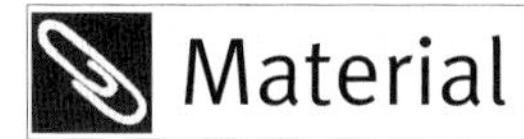

Material

- eventuell Verkleidungsmöglichkeiten
- Videokamera und Filmmaterial, Fernseher und Videoabspielgerät

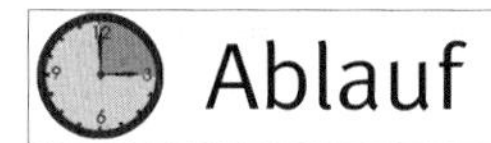

Ablauf

1. Rollenspiel "Stress lösen". Aus den genannten Stressituationen die heraussuchen, die viele aus der Gruppe betrafen oder über die es kontroverse Diskussionen gab.
2. Die Gruppe möglichst in Dreiergruppen teilen.
3. Jeder Gruppe wird eine Situation vorgeben. Ziel besprechen und eventuell Rollen verteilen, kann aber auch der Gruppe überlassen werden.

Beispiele:

1. Abkürzung über die Wiese, sonst kommen wir zu spät – Pollenallergie.
2. Neuer Freund/in holt dich ins Schwimmbad ab, weiß noch nichts von deiner Neurodermitis – Vermeidungsverhalten.
3. Die Verkäuferin im tollen Klamottenladen sagt dir, dass du den Pullover nicht anprobieren sollst, da du einen Ausschlag hast – Ausgrenzung erleben.
4. Deine Trainerin teilt dir mit, dass du mit der "ungepflegten" Haut ja wohl nicht beim nächsten Wettkampf mitmachen kannst – Ausgrenzung erleben.
5. Dein Englischlehrer macht dich nach einer schlechten Leistung an, dass du dich mal wieder richtig ausschlafen solltest, du hättest ja schon richtig Schatten unter den Augen – Dumme Sprüche.
6. Auf dem Geburtstag ist deine Großmutter wirklich beleidigt und böse auf dich, da du ihren gebackenen Kuchen nicht essen willst. Lebensmittelallergien.

❼ Deine Klasse plant eine Radtour zum See. Es soll dort ein Essen geben. Gerade wird Spaghetti mit Tomatensoße vorgeschlagen. Du bis allergisch auf Tomate – Lebensmittelallergien.

Vorbereitungszeit ca. 3 Minuten; auf Flur oder in einem anderen Raum gehen, dann spielen die Gruppen vor.
Besprechung und Wertung des Rollenspiels erfolgt gleich:
Wie habt ihr euch dabei gefühlt? Wer hat schon einmal ähnliches erlebt? Was kann euch in solchen Augenblicken hilfreich sein? Welche Möglichkeit gibt es noch?
Eventuell noch einmal die Situation verändert spielen. Weitere Themen als Teile der Einheit 6 ankündigen. Hierzu auch die Hausaufgabe geben.

i Praktische Hinweise

Es sollte darauf geachtet werden, dass viel mit Lob gearbeitet wird und Reaktionsweisen nicht zu stark bewertet werden, da dies Unsicherheit und Schuldgefühle hervorrufen kann.

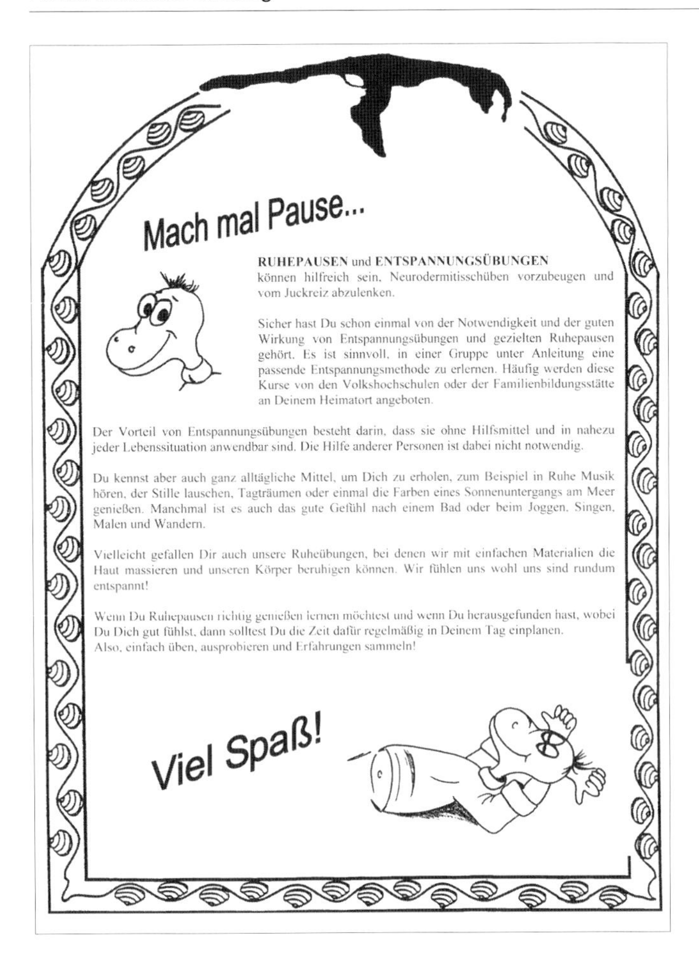

Mach mal Pause...

RUHEPAUSEN und **ENTSPANNUNGSÜBUNGEN** können hilfreich sein, Neurodermitisschüben vorzubeugen und vom Juckreiz abzulenken.

Sicher hast Du schon einmal von der Notwendigkeit und der guten Wirkung von Entspannungsübungen und gezielten Ruhepausen gehört. Es ist sinnvoll, in einer Gruppe unter Anleitung eine passende Entspannungsmethode zu erlernen. Häufig werden diese Kurse von den Volkshochschulen oder der Familienbildungsstätte an Deinem Heimatort angeboten.

Der Vorteil von Entspannungsübungen besteht darin, dass sie ohne Hilfsmittel und in nahezu jeder Lebenssituation anwendbar sind. Die Hilfe anderer Personen ist dabei nicht notwendig.

Du kennst aber auch ganz alltägliche Mittel, um Dich zu erholen, zum Beispiel in Ruhe Musik hören, der Stille lauschen, Tagträumen oder einmal die Farben eines Sonnenuntergangs am Meer genießen. Manchmal ist es auch das gute Gefühl nach einem Bad oder beim Joggen, Singen, Malen und Wandern.

Vielleicht gefallen Dir auch unsere Ruheübungen, bei denen wir mit einfachen Materialien die Haut massieren und unseren Körper beruhigen können. Wir fühlen uns wohl uns sind rundum entspannt!

Wenn Du Ruhepausen richtig genießen lernen möchtest und wenn Du herausgefunden hast, wobei Du Dich gut fühlst, dann solltest Du die Zeit dafür regelmäßig in Deinem Tag einplanen.
Also, einfach üben, ausprobieren und Erfahrungen sammeln!

Viel Spaß!

Mit freundlicher Genehmigung des Urban & Vogel Verlags, München, entnommen aus Scheewe S, Warschburger P, Clausen K, Skusa-Freeman B, Petermann F 1997 Neurodermitis-Verhaltenstraining für Kinder, Jugendliche und ihre Eltern

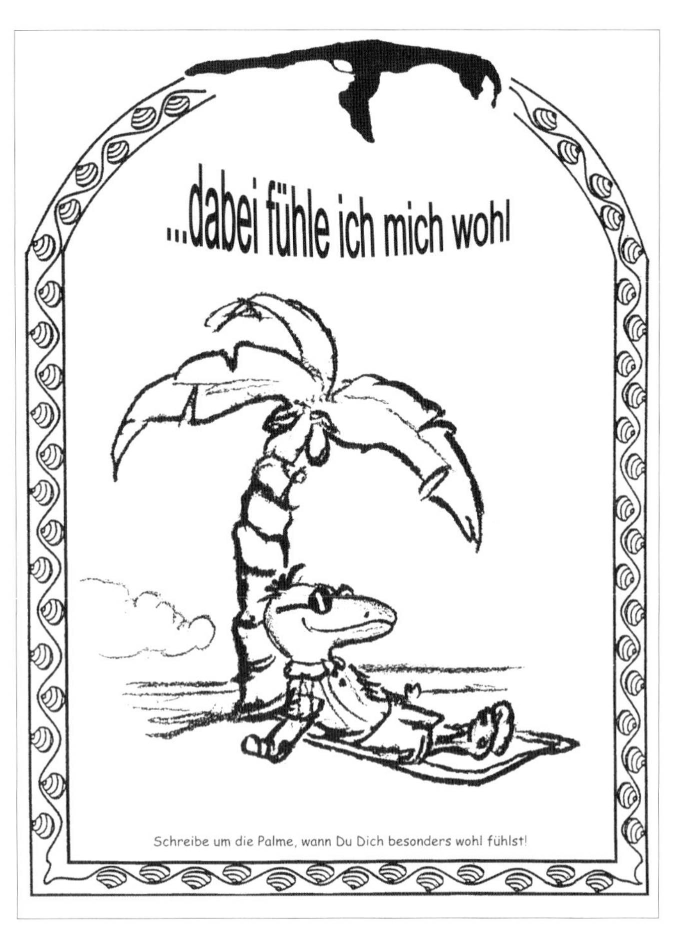

Mit freundlicher Genehmigung des Urban & Vogel Verlags, München, entnommen aus Scheewe S, Warschburger P, Clausen K, Skusa-Freeman B, Petermann F 1997 Neurodermitis-Verhaltenstraining für Kinder, Jugendliche und ihre Eltern

Wochenbögen, offene Fragen, Arbeitsaufträge für die letzte Einheit

Jugend 5 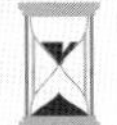 10 Minuten

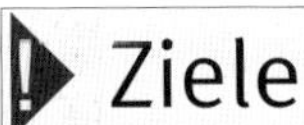

- Einsatz von Kratzalternativen
- Aktive Mitgestaltung der letzten Einheit
- Training der unterschiedlichen Entspannungsformen

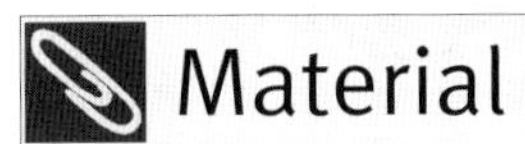

- Wochenbögen
- Arbeitsblatt "Palme" (Ruhepausen)

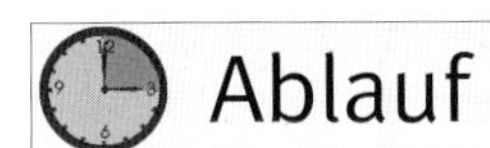

1. Ein letztes Mal wird der Wochenbogen verteilt. Mit jedem wird besprochen, wo seine besondere Aufmerksamkeit benötigt wird.
2. Jeder sucht sich eine kratzfreie Zone und eine Kratzalternative aus und trägt diese in den Bogen ein.
3. Besondere Aufmerksamkeit wird auf Aktivitäten zur Steigerung des eigenen Wohlbefindens besonders in Interaktion mit der Familie oder den Freunden gelegt. In der Gruppe wird überlegt, was diese Aktivitäten sein könnten (Kino, Gespräche, morgens gemeinsam Joggen oder zur Schule mit den Inlinern). Das Entspannungsarbeitsblatt "Palme" kann unterstützend genutzt werden.
4. Als andere Möglichkeit wird der Einsatz der erlernten Kurzentspannung empfohlen. Aufmerksamkeit der Teilnehmer soll darauf gelenkt werden, wann geeignete Zeitpunkte für diese Entspannungsform da sind. Vergleich der beiden Formen zur Entspannung, wird bei der Auswertung in Stunde 6 folgen.
5. Auf die Kleingruppen aus der Rollenspielsituation werden vorbereitend Themen verteilt, für die in der Folgeeinheit noch einmal in Form von Rollenspielen Lösungen erarbeitet werden.

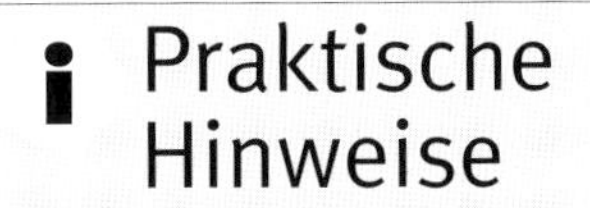

Die Themen für die Kleingruppen sollten von den Jugendlichen kurz notiert werden. Da sie sich in der Woche wahrscheinlich nicht sehen, muss mit unterschiedlichen Lösungen für ein Thema gerechnet werden.

Berufswahl und Alltagstransfer
Gliederung

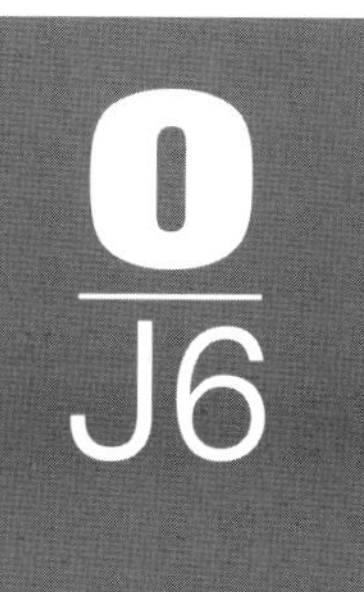

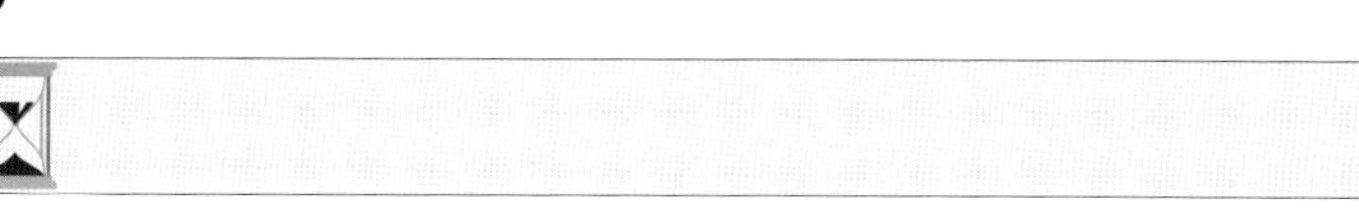

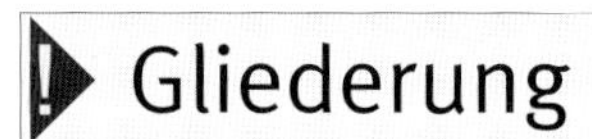

❶ Stundeneinführung, Auswertung der Wochenbögen, Trainingspässe
❷ Offene Themen, Fragen der Teilnehmer, z.B. Urlaub, Kosmetik, Hobbys, Sexualität, Umgang mit schwierigen Situationen
❸ Berufswahl und Beratung
❹ Alltagstransfer der Schulungsinhalte
❺ Reflexion der Schulung

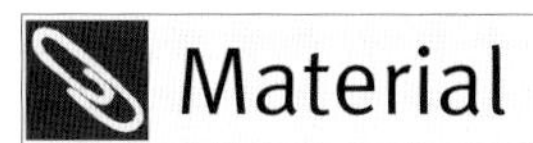

- Farbige Stifte, leeres Papier
- Blanko-Wochenbögen für alle Teilnehmer
- Utensilien für Rollenspiele
- Videokamera, TV-Abspielgerät
- Matten
- Kassettenrekorder, Entspannungsmusik
- Briefpapier und Kuvert

Stundeneinführung, Auswertung der Wochenbögen, Trainingspässe, Transfer in den Alltag

Jugend 6 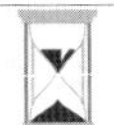 10 Minuten

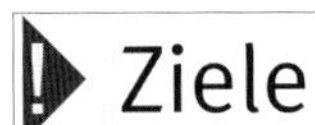

- Einsatz von Kratzalternativen
- Entspannung als Kraftressource für die Alltagsbewältigung erkennen
- Förderung der Genussfähigkeit

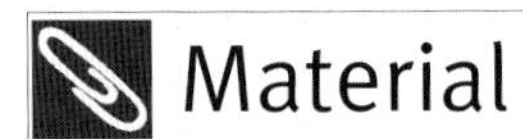

- ausgefüllte Wochenbögen
- Arbeitsblatt “Palme” zu Ruhepausen

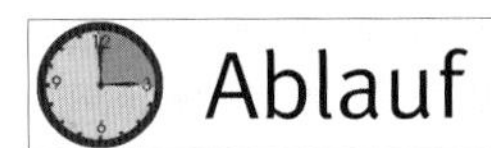

1. Begonnen wird mit Auswertung des Bogens und der Austausch der Teilnehmer wird angeregt.
2. Es wird auf Zusammenhänge zwischen dem Hautzustand und der emotionalen Befindlichkeit hingewiesen.
3. Besondere Wertung bei Nennung von Aktivitäten zur Steigerung des eigenen Wohlbefindens, besonders in Interaktion mit der Familie oder den Freunden, sowie beim Einsatz der Kurzentspannung. Die Ideen vom Arbeitsblatt zu den Ruhepausen werden der Reihe nach genannt.
4. Die gemachten Erfahrungen werden ausgetauscht. Wann ist die Kurzentspannung sinnvoller? Was ist das besonders Gute an den Aktionen mit Freunden und Familie. Die sinnvolle Nutzung der Unterstützung der Familie und des Freundeskreises zum Wohlbefinden und zum verbesserten Umgang mit der Erkrankung herausarbeiten.
5. Wer weiter mit den Bogen arbeiten möchte, bekommt noch ein Blankoexemplar zum kopieren.

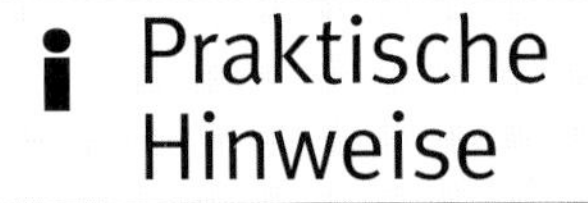

Bei der Nennung von möglichen Wohlfühlaktivitäten ist auch das Genießen einer Tasse Kaffee in Ruhe nicht banal! Keine Wertung, besonders Abwertung zulassen.

Offene Themen, Fragen der Teilnehmer, z. B. Urlaub, Kosmetik, Hobbys, Sexualität, Umgang mit schwierigen Situationen

Jugend 6 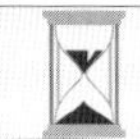 30 Minuten (Tausch geg. anderes Rollenspiel)

Umgang mit Stigmatisierung und Ausgrenzungsversuchen

Ziele

- Steigerung der sozialen Fertigkeiten im Umgang mit der Erkrankung
- Modellernen
- Entwicklung von Handlungsstrategien für die Alltagsbewältigung

Material

- großer Raum für Jugendliche, Bühne
- evtl. Verkleidungsmaterial, Requisiten
- Videokamera und Filmmaterial, Fernseher und Videoabspielgerät

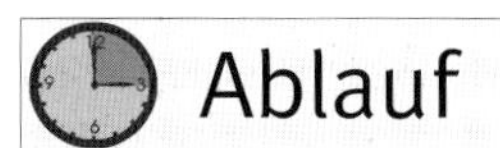

Ablauf

❶ Durch praktische Umsetzung von Problemthemen der Teilnehmer wird die Krankheitsbewältigung gefördert. In der letzten Einheit wurden einige Problemsituationen thematisiert. Dort war auch eine Auswahl an oft genannten Problemsituationen und Stressauslösern genannt. Die Jugendlichen hatten als Arbeitsauftrag, sich mit ausgewählten Themen zu befassen. Diese können jetzt diskutiert werden und in kleinen Rollenspielen umgesetzt werden. Weitere Themen sind:

❷ Rollenspielbeispiel: dumme Sprüche, anderen die Krankheit erklären.

❸ Es wird kurz eine Situation vorgeben. "Schulhof, Du musst an Typen vorbei, die Dich ständig hänseln! Was kannst Du tun?" Die Gruppe aufteilen in Pöbel, Betroffener (einzeln) und Freunde, die abseits auf den Schulhof stehen. Ziel ist es jetzt, dass der Betroffene die Unterstützung der Freunde als hilfreich erleben soll. Das bewusste Einsetzen des Umfeldes, um Alltagssituationen und auch Stresssituationen besser lösen zu können, war auch Thema im Wochenbogen. Wie wichtig sind Freunde?

❹ Betroffener erläutert: Was ist ND, woher kommt dies ..., die Freunde unterstützen ihn und schaffen Verständnis oder zumindest Akzeptanz. Auch die Betroffenen vorbereiten und Akzeptanz für Fragen und Blicke schaffen. Es ist wichtig auf Fragen vorbereitet zu sein, wenn andere kucken, ist es normal.

❺ Die Wissensfestigung zu Neurodermitis wird in Verbindung mit Auswertung zum Rollenspiel gefördert. Die Frage: Was ist für andere zu diesem Thema wichtig? wird geklärt.

Praktische Hinweise

Die Videokamera ist bei der Auswertung sehr hilfreich. Auch Randerscheinungen, wie das unbemerkte Kratzen eines "Schauspielers", können so gesehen und besprochen werden, um die Selbstwahrnehmung zu schärfen.

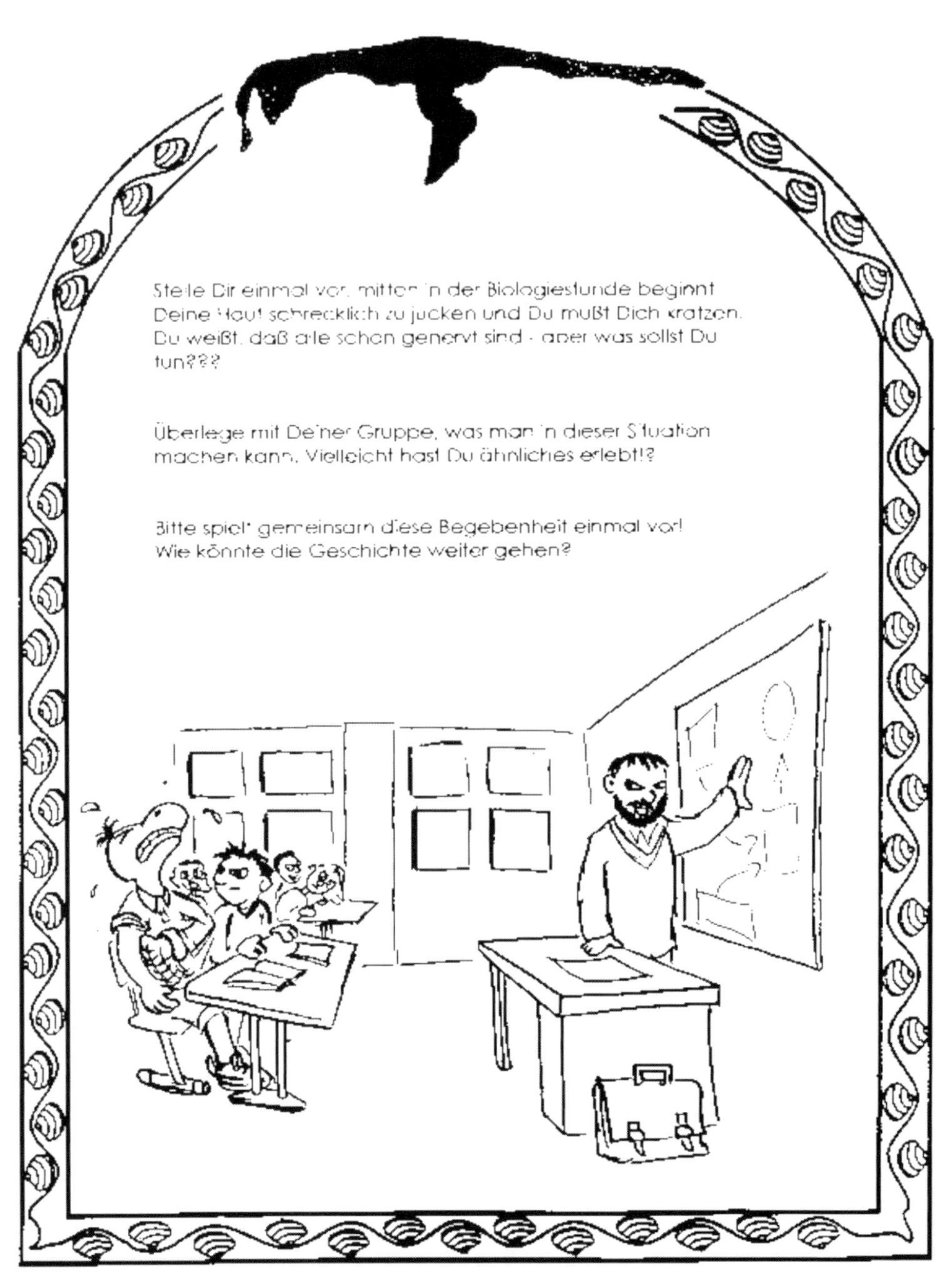
Stelle Dir einmal vor, mitten in der Biologiestunde beginnt Deine Haut schrecklich zu jucken und Du mußt Dich kratzen. Du weißt, daß alle schon genervt sind - aber was sollst Du tun???
Überlege mit Deiner Gruppe, was man in dieser Situation machen kann. Vielleicht hast Du ähnliches erlebt!?
Bitte spielt gemeinsam diese Begebenheit einmal vor! Wie könnte die Geschichte weiter gehen?

Mit freundlicher Genehmigung des Urban & Vogel Verlags, München, entnommen aus Scheewe S, Warschburger P, Clausen K,Skusa-Freeman B, Petermann F 1997 Neurodermitis-Verhaltenstraining für Kinder, Jugendliche und ihre Eltern

Übertragung der sozialen Kompetenz in den Alltag

Jugend 6 ⌛ 30 Minuten (Tausch geg. anderes Rollenspiel)

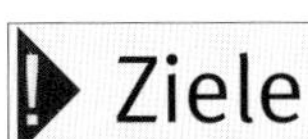

Festigung der Kompetenzen und Übertragung in den Alltag
Sicherheit im Umgang mit der Erkrankung erhalten

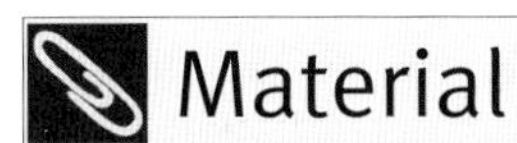

- großer Raum für Jugendliche, Bühne
- evtl. Verkleidungsmaterial, Requisiten
- Mikrofon, Videokamera

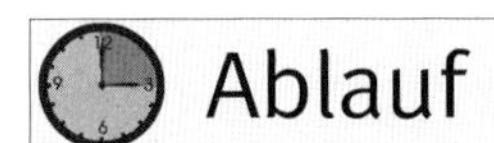

1. Der Trainer besprechen eine Alltagssituation, die sich aus dem Verlauf der Schulung als problematisch erwiesen hat, z.B. Disco-Besuch.
2. Die Planung des Rollenspiels wird besprochen und die Rollen verteilt. Die Bühne wird eingerichtet.
3. Der Trainer übernimmt Spielleitung, evtl. wird Spiel mit Video aufgenommen.
4. Nach Spielende besprechen alle gemeinsam das Rollenspiel. Was ist gut gelaufen? Was hätte anders gespielt werden können? Wie haben sich die einzelnen in ihren Rollen gefühlt? Evtl. kann ein 2. Rollenspiel mit anderen Lösungsmöglichkeiten durchgeführt werden, bzw. ein Feedback über Video erfolgen.

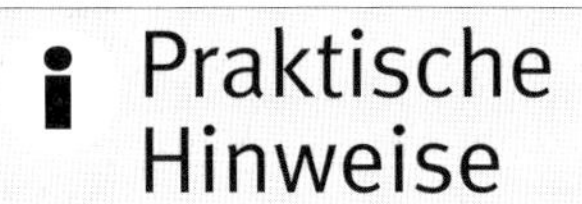

Mit den Jugendlichen sollten relevante Alltagssituationen für die Auswahl des Rollenspiels besprochen werden. Es kann leicht zu emotionalen Situationen kommen, wobei Ärger, Enttäuschung und das Gefühl der Peinlichkeit auftreten können. Deshalb sind positive Lösungsmöglichkeiten sehr wichtig.

Rollenspiel, Thema Ernährung

Jugend 6 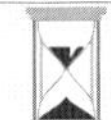 30 Minuten (Tausch geg. anderes Rollenspiel)

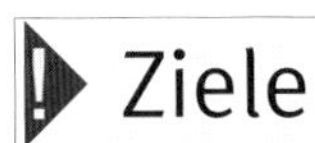

Ziele

- Steigerung der sozialen Fertigkeiten im Umgang mit der Einschränkung durch Nahrungsmittelallergien
- Entwicklung von Handlungsstrategien für die Alltagsbewältigung

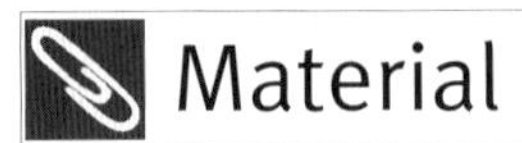

Material

- großer Raum für Jugendliche, Bühne
- evtl. Verkleidungsmaterial, Requisiten
- Videokamera und Filmmaterial, Fernseher und Videoabspielgerät

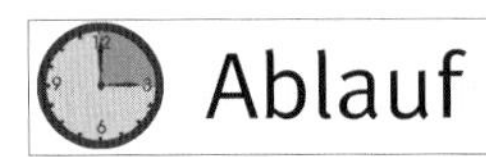

Ablauf

❶ Die Vorbesprechung zum Rollenspiel und Zielorientierung wie in den vorherigen Rollenspielen beschrieben.

❷ Ein Jugendlicher ist zur Geburtstagsparty eingeladen und kann nicht mitessen. Er muss selber erklären, warum er etwas nicht essen darf und was nicht. (Personen im Rollenspiel: Elternteil des Geburtstagskindes, eingeladene Jugendliche). Problemstellung: Jugendlicher muss der einladenden Mutter erklären, dass er bestimmte Dinge nicht essen darf und warum nicht. Nachfragen der Mutter über Erkrankung, Entsetzen über Hautzustand, müssen beantwortet werden. Andere Geburtstagsgäste reagieren unterschiedlich (z.B. "die macht sich wieder wichtig", "soll doch jeder selbst entscheiden, was er essen mag", so ein bisschen wird doch nicht gleich schaden", "das verstehe ich gut", "ist schon blöd, wenn man immer aufpassen muss, was man isst"). Das Thema, anderen die Krankheit erklären wird hierbei wiederholt.

❸ Die Wissensfestigung zu Neurodermitis wird in Verbindung mit Auswertung zum Rollenspiel gefördert. Die Frage: Was ist für andere zu diesem Thema wichtig? wird geklärt.

❹ Auswertung des Rollenspiels erfolgt mit dem Video.

❺ Andere Beispiele wären: Unverständnis und Uneinsichtigkeit im Verwandtenkreis ("wird schon nicht so schlimm sein, wenn Patient mal ein Stück isst").

❻ Besuch bei Mc Donalds, Burger werden nicht vertragen.

Praktische Hinweise

Die Videokamera ist bei der Auswertung sehr hilfreich. Auch Randerscheinungen wie das unbemerkte Kratzen eines "Schauspielers", können so gesehen und besprochen werden, um die Selbstwahrnehmung zu schärfen.

Beruf und Neurodermitis

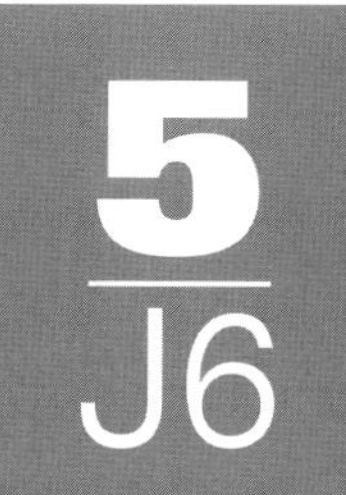

Jugend 6 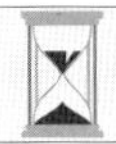 30 Minuten

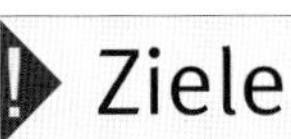

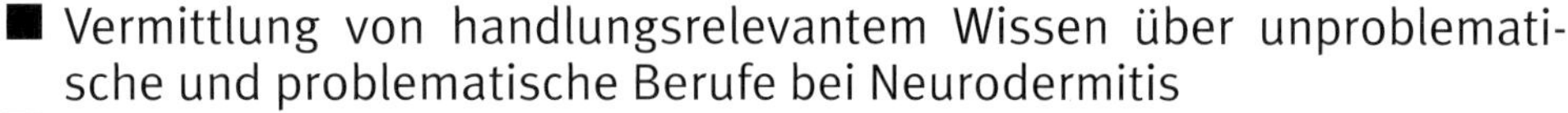

Ziele

- Vermittlung von handlungsrelevantem Wissen über unproblematische und problematische Berufe bei Neurodermitis
- Verbesserung der sozialen Kompetenz

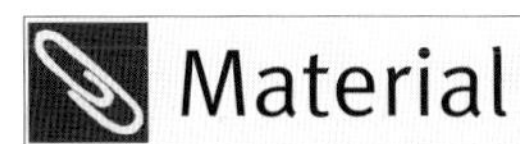

Material

Flipchart, Stift, Papier

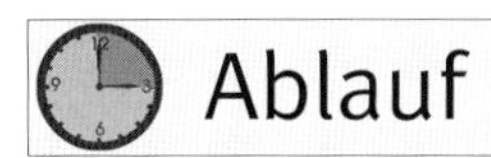

Ablauf

❶ An der Flipchart werden mögliche Problemaspekte zwischen Neurodermitis und Berufsalltag mit der Gruppe entwickelt. Dabei sollten sinngemäß folgende Aspekte berücksichtigt werden: Hautreizung (Zwang zum Umgang mit hautaggressiven Berufsstoffen, Feuchtberufe, Zwang zum dauernden Schutzhandschuh-Tragen) – Erhöhte Belastung von Inhalationsallergenen (Bäcker, Tierpfleger, ...) – Kontaktallergie.

❷ Tafelbild mit drei Spalten anlegen. In den Spalten werden Berufe in die Kategorien – hautfreundlich – zeitweilig problematisch – problematisch – eingeteilt.

❸ Jetzt kann die Einheit genutzt werden, um im Gruppengespräch zu wiederholen, wie man sich bei vorhersehbarer Hautreizung schützen kann (ungepuderte (!) Schutzhandschuhe, Hautschutzsalben). Der Trainer sollte die Möglichkeit einer tätigkeitsgeprüften Hautschutzplanes (TGH) erläutern.

Rollenspiel: Anschließend sollte eine Übung – Situation des Vorstellungsgesprächs oder der Berufsberatung bei der Agentur für Arbeit – folgen. In der Vorbereitung wird besprochen, welche Informationen ein Berufsberater bei der Agentur für Arbeit benötigt, um gut beraten zu können. Auf die Sonderberater für Behinderte bei der Agentur für Arbeit wird hingewiesen. Bei der Planung eines nachgestellten Vorstellungsgesprächs, sollte es auch um das nötige Maß an Information gehen. Hierbei sollte besonders darauf geachtet werden, dass die Jugendlichen klar zur Erkrankung Stellung beziehen, doch deutlich herausstellen, dass sie dadurch keine bzw. wenig Einschränkung ihrer Leistungsfähigkeit erleben und ihre Stärken betonen. Die Rollen werden eingeteilt und kurz die Situation nachgespielt. Anschließend im Gespräch auswerten. "War die Information für dich als Berater eindeutig? Was denkst du als Firmenchef von deinem Bewerber? Welche Frage hätte wohl da kommen können? Wie hättest du reagiert? Was hätten die anderen noch hinzuzufügen?"

Praktische Hinweise

Jugendliche, die sich bereits in der Berufsausbildung befinden und ggf durch die Einheit verunsichert sind, sollten ausdrücklich auf die Möglichkeit einer Einzelberatung (ärztlich/Agentur für Arbeit, ggf. Berufsgenossenschaft) hingewiesen werden.

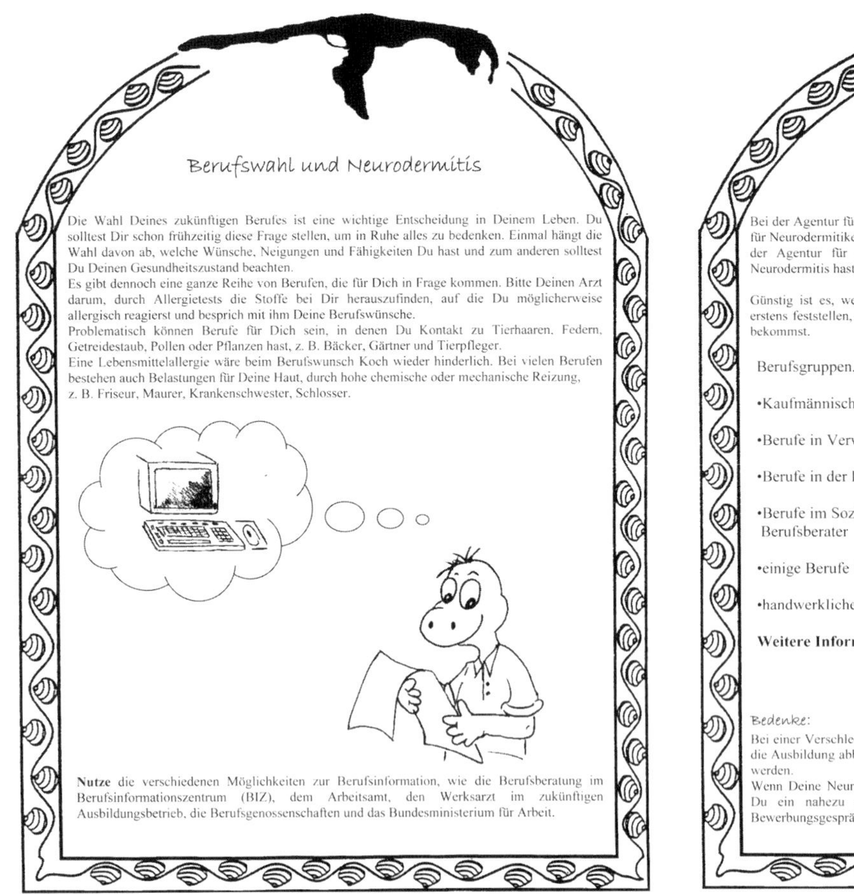

Berufswahl und Neurodermitis

Die Wahl Deines zukünftigen Berufes ist eine wichtige Entscheidung in Deinem Leben. Du solltest Dir schon frühzeitig diese Frage stellen, um in Ruhe alles zu bedenken. Einmal hängt die Wahl davon ab, welche Wünsche, Neigungen und Fähigkeiten Du hast und zum anderen solltest Du Deinen Gesundheitszustand beachten.
Es gibt dennoch eine ganze Reihe von Berufen, die für Dich in Frage kommen. Bitte Deinen Arzt darum, durch Allergietests die Stoffe bei Dir herauszufinden, auf die Du möglicherweise allergisch reagierst und besprich mit ihm Deine Berufswünsche.
Problematisch können Berufe für Dich sein, in denen Du Kontakt zu Tierhaaren, Federn, Getreidestaub, Pollen oder Pflanzen hast, z. B. Bäcker, Gärtner und Tierpfleger.
Eine Lebensmittelallergie wäre beim Berufswunsch Koch wieder hinderlich. Bei vielen Berufen bestehen auch Belastungen für Deine Haut, durch hohe chemische oder mechanische Reizung, z. B. Friseur, Maurer, Krankenschwester, Schlosser.

Nutze die verschiedenen Möglichkeiten zur Berufsinformation, wie die Berufsberatung im Berufsinformationszentrum (BIZ), dem Arbeitsamt, den Werksarzt im zukünftigen Ausbildungsbetrieb, die Berufsgenossenschaften und das Bundesministerium für Arbeit.

Mit freundlicher Genehmigung des Urban & Vogel Verlag, München, entnommen aus Scheewe S, Warschburger P, Clausen K, Skusa-Freeman B, Petermann F 1997 Neurodermitis-Verhaltenstraining für Kinder, Jugendliche und ihre Eltern

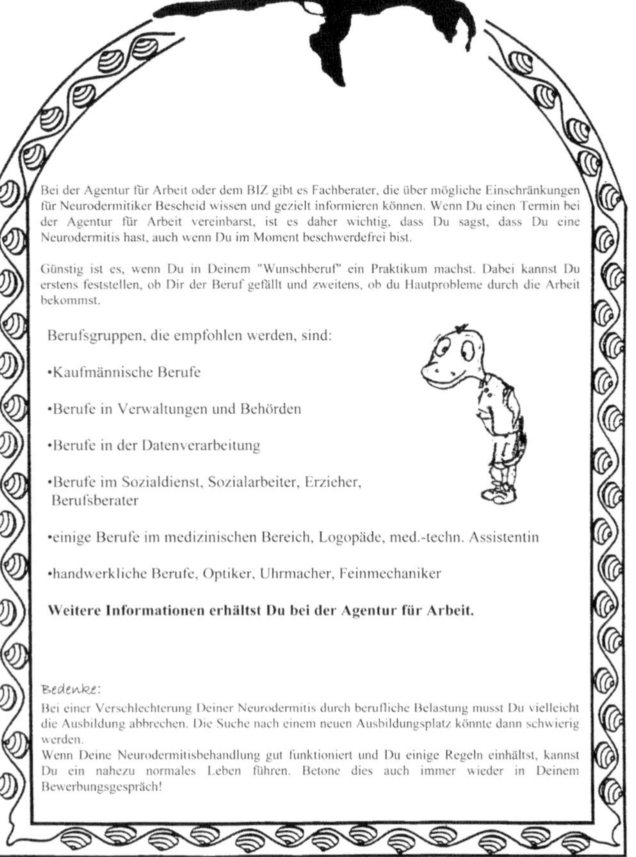

Bei der Agentur für Arbeit oder dem BIZ gibt es Fachberater, die über mögliche Einschränkungen für Neurodermitiker Bescheid wissen und gezielt informieren können. Wenn Du einen Termin bei der Agentur für Arbeit vereinbarst, ist es daher wichtig, dass Du sagst, dass Du eine Neurodermitis hast, auch wenn Du im Moment beschwerdefrei bist.

Günstig ist es, wenn Du in Deinem "Wunschberuf" ein Praktikum machst. Dabei kannst Du erstens feststellen, ob Dir der Beruf gefällt und zweitens, ob du Hautprobleme durch die Arbeit bekommst.

Berufsgruppen, die empfohlen werden, sind:

- Kaufmännische Berufe
- Berufe in Verwaltungen und Behörden
- Berufe in der Datenverarbeitung
- Berufe im Sozialdienst, Sozialarbeiter, Erzieher, Berufsberater
- einige Berufe im medizinischen Bereich, Logopäde, med.-techn. Assistentin
- handwerkliche Berufe, Optiker, Uhrmacher, Feinmechaniker

Weitere Informationen erhältst Du bei der Agentur für Arbeit.

Bedenke:

Bei einer Verschlechterung Deiner Neurodermitis durch berufliche Belastung musst Du vielleicht die Ausbildung abbrechen. Die Suche nach einem neuen Ausbildungsplatz könnte dann schwierig werden.
Wenn Deine Neurodermitisbehandlung gut funktioniert und Du einige Regeln einhältst, kannst Du ein nahezu normales Leben führen. Betone dies auch immer wieder in Deinem Bewerbungsgespräch!

Mit freundlicher Genehmigung des Urban & Vogel Verlag, München, entnommen aus Scheewe S, Warschburger P, Clausen K, Skusa-Freeman B, Petermann F 1997 Neurodermitis-Verhaltenstraining für Kinder, Jugendliche und ihre Eltern

Berufswahl und Alltagstransfer

Abschluss mit Kurzentspannung, Transfer in den Alltag

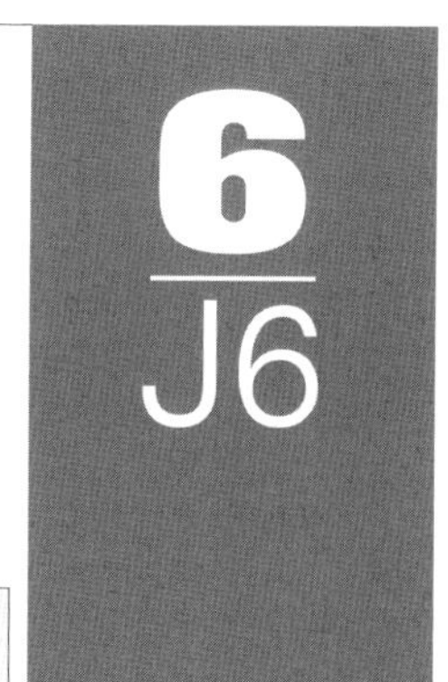

Jugend 6 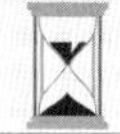 15 Minuten

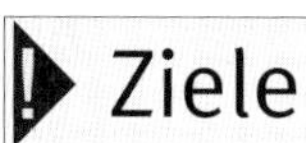

Ziele

- Entspannungsübung als angenehm erleben
- Reflexion der Schulung unter dem Aspekt des Transfers in den Alltag

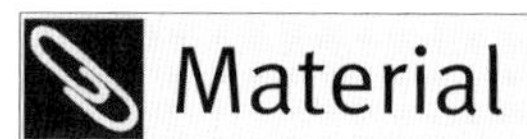

Material

- evtl. Kassettenrekorder und passende Musik
- Matten
- Trainerinfo
- Karten der ersten Stunde (Erwartungen der Teilnehmer)

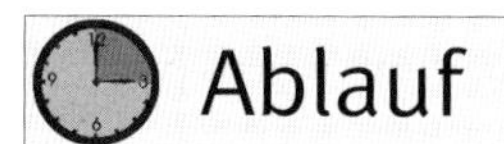

Ablauf

1. Die Jugendlichen verteilen die Matten im Raum, so dass jeder gut liegen kann.
2. Am besten die Rückenlage wählen, die Augen schließen und nachspüren, ob man gut liegt. Sonst zurecht ruckeln. Arme, Beine, Bauch alles fest anspannen, halten und dann ganz locker lassen. Alles ist ruhig. Kurzentspannung üben.
3. Nach der Übung wird mit den Jugendlichen besprochen, wie sie in Zukunft mit dem Thema Pausen und Entspannung umgehen wollen. Eventuell können Hinweise auf Kurse, Bücher und Kassetten zum Thema gegeben werden.
4. Der Trainer bringt die Karteikarten der ersten Einheit mit und hängt sie im Raum auf. Es kann sich nun jeder die von ihm beschriebenen Karten von der Flipchart nehmen und reihum werden die Teilnehmer gefragt, wieweit sie Antworten auf ihre Fragen bekamen, wieweit Erwartungen erfüllt sind und was noch zu klären bleibt (z.B. mit dem Arzt zuhause oder im Abschlussgespräch).

Praktische Hinweise

Praktische Hinweise: Zum Abschluss erhalten die Jugendlichen eine kleine Anerkennung, die ortstypisch gestaltet sein könnte oder mit der Schulung zu tun hat, beispielsweise kühlender Stein (aus dem Meer oder Bergbach ...).

Trainerinfo! – Entspannungsgeschichte / Phantasiegeschichte

Abgewandelt nach einer Geschichte von John Stevens [Stevens J.: Die Kunst der Wahrnehmung. Chr. Kaiser Verlag, München 1975; 166-168]:

Stell Dir vor, du gehst am frühen Morgen durch ein Tal. Im Hintergrund siehst Du die Berge, neben Dir plätschert ein Bach. Noch liegt der Frühnebel über den Wiesen, aber langsam kannst Du die Kraft der Sonne schon spüren und Du schreitest zügig voran. Immer weiter, den Weg auf die Berge zu! – Pause – Wie ist der Weg? Was hörst Du? Was siehst Du? – Pause – Langsam geht es immer steiler bergauf. Du folgst dem Tal, der Weg wird steiniger. Noch spendet der Wald kühlenden Schatten – Pause – dann wird die Vegetation immer spärlicher. Nur noch Krüppelkiefern und Felsen. Es ist anstrengend den Weg zu gehen, doch der Blick ins Tal ist faszinierend und der Gipfel Dein Ziel – Pause – Schau Dich um, was siehst Du um Dich herum? – Pause – Wie fühlst Du Dich, während Du so bergan steigst? – Pause – Der Bergpfad wird immer schmäler, weit kann es nicht mehr sein. Noch ein letzter Anstieg und Du siehst den Gipfel.

Auf einer Plattform erkennst Du eine große Steinpyramide. Neugierig ersteigst Du die letzten Meter – Pause – Du weißt, in dieser Pyramide wohnt ein sehr weiser Mann, der Dir auf jede Frage antworten kann. Vorsichtig umrundest Du die Pyramide und trittst ein. Noch geblendet vom hellen Sonnenlicht, kannst Du kaum etwas erkennen – Pause – In der Höhle brennt ein kleines Holzfeuer, und Du kannst im Schein der tanzenden Flamme den stillen, weisen Mann undeutlich erkennen. Lege etwas Holz nach und setze Dich still hin – Pause – Das Feuer brennt heller und nun kannst Du den Mann deutlich sehen. Lass dir Zeit, ihn wirklich wahrzunehmen; seine Kleider, seine Gestalt, sein Gesicht, seine Augen. Richte eine Frage an ihn, die Dir wichtig ist.

Und während Du sprichst, gib acht, wie der Weise auf das reagiert, was Du sagst. Vielleicht antwortet er mit einer Bewegung oder mit seinem Gesichtsausdruck, vielleicht spricht er aber auch oder zeigt Dir etwas. – Pause – Wie antwortest Du? – Pause – Bald wirst Du Dich von dem weisen Mann verabschieden müssen – Pause – Sag ihm vorher noch irgend etwas – Pause – Gerade, während Du Abschied nimmst, wendet der Mann sich um und greift in einen alten Lederbeutel, um etwas ganz besonderes zu suchen, dass er Dir schenken möchte – Pause – Er zieht es hervor und gibt es Dir mit nach hause – Pause – sieh Dir das Geschenk an – Pause – Was empfindest Du jetzt dem alten Mann gegenüber? – Pause – Sage es ihm und nimm Abschied. Wende Dich ab, verlasse die Pyramide und gehe den Bergpfad hinunter. Das Geschenk hast Du bei Dir – Pause – Achte gut auf den Weg, damit Du ihn später wieder erkennst, wenn Du den weisen Mann wieder besuchen willst – Pause – Nimm die Umgebung genau wahr (wie ist Dir zumute?) – Pause.

Halte die Augen geschlossen und bringe das Geschenk mit, wenn Du in dieses Zimmer zurück kehrst. – Betrachte das Geschenk genau – Was hat der weise Mann Dir mitgegeben? Schaue es Dir genau an. – Pause – Lege das Geschenk an einen Platz in Deinem Gedächtnis und verabschiede Dich einstweilen davon – Pause – Wenn Du Abschied genommen hast, öffne die Augen! (Recke und strecke Dich).

Berufswahl und Alltagstransfer

"Brief an mich selbst"

7 / J6

Jugend 6 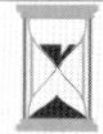 25 Minuten (10 Min. Vorbespr., 10 Min. Brief)

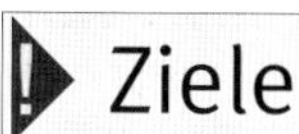

Ziele

- Teilnehmer reflektieren individuell die Schulungseinheiten.
- Teilnehmer legen Ziele für die Zeit nach der Schulung für den Alltag fest und fixieren diese schriftlich.
- Erinnerung und Festigung der Vorsätze durch das Lesen der Briefe bei Erhalt nach der festgelegten Zeit.

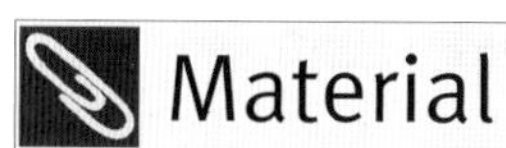

Material

Briefpapier und Kuvert für jeden Teilnehmer

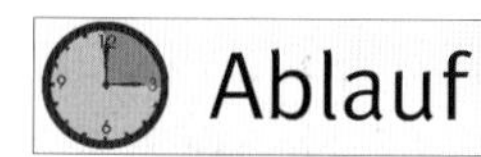

Ablauf

1. Die Teilnehmer schreiben sich einen persönlichen Brief, in dem sie die Umsetzung der für sie relevanten Schulungsinhalte aufschreiben An alle Teilnehmer wird einen möglichst ansprechenden Briefbogen austeilt.
2. Aufgabenstellung besprechen "Wir wollen in einem Brief an uns selbst aufschreiben, wie es nun weiter gehen soll. Wird sich etwas ändern? Werdet ihr etwas anders machen oder betrachten? Was aus der Schulung könnt ihr in Ihren Alltag übernehmen?"
3. Einige Beispiele nennen lassen, auch auf die Wohlfühlaufgaben aus den Wochenbögen hinweisen, so dass nicht wieder die eigene Ruhe und Entspannung zu kurz kommt.
4. Hinweis, dass sich nicht alles auf einmal ändern kann und muss. Zielrelativierung und Einteilung der Vorsätze in Etappen wird empfohlen.
5. Die Zeit für den Brief wird vorgeben.
6. Die Teilnehmer werden diesen Brief nicht in der Gruppe vorlesen, so dass auch sehr persönliche Themen bearbeitet werden können. Der Brief wird in ein durch die Teilnehmer beschriftetes Kuvert gepackt und kann durch sie gleich verschlossen werden.
7. Dann sollte die Gruppe den Zeitpunkt absprechen, nachdem der Brief zugeschickt werden soll (Vorschlag: zwei Monate später). Auf dem Kuvert muss dieses Datum vermerkt werde.

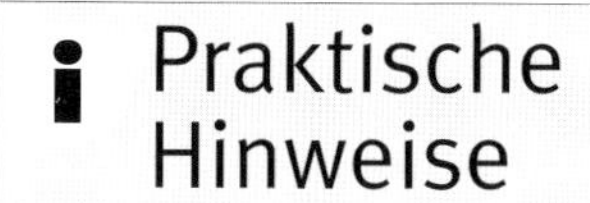

Praktische Hinweise

Gleich am Anfang der Übung klar machen, dass niemand seinen Brief verlesen muss und dieser auch nicht vom Trainer gelesen wird.
Die Übung hat einen hohen Erinnerungs- und Aufforderungscharakter in der Zeit nach der Schulung. Sie kann noch einmal einen wichtigen Impuls für die Umsetzung einiger Schulungsinhalte geben.

Reflexion der Schulung, Verabschiedung

Was war dem Teilnehmer an der Schulung am Wichtigsten?

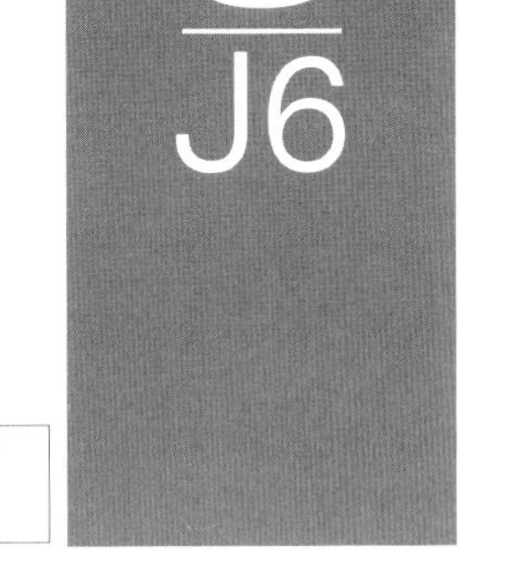

Jugend 6 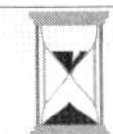 15 Minuten

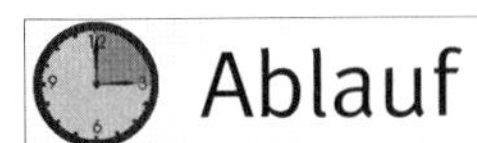

Ziele

Kurz und prägnant sollen die Trainer von den Teilnehmern eine Rückmeldung über die gesamte Schulung bekommen.

Ablauf

1. Einleitung des Trainers (2 Minuten).
2. Nach einer kurzen Überlegungszeit soll jeder Teilnehmer in einem Satz formulieren, was für sie/ihn an diesen Seminartagen am Wichtigsten war. Dieser Satz kann sowohl einen positiven wie negativen Aspekt betreffen. Dieser Satz wird von niemandem kommentiert. Wichtig: Trainer achtet darauf, dass die Regeln eingehalten werden: Nur ein Satz – kein Kommentar – Wenn jemand nichts sagen will oder kann, leitet er positiv zum nächsten Teilnehmer über (3 Minuten).
3. Ruhezeit (1 – 2 Minuten).
4. Der Trainer fordert den ersten Teilnehmer auf ihren Satz zu formulieren. Er achtet darauf das auch wirklich nur ein Satz formuliert wird.
5. Zum Abschluss formuliert der Trainer einen Abschlusssatz zu einem wichtigen positiven Aspekt der Arbeit mit der Gruppe.
6. Verabschiedung und Beendigung der Schulung.

Praktische Hinweise

Die Abschlussrunde wird kurz, aber informativ. Mitteilungsbedürftige Teilnehmer werden in ihrer Dominanz eingeschränkt, ruhigere Teilnehmer gefordert. Die meist zu kurze Zeit wird effektiv genutzt.